U0093766

中華民國中醫傳統醫學會副理事長 **賴鎮源** / 編著

抗病免疫力

超食用！

{救命帖}

你知道對抗流感應該吃苦瓜、洋蔥、芒果嗎？

你知道強化免疫力應該吃黑木耳、蘑菇、山藥嗎？

78種精緻蔬果圖解 × 375個對症食療處方 × 營養保健室

掌握蔬果力，抗流感、袪病毒、吃出免疫抗病力！

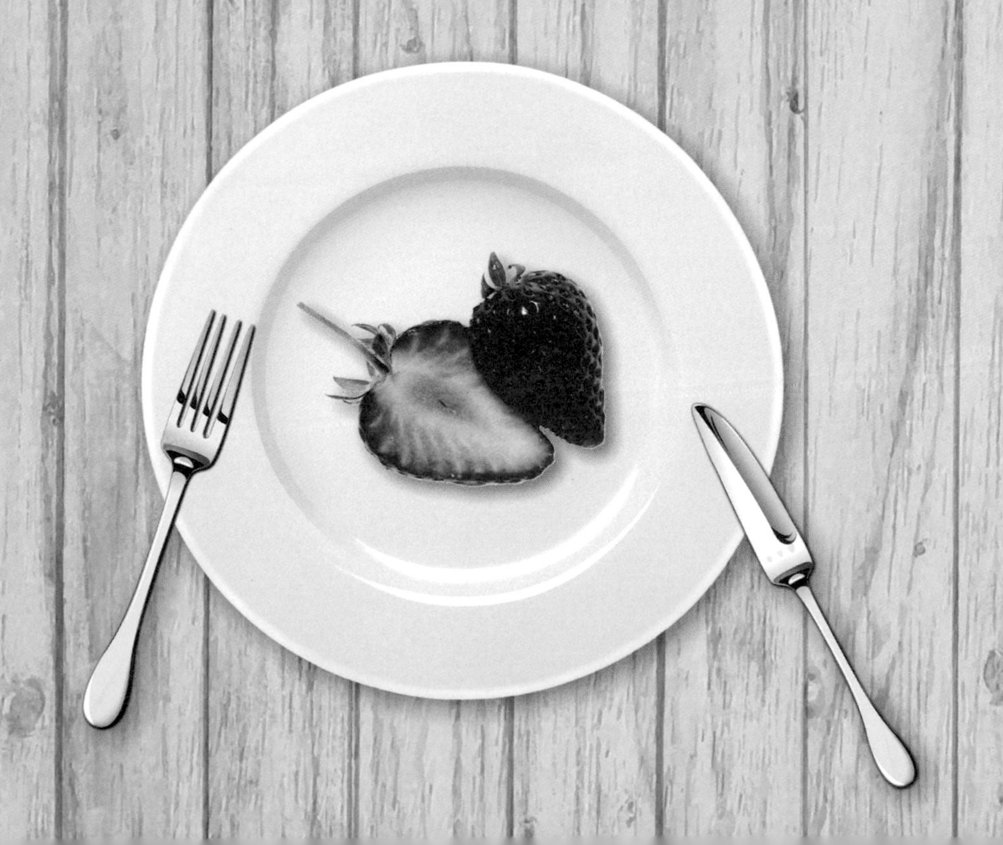

吃對好蔬果，平衡免疫力

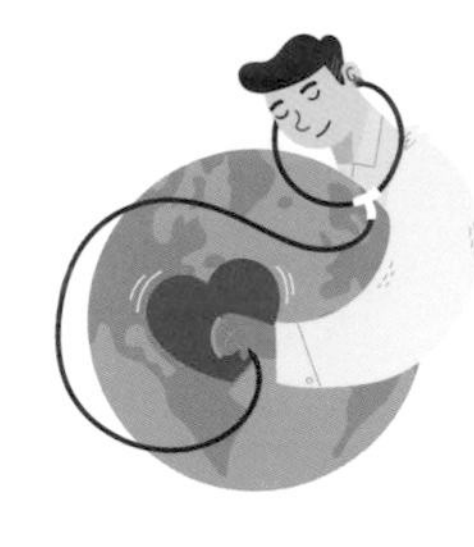

2019 年 12 月，中國湖北省武漢市出現多例不明原因肺炎患者。2020 年 1 月 7 日，中國疾病預防控制中心實驗室檢出一種冠狀病毒，經確認為新型冠狀病毒。而後，世界衛生組織 WHO 將此病毒命名為 Covid — 19（2019 新型冠狀病毒），俗稱武漢肺炎。2020 年 1 月 31 日，世界衛生組織 WHO 正式宣布此次疫情為「國際關注公共衛生緊急事件」（簡稱 PHEIC），而台灣衛福部疾管署也將此疾病列為第五類法定傳染病。

自從嚴重急性呼吸系統綜合症—— SARS 爆發，引起全球極大的恐慌之後，又陸續爆發禽流感、腸病毒……等讓醫生束手無策的疾病。而後，又有 2019 新型冠狀病毒的全球性大規模疫情。在這些無藥可醫的疾病之前，我們該如何自己保護自己呢？其中，最重要的就是增強抵抗力，平衡免疫力！

人們經常提到免疫力，但當被問到什麼是免疫力時，很少有人回答得出來。而免疫力究竟是什麼呢？其實免疫力就是保護身體不生病的能力，也是人類與生俱來的自癒、保護機制。也就是當病毒入侵體內時，為了維持身體機能而啟動的防禦機制。

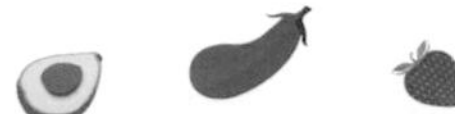

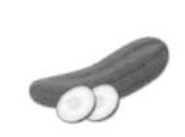

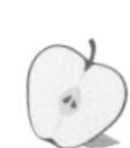

本書以「蔬果力」為主軸，點出蔬果可以刺激大腦機能進化、延緩老化、保護心血管、降低癌症發生機率、抵抗流行性疾病等功效，並首創「分解蔬果根莖葉」單元，清楚劃分食用藥用部分，讀者將會發現蔬果的種子、樹皮、莖葉、花、種子等都可以配合其他中藥達到治病的效果，教導讀者如何善用蔬果的各個部分，充分發揮其最大效用。此外，筆者也提供研究多年的食療對症處方，因為任何病症都有對應的飲食搭配方法，希望本書能夠讓讀者從中獲益。

衷心期盼本書能夠幫助許多渴望增強抵抗力、平衡免疫力的讀者，亦希望所有讀者都能吃得好、吃得巧、吃出大健康。

編者　謹識

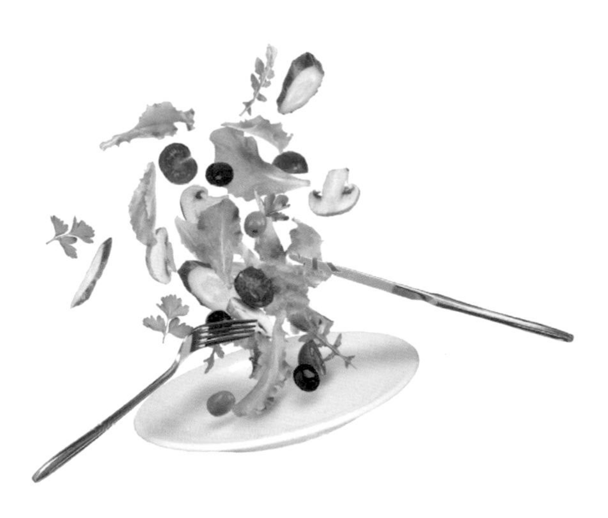

Contents 目錄

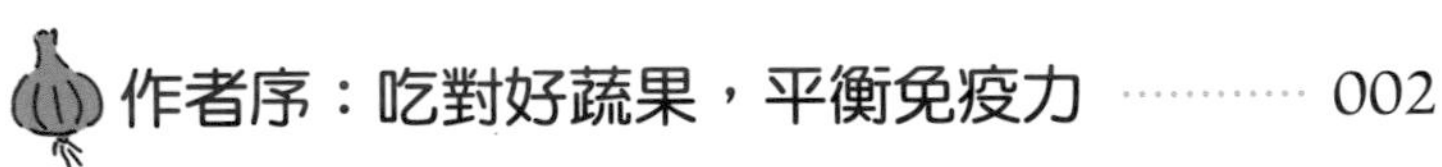

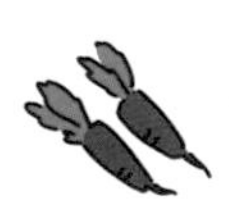

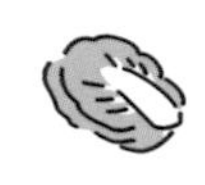

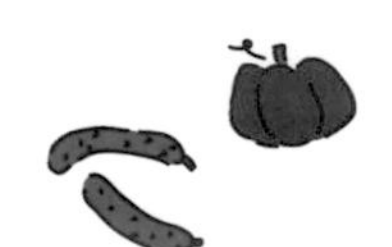

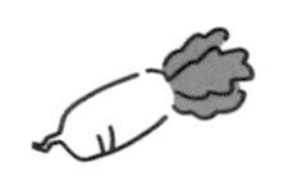

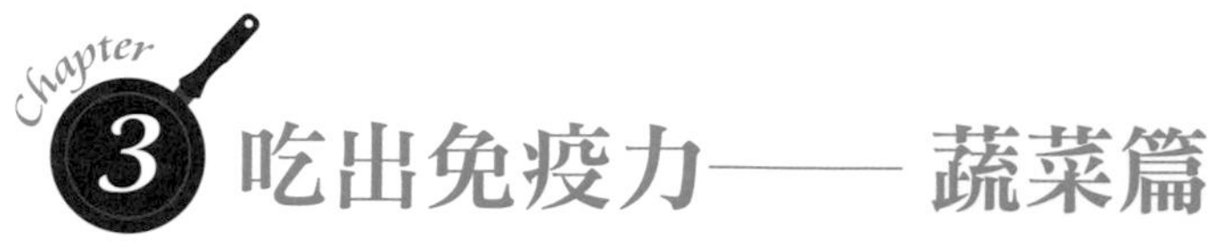

Chapter 3 吃出免疫力——蔬菜篇

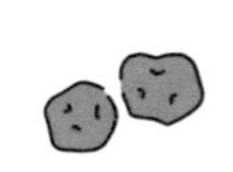

Chapter 4 吃出免疫力——水果篇

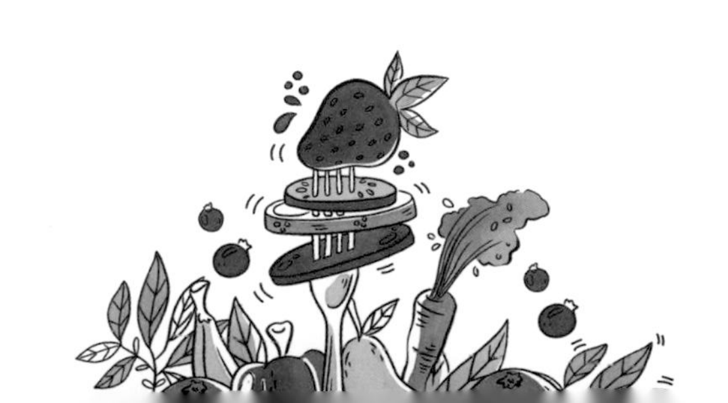

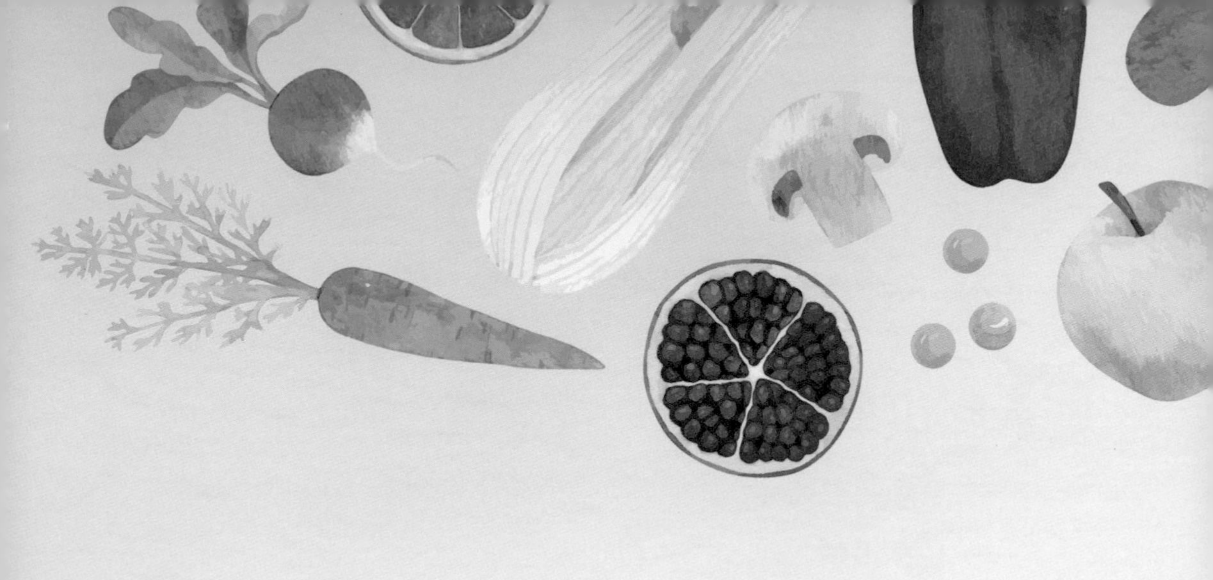

WHO 國際關注公共衛生緊急事件

防疫從自己做起

一定要知道的冠狀病毒 Q&A

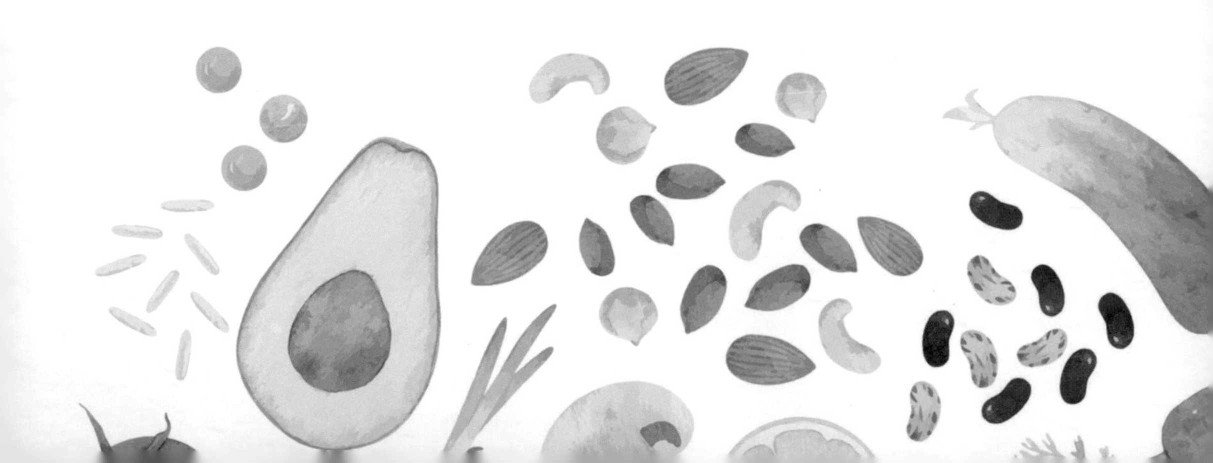

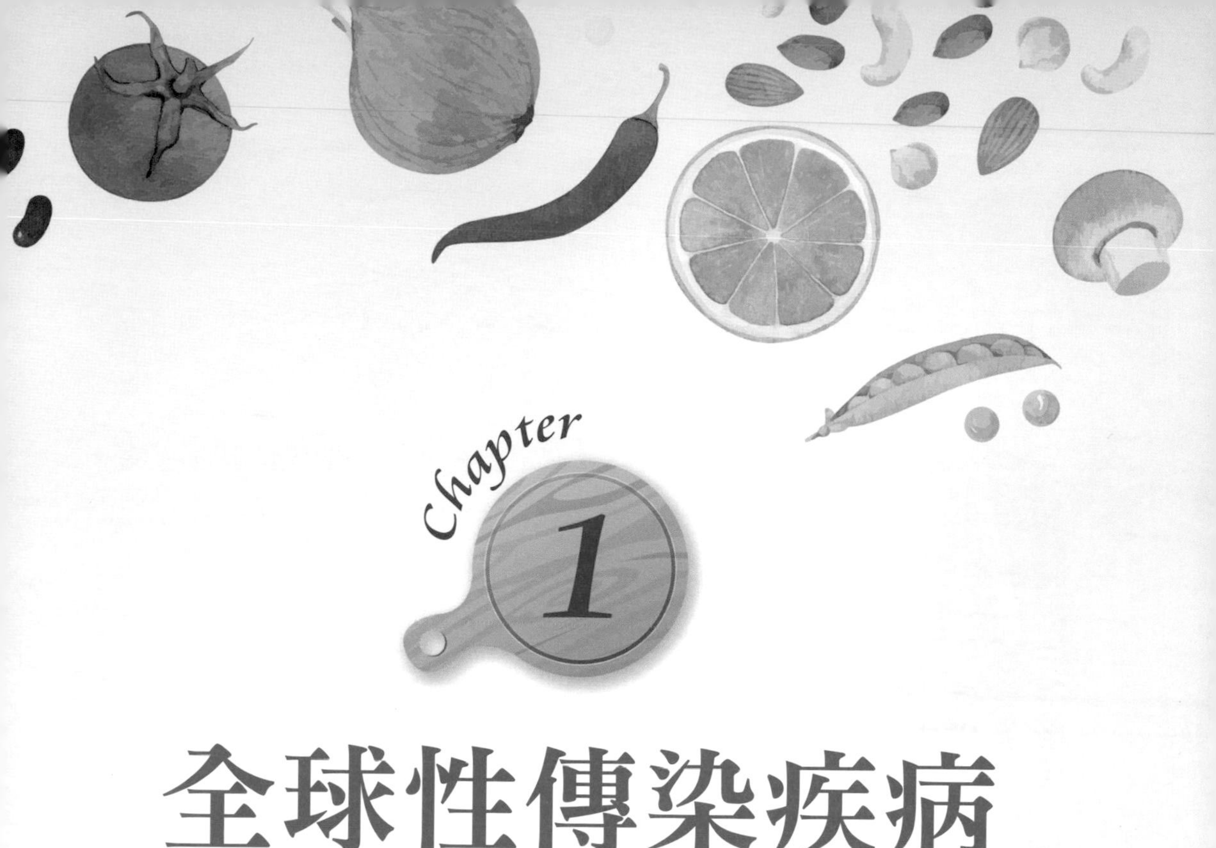

全球性傳染疾病

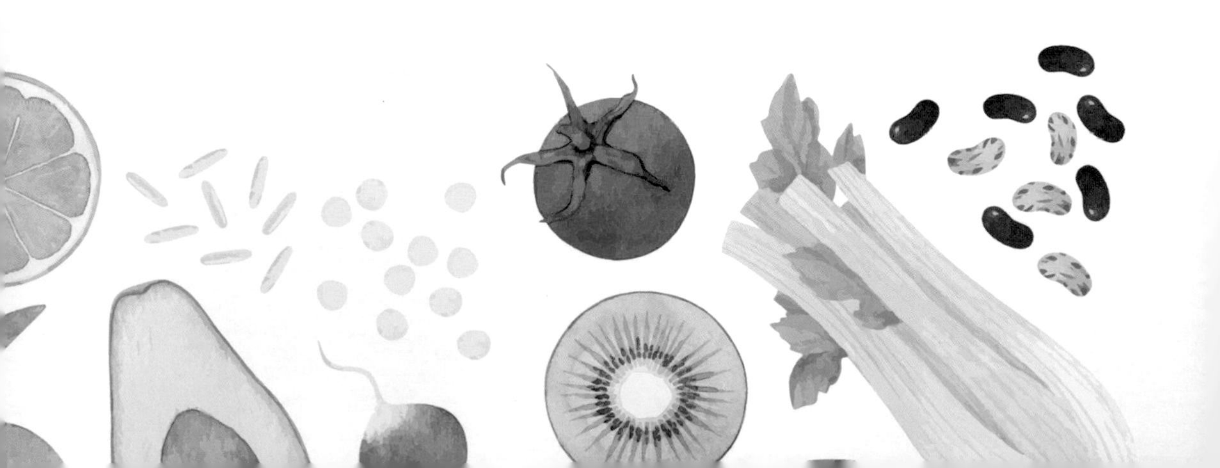

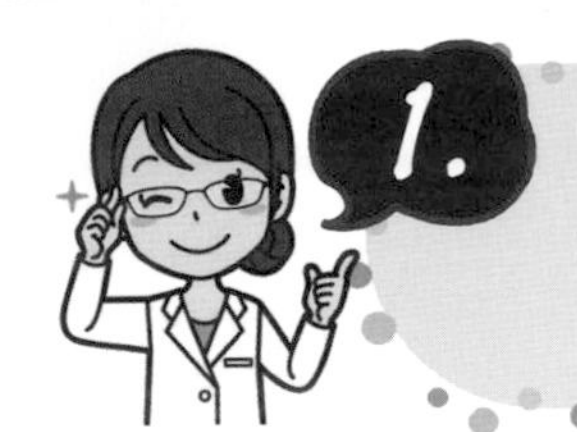

1. WHO 國際關注公共衛生緊急事件

2019 年 12 月，中國湖北省武漢市出現多例不明原因肺炎患者。2020 年 1 月 7 日，中國疾病預防控制中心實驗室檢出一種新型冠狀病毒，獲得該病毒的全基因組序列，經確認為新型冠狀病毒。而後，世界衛生組織 WHO 將此病毒命名為 Covid-19（2019 新型冠狀病毒），俗稱武漢肺炎。

2020 年 1 月 31 日，世界衛生組織 WHO 正式宣布此次疫情為「國際關注公共衛生緊急事件」（Public Health Emergency of International Concern，簡稱 PHEIC），確認疫情對於中國以外的國家也有風險，需要全球共同防疫。這也是有史以來第六例國際關注公共衛生緊急事件。

以下分別介紹六起國際關注公共衛生緊急事件。

2009 年 H1N1 新型流感疫情

這是一次由流感病毒新型變體 H1N1 所引發的全球性新型流感疫情。2009 年 3 月 17 日，H1N1 首先在墨西哥確診，並於 4 月 12 日開始在墨西哥發生小範圍群聚感染。4 月 15 日於美國確診首例病患，疫情開始在美國加州和德州爆發，其後墨西哥與美國以外的國家也陸續開始出現案例，疫情不斷蔓延。2009 年 4 月 26 日，在首起 H1N1 案例出現一個多月後，世界衛生組織宣布此次疫情為第一個國際關注公共衛生緊急事件（PHEIC）。

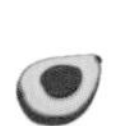
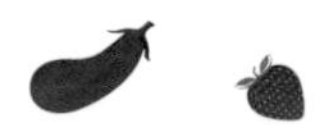
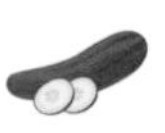

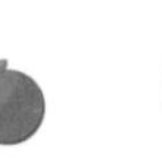
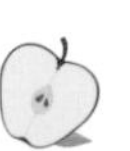

2009 年 5 月底，H1N1 在墨西哥的死亡率達到 2%，但在墨西哥以外的死亡率僅 0.1%。持續一年多的 H1N1 疫情造成約 1.85 萬人死亡，出現疫情的國家和地區超過 214 個。從世界衛生組織在 2013 年公布的數據中可以發現，在流感季節中，全世界每 5 人中就有 1 人感染 H1N1 新型流感，但死亡率僅有不到 0.02%。另據美國疾病管制與預防中心 CDC 統計，截至 2010 年 3 月中旬，這場 H1N1 疫情共導致 5 千 9 百萬美國人染病，26 萬 5 千人住院，1 萬 2 千人死亡。

不過，其實在 H1N1 被宣布為國際關注公共衛生緊急事件（PHEIC）時，僅在三個國家之間流行。因此，有人認為宣布 H1N1 為國際關注公共衛生緊急事件（PHEIC）反而加劇了全球民眾對於疾病的恐慌。

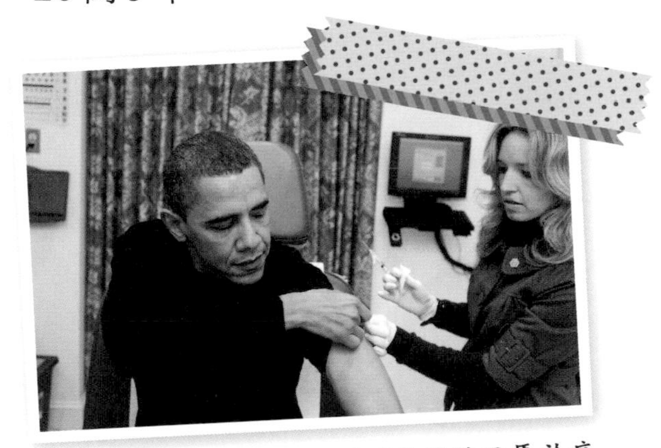
2009 年 12 月 20 日，時任美國總統歐巴馬於疫情爆發時接種疫苗。

2014 年脊髓灰質炎疫情

脊髓灰質炎，俗稱小兒麻痺症，又稱為急性灰白髓炎。此病症由脊髓灰質炎病毒引起，大約有 90%~95% 的感染者並沒有任何症狀，剩下 5%~10% 有發燒、頭痛、嘔吐、腹瀉、頸部僵硬以及四肢疼痛等輕微症狀。這些患者往往在感染後一到兩周內就會完全康復，只有約 0.5% 的患者會發生肌力變弱而導致行動困難。疾病的進程可能只有數小時，也可能需要數天。肌力變弱的部位往往在下肢，且大多數人可以自行復原，但少數人則會造成終生殘疾。因感染此病毒而造成肌力變弱的患者中，有 2%~5% 的幼年患者與 15%~30% 的成年患者可能導致死亡。

1988 年，全世界發起根除脊髓灰質炎計劃，旨在全球範圍內永久性地消除脊髓灰質炎。目前這一計畫由世界衛生組織、聯合國兒童基金會和扶輪基金會領導，而美國疾病控制與預防中心和蓋茨基金會也參與其中。

1994 年，世界衛生組織美洲區域被認證為無脊髓灰質炎地區。2000 年，世衛組織西太平洋區域被認證為無脊髓灰質炎地區。2002 年 6 月，歐洲區域也獲得認證。2014 年 3 月 27 日，世界衛生組織東南亞區域被認證為無脊灰地區。目前世界上有 80% 的人口生活在無脊灰地區。

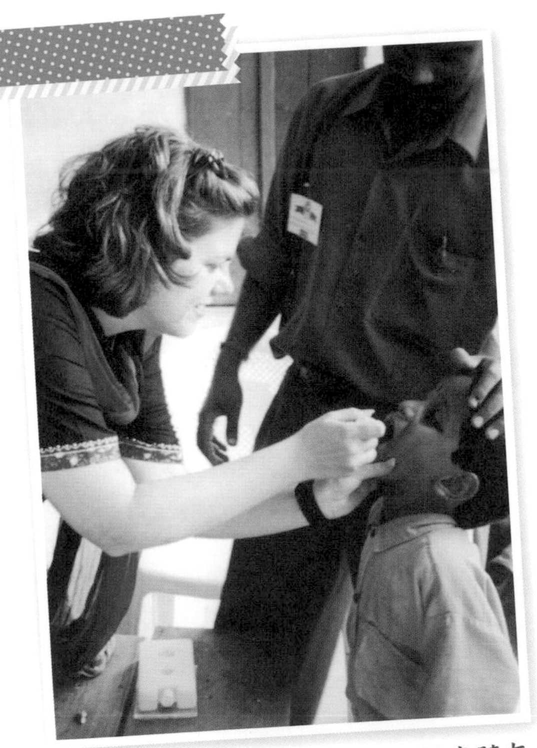

2002 年，印度一名兒童正在口服脊髓灰質炎疫苗。

但在 2014 年 5 月 5 日，世界衛生組織總幹事陳馮富珍宣布將脊髓灰質炎病毒的國際傳播列為國際關注公共衛生緊急事件，發布減少脊髓灰質炎病毒國際傳播的臨時建議，並要求應急委員會每 3 個月對這一情況進行一次重新評估。此後這一臨時建議被不斷延長。2014 年的脊髓灰質炎疫情特殊之處在於，當人們以為小兒麻痺症被根除之後，又再度捲土重來，

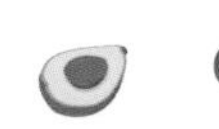
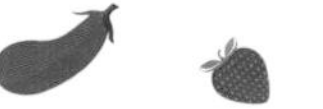
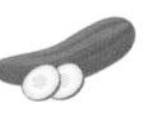
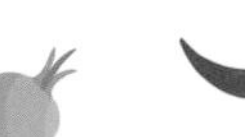
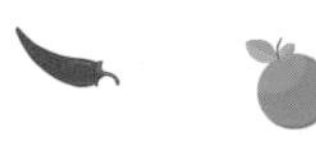
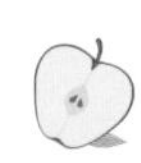

因而被視為「一個非同尋常的事件」。

台灣所在的西太平洋地區，雖已在2000年由WHO公告為無脊髓灰質炎地區，但在近年來國際交流頻繁，且國際間傳播風險提升的危機下，仍面臨病例自國外移入的風險，未完成疫苗接種者仍為高危險群。

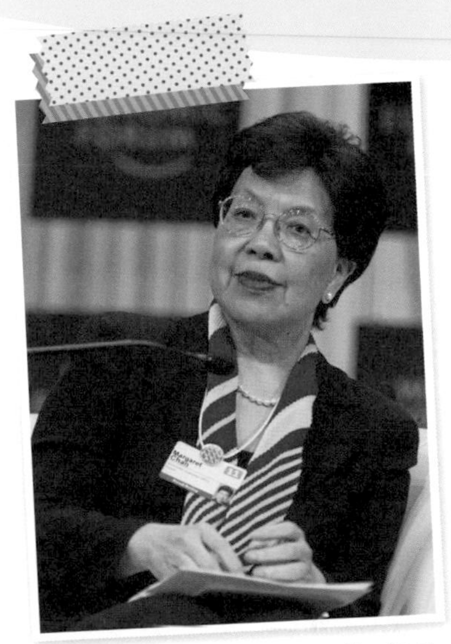

時任世界衛生組織總幹事的陳馮富珍。（圖片來源World Economic Forum）

2014年西非伊波拉病毒疫情

伊波拉出血熱是一種由伊波拉病毒引起，多出現於靈長動物身上的人畜共患傳染病。因在剛果伊波拉河附近被首次發現，因此得名。罹患此病的人會在2天至3週內陸續出現發燒、頭痛、肌肉疼痛、嘔吐、腹瀉以及出疹等症狀，而後會進一步惡化為肝衰竭、腎衰竭。步入此階段後，病人會出現體內或體外出血的現象，並可能在首個症狀出現後的6至16天內，因血容量過低或多重器官衰竭而死亡。

2014年的西非伊波拉病毒疫情，乃伊波拉出血熱史上最嚴重的一次爆發，亦為該疾病首次登陸西非。此次疫情的最高臨床致死率為71%，就診病人的死亡率則為57%~59%。1976年，伊波拉出血熱首次出現於現在的剛果及南蘇丹，並在幾年間於非洲撒哈拉以南的地區造成間歇性流行。2014年的大爆發源於幾內亞，後散播至賴比瑞亞及獅子山。世界衛生組織WHO亦於同年8月8日宣布此疫情符合國際關注公共衛生緊急事件。

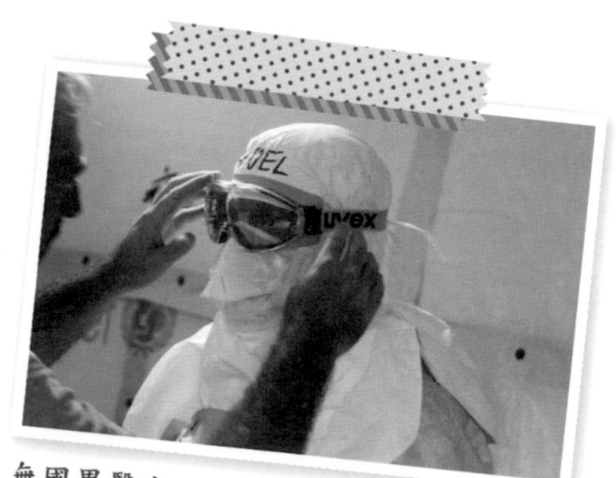

無國界醫生和美國疾控中心醫務人員正在準備進入伊波拉治療單位（圖片來源 CDC Global）

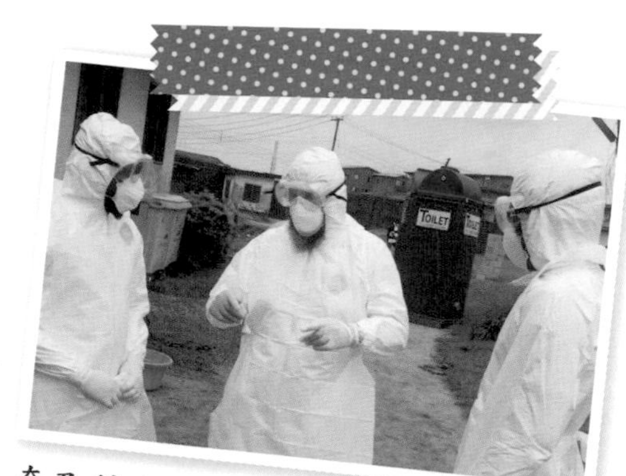

奈及利亞的醫生正在接受使用世界衛生組織防護服的培訓（圖片來源 CDC Global）

最終，此次伊波拉疫情歷時近兩年。截至 2016 年，受影響國家共 10 國，累計近 2 萬 9 千例，逾 1 萬 1 千例死亡。

以往的伊波拉病毒爆發均為局部性，並多於數週內緩解，但此次爆發使伊波拉出血熱首次成為流行病，並且造成大規模擴散。其原因有很多，包括社會貧困、醫療體系存有漏洞、人們對政府的不信任，以及當地政府延誤疫情上報等等，均為此次疫情擴散嚴重的重要因素。除此之外，當地的埋葬傳統、爆發地人口稠密和國際間的忽視亦有一定影響。

而隨著伊波拉病毒不斷擴散，很多醫院因人手不足或設備不夠而不堪重負，醫院很有可能因無力處理其他醫療需求，造成死亡人數增加。另外，需要接觸患者體液的醫療員工也為高危險一族，世界衛生組織表示，截至 8 月，有 10% 死者為醫護人員。

2015、2016 茲卡病毒疫情

2015 年初，由茲卡病毒引發的茲卡熱在巴西大規模流行，並傳

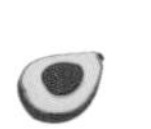
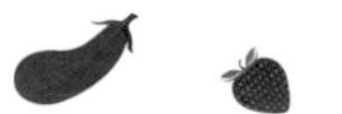
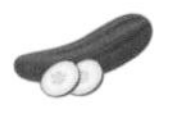
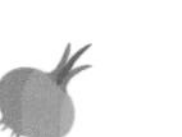
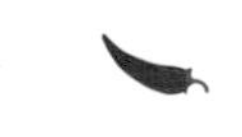
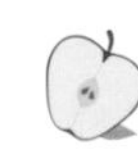

播到美洲、多個太平洋島嶼以及東南亞。2016 年 2 月，世界衛生組織宣布該疫情為國際公共衛生緊急事件。

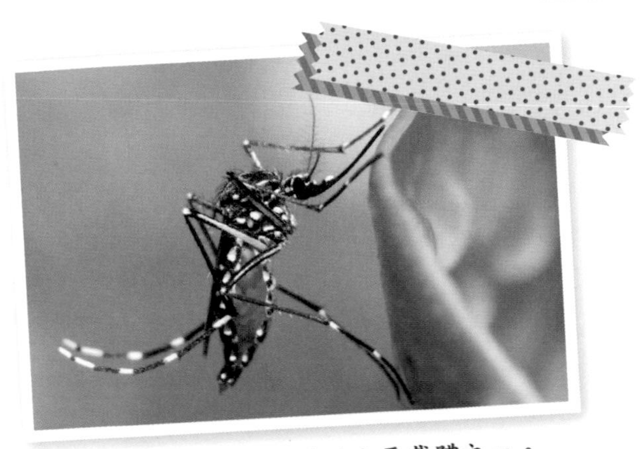
埃及斑蚊為散播茲卡病毒的主要載體之一。

茲卡病毒會讓孕婦產下小頭畸形新生兒，主要透過蚊子傳染病毒。當時的 WHO 秘書長陳馮富珍在日內瓦召開記者會表示，儘管尚無科學證明，但組成 WHO 緊急委員會的衛生專家都「強烈懷疑懷孕期間感染茲卡和小頭畸形症有因果關係」。陳馮富珍說：「小頭畸形症和其他神經系統併發症集中出現，形成不尋常的事件，也對世界其他地方構成公共衛生威脅。」因此，決議將此次茲卡病毒疫情列為國際公共衛生緊急事件。

茲卡病毒主要由兩種蚊子傳播，分別為在熱帶和副熱帶地區生存的埃及斑蚊，和分布在美國五大湖地區的白紋伊蚊。感染茲卡病毒的人可以將病毒轉播給他們的性伴侶。當年，鑑於疫情影響，許多國家頒布旅遊警示。更有國家直接建議孕婦延期生產，直到更深入了解該病毒及其對胎兒發育的影響。此外，此次茲卡病毒疫情也引發民眾擔憂 2016 年里約奧運會運動員和觀眾的健康安全。

2018、2019 剛果伊波拉疫情

此次伊波拉出血熱爆發始於 2018 年 8 月 1 日，至今尚未結束。剛果伊波拉疫情於 2019 年 6 月擴散至鄰國烏干達，截至 2020 年 1

月 20 日，已有超過 3300 人確診感染，其中有 2242 人死亡，為該國史上最嚴重的伊波拉出血熱疫情，也是世界歷史上最嚴重的伊波拉疫情之一，病例數僅次於 2014 年的西非伊波拉病毒疫情。

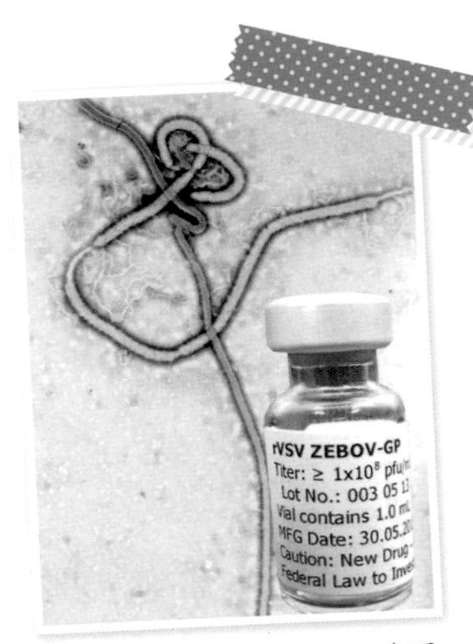

伊波拉病毒與疫苗。（圖片來源 BlitzKrieg1982）

而且，該疫區中的武裝衝突亦使得防疫行動更加困難，當地已發生多起針對醫護人員的武裝襲擊事件。2019 年 7 月 17 日，世界衛生組織宣布此次疫情達國際公共衛生緊急事件的標準。2019 年 9 月，世界衛生組織表示疫情已有趨緩跡象，10 月中起，疫情傳播已大幅下降，被控制在最初爆發感染的曼迪瑪地區附近。

2019、2020 新型冠狀病毒疫情

2019 新型冠狀病毒，又稱為武漢肺炎。這次疫情是指由 2019 新型冠狀病毒所導致，包括發熱、肺炎等症狀在內的 Covid-19 急性呼吸道疾病傳染病。疫情最初被認為在中國湖北省武漢市華南海鮮市場爆發，但隨後發現首宗及初期個案並非全部在此。

最早的已知病例出現於 2019 年 12 月 1 日，首個前往醫院就診病例的症狀發生於 12 月 8 日。12 月下旬開始出現曾經到訪華南海鮮市場的大量病例，共占最初 41 人中的 27 例，然而其中有 14 人沒有接觸史。2019 年 12 月 30 日晚間，多份有關「不明原因肺炎」的文件在網路上廣傳，武漢市疾控中心於翌日證實文件屬實，並開始向公眾通報病例。

1 月 13 日起，泰國及日本等地陸續確認來自中國大陸的輸出個案。由於當時鄰近春節疏運期間，大量民眾流動至外省返鄉，1 月 20 日起，包括廣東、北京、上海等地，除武漢以外其他城市開始大量通報確診病例。

1 月 23 日，武漢市實施《傳染病防治法》第四十二條規定的「甲類傳染病封鎖疫區」措施，武漢市疫情防控指揮部於 2020 年 1 月 23 日凌晨發布公告，自當日上午 10 時起，全市公共運輸停運。而繼武漢市之後，湖北省多地亦陸續採取不同程度的「封城」措施防止病毒蔓延。

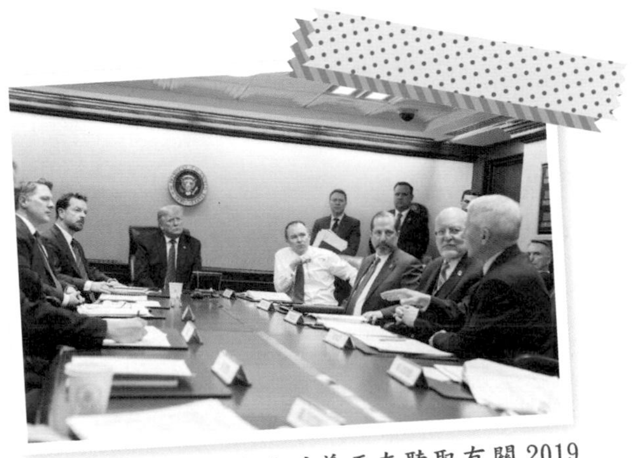

1 月 30 日，美國總統川普正在聽取有關 2019 新型冠狀病毒的匯報。

1 月 31 日，世界衛生組織正式宣布此次疫情為國際關注公共衛生緊急事件。而台灣衛生福利部也於 1 月 15 日新增此病毒為第五類法定傳染病。

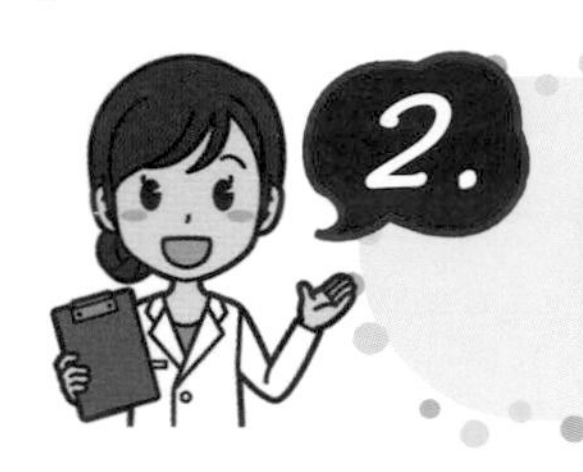

2. 防疫從自己做起

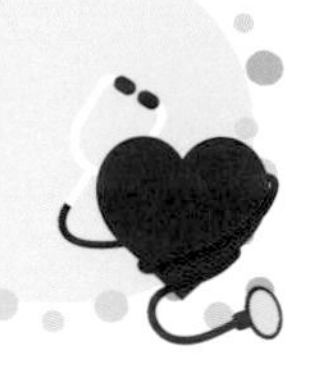

在如今這個全球交流頻繁，來往密切的時代，各個不同國家之間的傳染疾病，都有可能在一瞬間一發不可收拾，讓疾病擴及至全世界。而為了應對這樣的疫情，除了世界組織與各國之間的因應政策之外，我們個人能夠在疫情發生的時候做什麼呢？

根據台灣衛生福利部疾病管制署的宣導，疫情流行時，我們應勤洗手且在必要時配戴口罩，而更重要的是，平常就應該維持均衡的飲食和適量的運動，以確保當未知的病毒來襲時，自身的免疫力足以抵抗疫情。

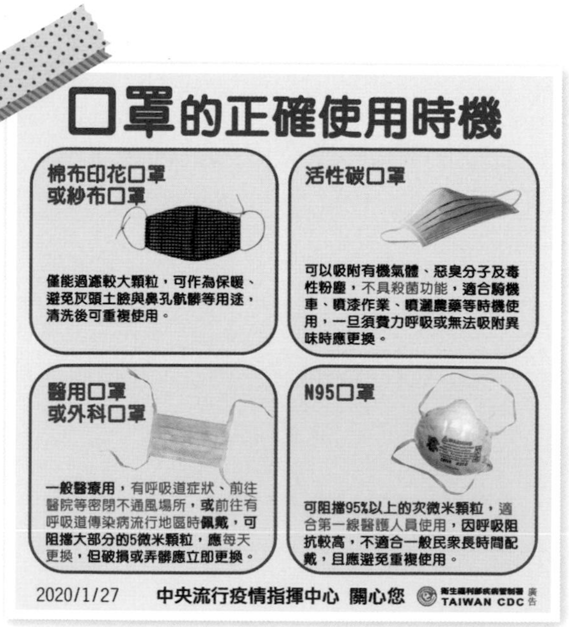

（圖片來源台灣衛生福利部疾病管制署）

戴口罩

1. 進出醫院看病、陪病、探病的時候應戴口罩。
2. 有呼吸道症狀者務必戴口罩。
3. 慢性病患者或身體較虛弱者，外出時建議要戴口罩。
4. 健康的民眾不需要戴口罩，一般學生上學上課也不須戴口罩。
5. 一般外科口罩便有足夠的防護力，不需要戴 N95 等專業醫護人員使用的口罩。一般民眾也不需要囤積口罩，應將物資留給第一線防疫人員和真正需要的人。

勤洗手

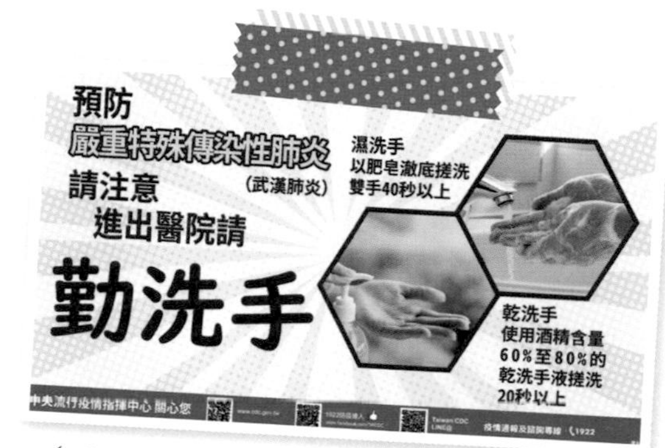

(圖片來源台灣衛生福利部疾病管制署)

1. 吃飯前、如廁後、進出醫院前與後或從外面回家時，都應使用肥皂或酒精洗手。
2. 勤洗手比戴口罩更能夠防止疫情。
3. 正確的乾洗手，使用量只要 2~5cc 即可，不需要過多，所以不需要準備太多量。
4. 除了正確的洗手之外，也應盡量避免用手接觸自己的眼、口、鼻等部位。

均衡飲食提升自身免疫力

均衡飲食就是每天都要均衡的攝取六大類食物，包括全穀雜糧類、乳品類、豆魚蛋肉類、蔬菜類、水果類、及油脂與堅果種子類。

全穀雜糧類：主要提供熱量，建議優先食用未精製的穀類，維生素 B1 及膳食纖維會比較多，而且這都是台灣人容易缺乏的物質，像是糙米飯、五穀飯、地瓜、南瓜等，會優於吃白麵條、白飯；例如同樣是一碗飯，五穀飯含有的維生素 B1 有 0.96 毫克，白米飯含有的維生素 B1 則是 0.15 毫克，五穀飯的維生素 B1 含量，是白米飯的 6 倍以上；纖維含量方面，糙米含有 6.6 公克的膳食纖維，白米只含有 1

公克的膳食纖維。

乳品類：提供鈣質、維生素 B2、蛋白質，可以幫助骨質健康，包括牛奶、羊奶、優酪乳、起司。

豆魚蛋肉類：主要提供蛋白質、維生素 B 群、鐵質，建議選擇及食用順序依序是黃豆製品，如豆干、豆腐；再來是海鮮類食物，如花枝、魚；還有蛋類；最後是肉類，如雞肉、豬肉、牛肉等。尤其是紅肉應該要少吃，避免吃進過多飽和脂肪，造成身體負擔。研究中發現，長期攝取紅肉（牛肉、豬肉、羊肉）的人容易有心血管疾病、中風、腫瘤的現象，但是少吃紅肉、常吃白肉（海鮮、雞肉）的人就沒有相同的狀況。

蔬菜類：含有豐富膳食纖維、維生素 A，如波菜、茄子、香菇等。

水果類：含維生素 C、膳食纖維，如芭樂、奇異果、鳳梨等。

油脂與堅果種子類：含維生素 E、鎂離子、鋅離子。堅果類像是核桃、杏仁、芝麻、開心果、葵瓜子等，含有充足的好油，包括單元及多元性不飽和脂肪酸，對於心血管及小孩腦部發育非常的好，且衛生署也建議，每個人一天應攝取一份約 8 公克的堅果類。在食用油的部分，建議選用植物油較好，因為一般植物油含有較高比例的單元不飽和脂肪酸，同時含有較少的對心血管有害的飽和脂肪酸，並且沒有任何膽固醇，但要避免長時間的烹煮，以免油脂變性，不飽和脂肪酸的好處就沒有了。

若想簡單的將均衡飲食概念落實在生活中，可以參考「我的餐盤」的圖示及口訣，圖示中可以看得出每個食物種類的比例，如果每餐都能達到建議的標準，飲食上就大致均衡囉！

1. 每天早晚一杯奶：每天早晚各喝一杯 240 毫升的乳品，或是用起司、無糖優酪乳等方式增加乳品類食物之攝取。

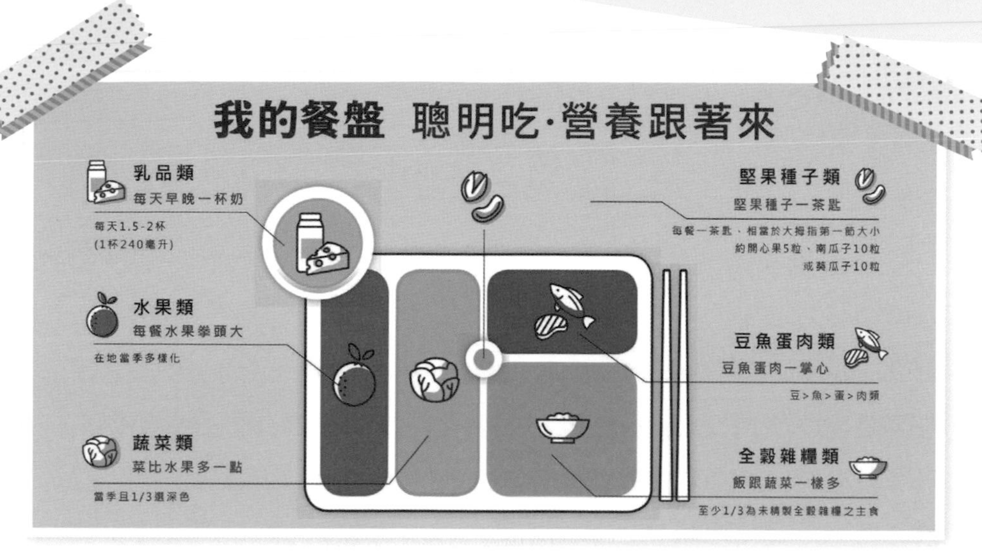

（圖片來源台灣衛生福利部國民健康署）

2. 每餐水果拳頭大：1 份水果約 1 個拳頭大，切塊水果約大半碗~1 碗，1 天應至少攝取 2 份水果，並選擇在地、當季、多樣化。
3. 菜比水果多一點：青菜攝取量應足夠，體積需比水果多，並選擇當季且深色蔬菜需達 1/3 以上（包括深綠和黃橙紅色）。
4. 飯跟蔬菜一樣多：全穀雜糧類之份量約與蔬菜量相同。
5. 豆魚蛋肉一掌心：但應避免加工肉品。
6. 堅果種子一茶匙：每天應攝取 1 份堅果種子類，1 份堅果種子約 1 湯匙量或三茶匙（約杏仁果 5 粒、花生 10 粒、腰果 5 粒）。

（以上資訊來源為台灣衛生福利部疾病管制署、國民健康署，更多詳細資訊請連結官網）

疾病管制署

國民健康署

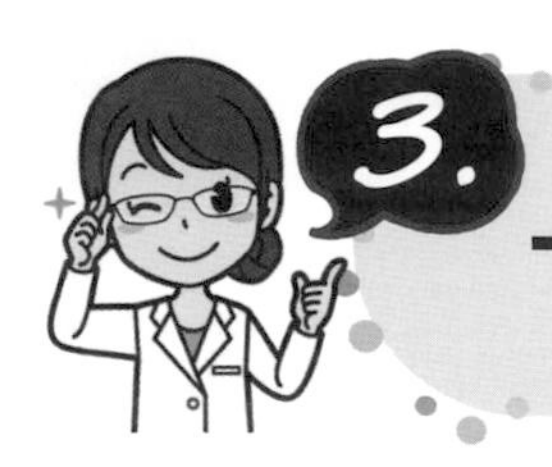

3. 一定要知道的冠狀病毒 Q&A

Q1：什麼是冠狀病毒？

冠狀病毒（Coronavirus [CoV]）為具外套膜（envelope）的病毒，在電子顯微鏡下可看到類似皇冠的突起因此得名。

Q2：冠狀病毒屬會造成什麼樣的人類疾病？

人類感染冠狀病毒以呼吸道症狀為主，包括鼻塞、流鼻水、咳嗽、發燒等一般上呼吸道感染症狀，但感染嚴重急性呼吸道症候群冠狀病毒（SARS-Cov）、中東呼吸症候群冠狀病毒（MERS-Cov）與2019新型冠狀病毒（Covid-19）後，比一般人類冠狀病毒症狀嚴重，部分個案可能出現嚴重的肺炎與呼吸衰竭等。

Q3：冠狀病毒會造成動物的疾病嗎？

除已知會感染人類的病毒以外，其他的動物包括蝙蝠、豬、牛、火雞、貓、狗、雪貂等都有可能感染特定的動物冠狀病毒。而且還有零星動物傳染給人類的案例。

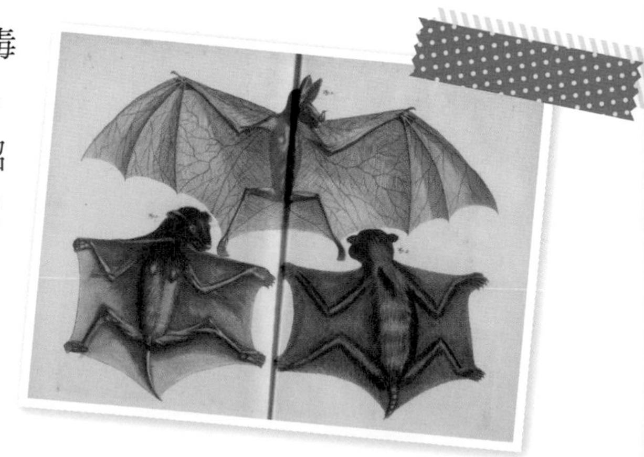

Q4：動物的冠狀病毒感染會傳染給人類造成疾病嗎？如何傳給人類？

冠狀病毒會引起人類和脊椎動物的疾病，屬於人畜共通傳染疾病。大部分的人類冠狀病毒都是因為直接接觸到帶有病毒的分泌物或飛沫傳染為主。有部分動物的冠狀病毒會讓動物出現腹瀉症狀，可以在糞便當中找到病毒，因此也有可能藉由接觸到感染動物的糞便而傳播。

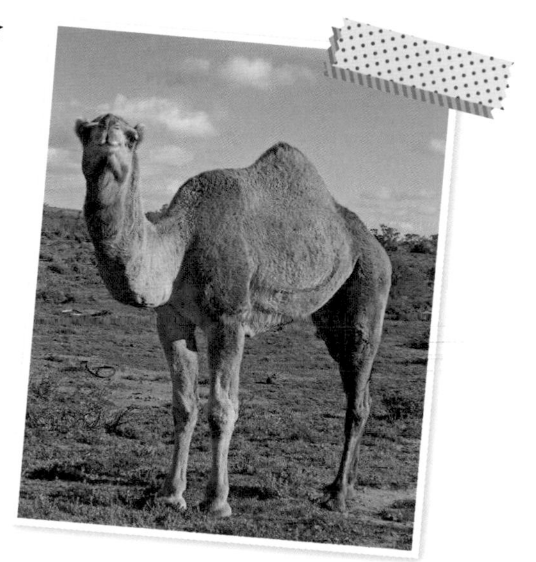

2002 年發現的嚴重急性呼吸道症候群（SARS）就可能與接觸到冠狀病毒感染之麝香貓或蝙蝠等動物有關；2012 年發現的中東呼吸症候群冠狀病毒感染症（MERS）就與接觸駱駝或飲用駱駝奶有關。

Q5：2019 新型冠狀病毒是什麼？是怎麼被發現的？

這是 2019 年底在中國湖北省武漢市被發現的一個新的冠狀病毒。最初，世界衛生組織於 2019 年 12 月 31 日接獲報告，中國當局在湖北省武漢市發現 40 多人感染一種新的病毒。這種病毒是一種之前沒有鑑定出來過的冠狀病毒，所以世界衛生組織目前暫將之命名為 2019 新型冠狀病毒（Covid-19）。

Q6：2019 新型冠狀病毒在哪裡傳播？

除了發現病毒的中國湖北省武漢市以外，中國其他省市也陸續出

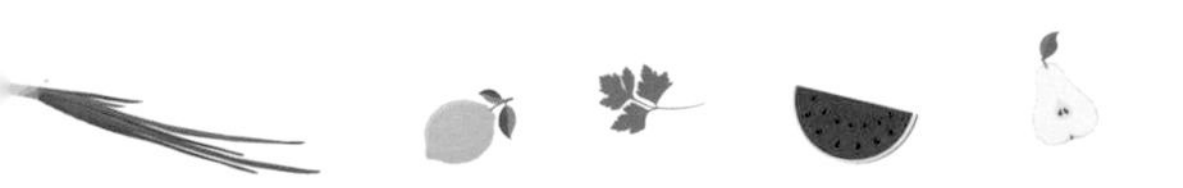

現病例，如北京、天津、上海還有廣東等地。此外，其他國家與地區，如港澳、台灣、日本、泰國、南韓、新加坡和美國等也有發現確認案例。這些案例大多曾在武漢旅遊或居住，但也有部分案例無接觸史或旅遊史。

Q7：2019 新型冠狀病毒怎麼傳播？

目前對 2019 新型冠狀病毒的完整傳播途徑，尚未完全了解。當 2019 年 12 月武漢不明原因肺炎疫情發生時，案例多數曾至有賣野味的華南海鮮市場活動。而此市場的環境檢體雖檢出 2019 新型冠狀病毒，但感染源目前仍無法釐清。

除此之外，從發病個案的流行病學資訊來看，亦有家庭群聚與醫護人員感染的個案報告，因此高度懷疑可藉由近距離飛沫、直接或間接接觸病人的口鼻分泌物或體液而增加人傳人之感染風險。

Q8：感染 2019 新型冠狀病毒會有什麼症狀？會很嚴重嗎？

根據中國衛生部門公布資料，目前已知個案罹患新型冠狀病毒感染症狀之臨床表現為發燒、四肢無力，呼吸道症狀以乾咳為主，有些人可能出現呼吸困難。嚴重者可能進展至嚴重肺炎、呼吸道窘迫症候群或多重

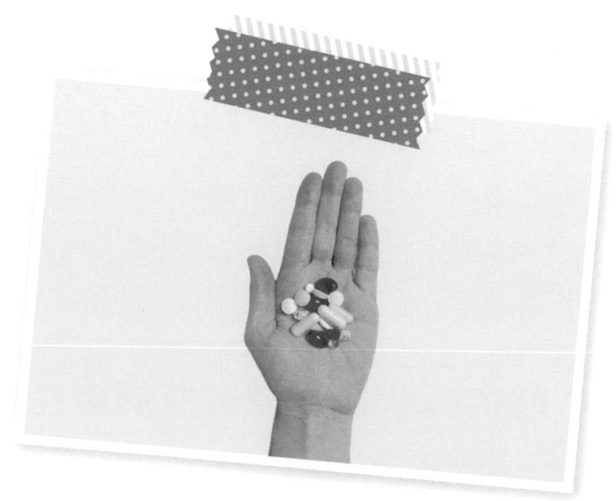

器官衰竭、休克等。 依據目前的流行病學資訊，患者大多數能康復，但也有死亡病例，死亡個案多具有潛在病史，如糖尿病、慢性肝病、腎功能不全、心血管疾病等。

Q9：我該怎麼預防感染 2019 新型冠狀病毒？

目前未有疫苗可用以預防冠狀病毒感染。預防措施與其他呼吸道感染相同，包括勤洗手、配戴外科口罩，盡量避免出入人潮擁擠、空氣不流通的公共場所，且避免接觸野生動物與禽類。

Q10：搭乘大眾運輸工具的時候，需要擔心 2019 新型冠狀病毒感染嗎？

前往 2019 新型冠狀病毒感染流行區或在當地搭乘大眾交通工具時，預防措施建議與預防呼吸道感染相同，可配戴外科口罩，請參考 Q9。

Q11：除了上呼吸道症狀，2019 新型冠狀病毒感染者還會有其他症狀嗎？

根據中國衛生部門公布資料，已知個案罹患新型冠狀病毒感染時之臨床表現為發燒、四肢無力，呼吸道症狀以乾咳為主，有些人可能出現呼吸困難或其他肺炎症狀。嚴重時可能進展至嚴重肺炎、呼吸道窘迫症候群或多重器官衰竭、休克等。唯目前仍欠缺完整流行病資訊，除上述症狀外，目前未知感染者是否還有其他臨床症狀。

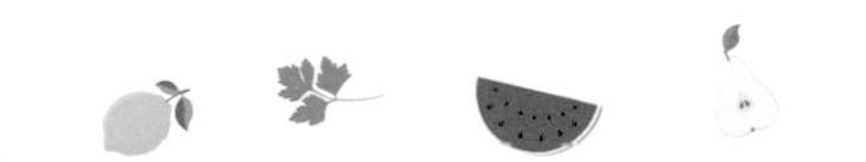

Q12：2019 新型冠狀病毒的潛伏期為多久？

潛伏期是從暴露病毒至可能發病的這段觀察時間，依據世界衛生組織與中國大陸官方資訊，2019 新型冠狀病毒感染之潛伏期為 2 至 12 天（平均 7 天），但若曾前往流行地區或曾接觸疑似 2019 新型冠狀病毒感染之病人，目前仍維持需健康監測 14 天。

Q13：如何診斷 2019 新型冠狀病毒？

冠狀病毒不容易以組織培養方式分離出來。反轉錄即時聚合酶連鎖反應（RT-PCR）為人類冠狀病毒之檢驗首選，且可研究其流行病學與病毒演化。

Q14：如果一定要前往有疫情的地區，應該怎麼保護自己？

在當地期間，您應該：

1. 落實肥皂勤洗手、咳嗽戴口罩等個人防護措施。
2. 避免出入販售活體動物的市場或當地醫療院所等高風險之公共場所。
3. 避免接觸活體動物以及動物屍體。
4. 避免食用生肉及生蛋。
5. 如出現類流感（如發燒≧ 38℃、咳嗽等）症狀，應戴上口罩並盡快就醫。

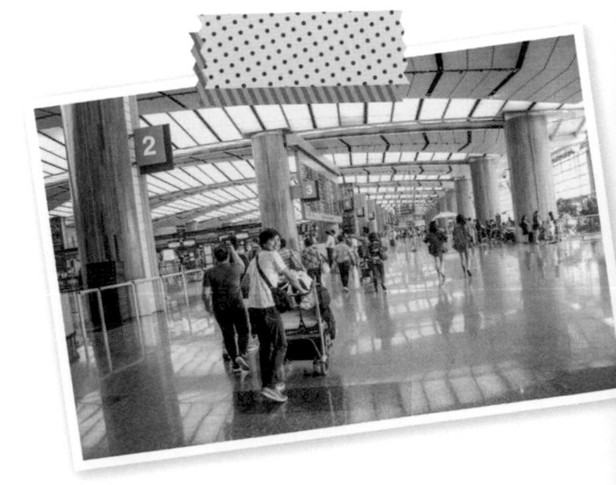

返國後，您應該：

1. 返國入境時如出現發燒或類流感症狀，主動告知航空公司人員以及機場港口檢疫人員。
2. 返家後如出現上述症狀，撥打防疫專線 1922，並戴上口罩盡快就醫，就醫時告知醫師旅遊史、接觸史及不適症狀等。
3. 生病在家休息、不出門，減少或避免與他人接觸。
4. 咳嗽或打噴嚏時，使用紙巾或衣袖遮住口鼻。
5. 有呼吸道症狀應持續戴口罩。

Q15：2019 新型冠狀病毒要怎麼消毒？

一般的環境，如家具、廚房，消毒可以用 1：100 的稀釋漂白水（500 ppm）。浴室或馬桶表面則應使用 1：10 的稀釋漂白水（5000 ppm）消毒。消毒應該每天一次，並使用當天泡製的漂白水。室內空氣則需靠良好的通風以維持空氣清潔。

Q16：為什麼一般民眾只需要佩戴外科口罩，而不用佩戴 N95 口罩？

人在說話、呼吸或咳嗽時候產生的飛沫微粒大部分 >1 微米（micrometer），而這樣的顆粒大小通常可以被外科口罩成功阻擋。外科口罩可以避免佩戴者的口鼻直接暴露在周遭人員所產生的飛沫之中，同時也可以減少佩戴者雙手在觸摸周遭環境後，不自覺碰觸口鼻的機會。

除此之外，也可以降低佩戴者產生的飛沫影響到他人與周遭環境，所以民眾只要在出入醫院等公共場合和個人出現發燒或呼吸道症狀時

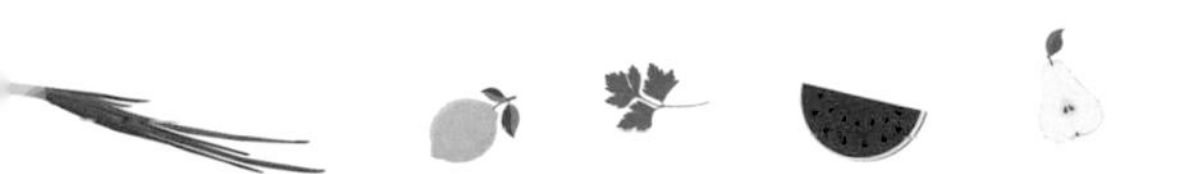

正確使用口罩，即可達到保護自己和保護他人、防範疫情散播的功效。

N95 口罩須經過密合度測試（fit test）進行挑選，以及在每次使用時進行密合度檢點（fit check）測試沒有漏氣才能達到其防護功效，且佩戴 N95 口罩因密合會造成呼吸阻抗與悶熱不適，不容易長時間佩戴。因此，醫護人員也是需要經過訓練之後才會在特定環境（例如：隔離病室）或狀態（例如：為病人執行插管）下使用。

Q17：一般民眾佩戴之外科口罩何時需要更換？

一般口罩若需重複使用，限定為同一人使用；在出現髒污、破損、潮溼、或呼吸有異味等情形時，才需更換。

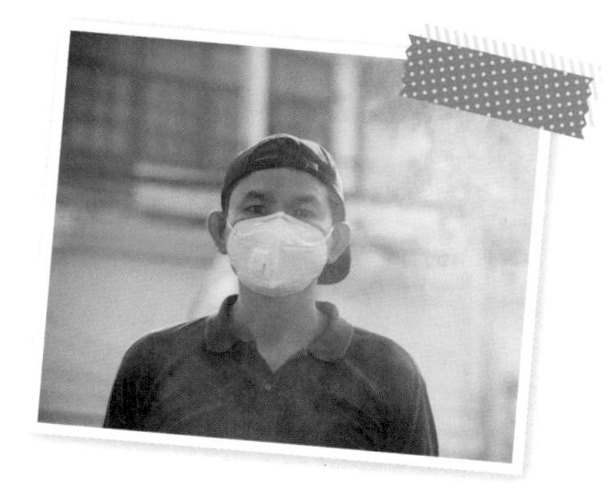

脫下口罩後，若稍後欲繼續使用該口罩時，建議可先將口罩污染一面往內摺後，放置於乾淨、透氣的容器內（如紙袋等）保存。用以保存口罩之容器應於使用後丟棄或定期清潔。

脫除口罩時，應避免直接碰觸口罩外側，以避免其上污染病菌透過手的觸摸而散布。口罩脫除後也應執行手部的清潔。

Q18：進入醫院為什麼要戴口罩？

新型冠狀病毒目前推測可能藉由近距離飛沫、直接或間接接觸病人而傳染，建議預防措施為勤洗手、佩戴口罩等。且在流感及肺炎等呼吸道疾病好發季節，就醫者眾，於出入醫院時佩戴口罩，可保護自身健康，降低呼吸道疾病傳染風險。

Q19：為什麼醫護人員及民眾的手部衛生很重要？

醫護人員落實手部衛生是預防相關感染最簡單、有效且最經濟的控制措施，依據國際手部衛生專家的意見表示，醫護人員依工作性質的不同，每天在工作中需要執行手部衛生的次數達數十次或甚至上百次，對醫護人員的繁忙工作以及他們的雙手皮膚都可能增加負擔，如果能落實醫護人員手部衛生遵從率達 70% 以上，就能有效降低醫療照護相關感染發生。

民眾在照顧生病的家人或親友時也應該注意清潔自己的雙手，並請共同鼓勵和提醒醫護人員清潔雙手，讓醫病雙方共同合作，營造一個乾淨安全的照護環境，一起防範感染的發生。

Q20：不方便洗手的場合，酒精或乾洗手是否有效？

冠狀病毒為具外套膜（envelope）的病毒，酒精性乾洗手可以破壞外套膜而殺死病毒，因此酒精性乾洗手液是有效的。但若當雙手有明顯的髒污、沾到血液或體液時，仍需使用濕洗手；但現場若無濕洗手設備時，可先以濕紙巾擦拭乾淨，再以乾洗手液消毒，之後在抵達有濕洗手設施處後，應盡速使用濕洗手執行手部衛生。

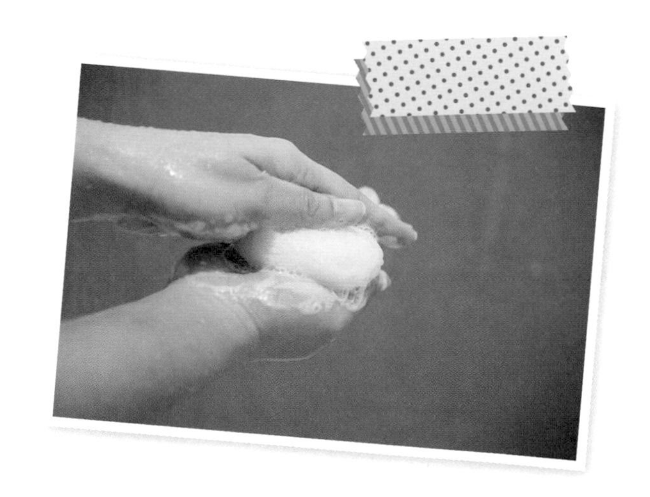

Q21：就醫時醫師如何得知病人是否去過大陸武漢地區？

對於去過武漢地區的民眾資料，醫師能於健保雲端系統主頁面的病人資訊摘要查詢自2020年1月13日起由武漢入境台灣的名單，供醫師於診斷病人時提高警覺，全力防堵疫情擴散。

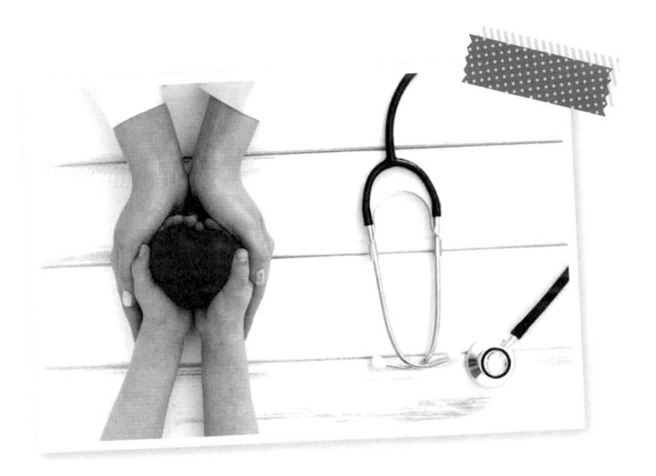

本項註記於2020年1月27日上線，請醫師們於看診時進入健保雲端系統查詢。除上述輔助措施外，醫師仍需詢問病人旅遊史與病史，以了解更完整資訊。

Q22：醫師為什麼要掌握病人的旅遊史？

因嚴重特殊傳染性肺炎（武漢肺炎）疫情在全球持續發現確診個案，為防止疫情擴大並協助掌握病人流向，醫師於診療時如能即時掌握，對於疫情控制有相當助益。

Q23：醫師都能查我的旅遊史，我就醫時還要跟醫師說嗎？

由於此次疫情在大陸地區已擴散，目前醫師僅能查詢病患14日內是否曾到過武漢地區，故就醫時亦應主動告知醫師近期旅遊史，並且告知身體健康情況，讓醫師能更能正確即時診療，保護民眾的健康。

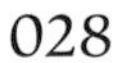 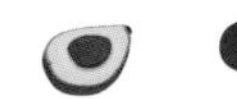 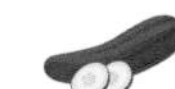 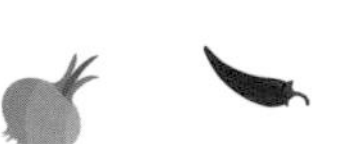 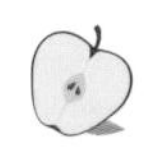

Q24：請問居家檢疫與自主健康管理有什麼差別？

居家檢疫期間應遵守事項：

1. 留在家中（或住宿地點），亦不得出境或出國，不得搭乘大眾運輸工具。
2. 居家檢疫期間，應盡量與家人分開居住，共同生活者須一同採取適當防護措施，包括佩戴外科口罩、良好衛生習慣，並盡可能保持適當距離。
3. 居家檢疫期間，需自主詳實記錄體溫及健康狀況，每日亦有負責人員主動聯繫關懷。
4. 如出現不適症狀，應聯繫衛生局並依指示就醫，禁止搭乘大眾運輸工具就醫。

自主健康管理期間應注意事項：

1. 請盡量於家中休養並避免外出，如需要外出應配戴外科口罩。
2. 落實呼吸道衛生及咳嗽禮節。
3. 每日早晚各量體溫一次，詳實記錄體溫及活動史。
4. 如出現不適症狀，主動通報地方衛生局 / 所，由其協助就醫且盡量不要搭乘大眾運輸工具。

（以上資訊來源皆為台灣衛生福利部疾病管制署，更多詳細資訊請連結官網）

疾病管制署

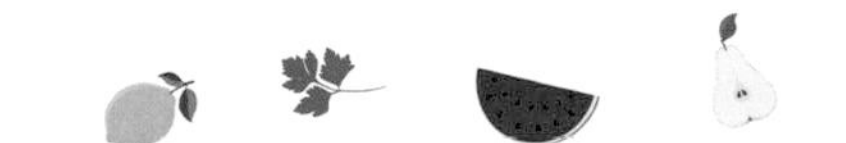

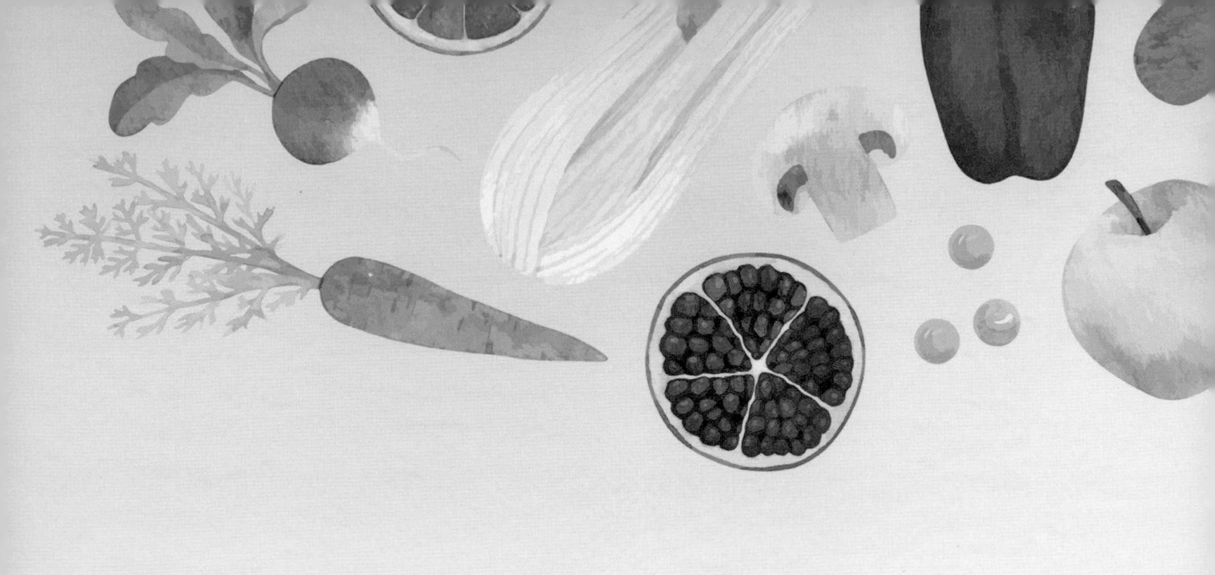

免疫力測測看

免疫力是什麼？

了解身體的免疫系統

一定要知道的免疫力 Q&A

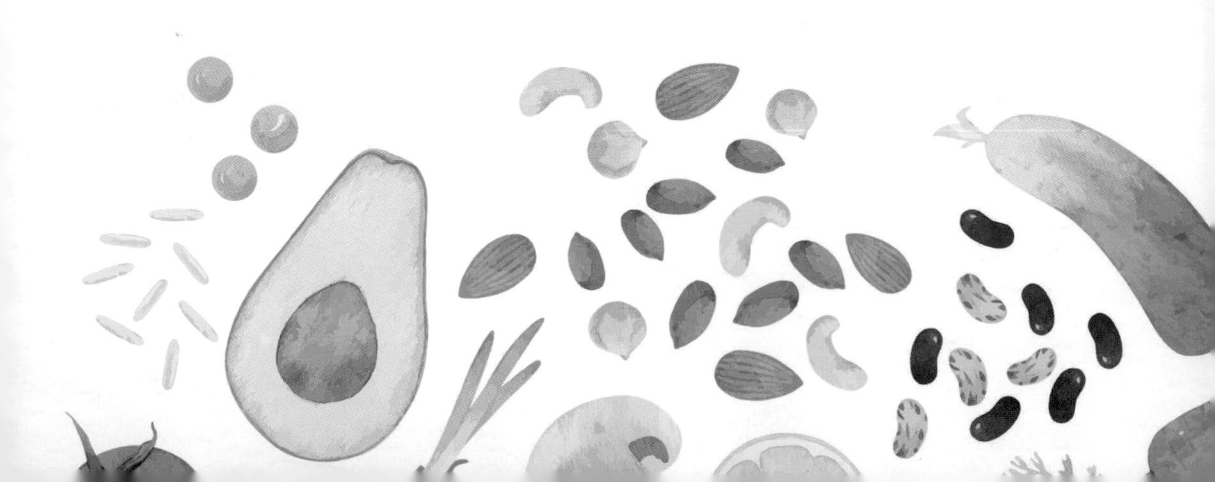

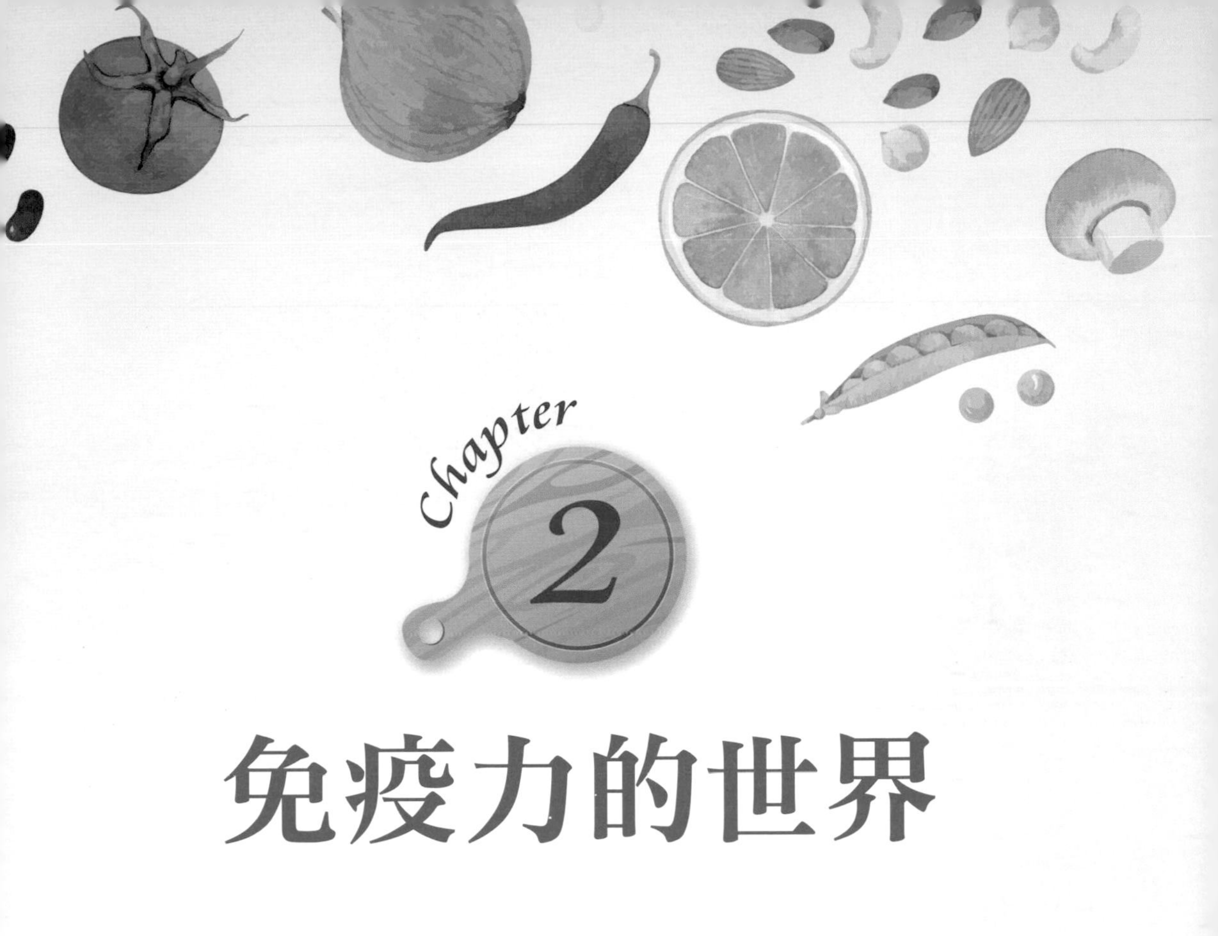

免疫力的世界

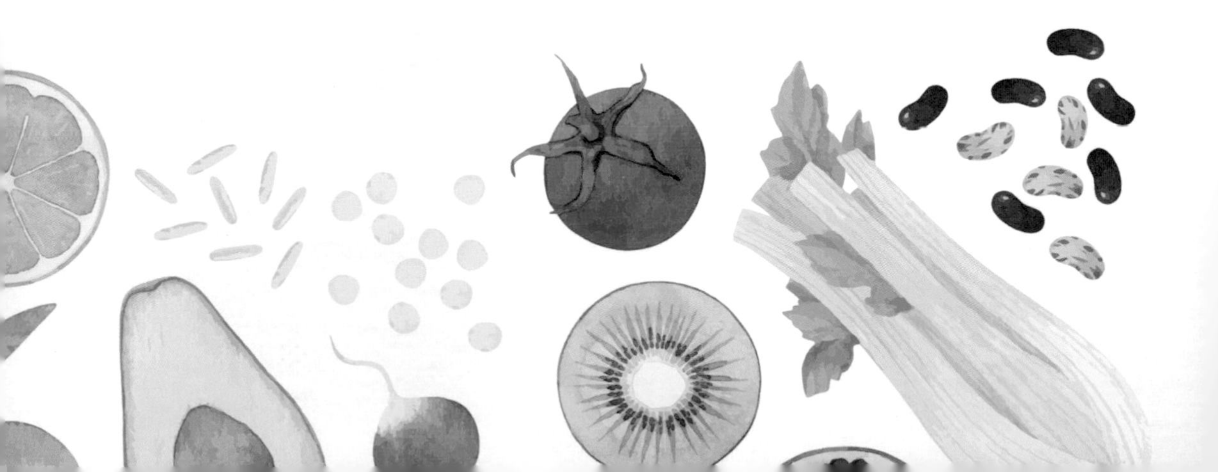

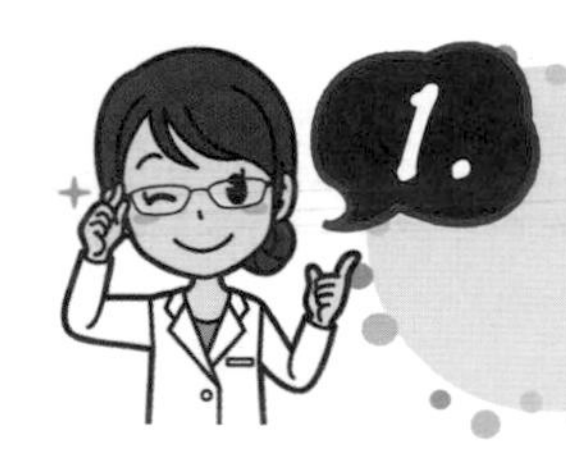

1. 免疫力測測看

自從嚴重急性呼吸系統綜合症── SARS 爆發，引起全球極大的恐慌之後，又陸續爆發禽流感、腸病毒……等無藥可醫、讓醫生束手無策的疾病。而後，又於 2019 年末發生「2019 新型冠狀病毒」（Covid-19，又稱為武漢肺炎）的全球性大規模疫情，故「免疫力」開始受到人們重視。

而你的免疫力是閃著安全綠燈？還是已經亮紅燈呢？自身的免疫功能是強是弱，你知道嗎？在談免疫力之前，先來檢測一下自己的免疫力情況吧！

身體檢測

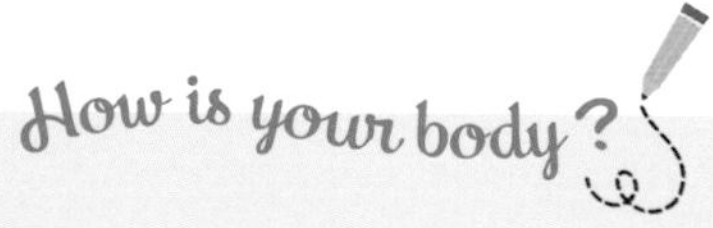

請讀者根據自身的情況，在下面的□中打勾：

1. 容易感到疲倦
   □完全或大部分符合 □有時候符合 □幾乎或完全不符合
2. 怎麼休息都覺得不夠
   □完全或大部分符合 □有時候符合 □幾乎或完全不符合
3. 常常頭暈或偏頭痛
   □完全或大部分符合 □有時候符合 □幾乎或完全不符合
4. 喉嚨常有痰
   □完全或大部分符合 □有時候符合 □幾乎或完全不符合
5. 有口臭
   □完全或大部分符合 □有時候符合 □幾乎或完全不符合

6. 時常感到胸悶，呼吸困難

□完全或大部分符合 □有時候符合 □幾乎或完全不符合

7. 盡力吐氣，吐氣時間明顯短促

□完全或大部分符合 □有時候符合 □幾乎或完全不符合

8. 常感腹脹不舒服

□完全或大部分符合 □有時候符合 □幾乎或完全不符合

9. 皮膚粗糙

□完全或大部分符合 □有時候符合 □幾乎或完全不符合

10. 已經脫離青春期了，痘痘還冒個不停

□完全或大部分符合 □有時候符合 □幾乎或完全不符合

11. 體溫較低，容易手腳冰冷

□完全或大部分符合 □有時候符合 □幾乎或完全不符合

12. 四肢容易痠麻

□完全或大部分符合 □有時候符合 □幾乎或完全不符合

13. 經常腰酸背痛

□完全或大部分符合 □有時候符合 □幾乎或完全不符合

14. 排尿困難

□完全或大部分符合 □有時候符合 □幾乎或完全不符合

15. 慣性便祕

□完全或大部分符合 □有時候符合 □幾乎或完全不符合

16. 糞便又黏又臭，臭氣薰天

□完全或大部分符合 □有時候符合 □幾乎或完全不符合

17. 感冒不斷

□完全或大部分符合 □有時候符合 □幾乎或完全不符合

18. 感冒通常都會拖很久才好

□完全或大部分符合 □有時候符合 □幾乎或完全不符合

19. 有過敏體質

□完全或大部分符合 □有時候符合 □幾乎或完全不符合

20. 身上的傷口往往不易癒合
□完全或大部分符合 □有時候符合 □幾乎或完全不符合

心理檢測

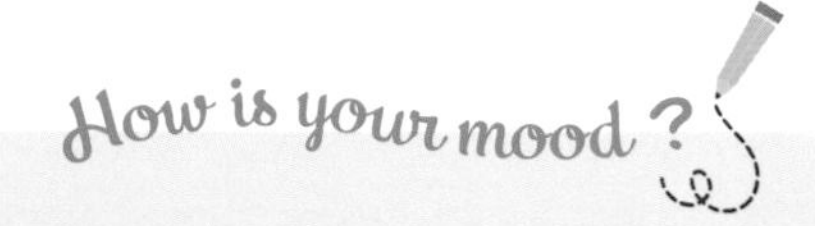

21. 不習慣在別人面前表現情緒，經常面無表情
□完全或大部分符合 □有時候符合 □幾乎或完全不符合

22. 常感焦躁不安
□完全或大部分符合 □有時候符合 □幾乎或完全不符合

23. 常有悲觀的想法，覺得未來無望
□完全或大部分符合 □有時候符合 □幾乎或完全不符合

24. 很久沒有發自內心的笑過
□完全或大部分符合 □有時候符合 □幾乎或完全不符合

25. 不喜與人交際往來
□完全或大部分符合 □有時候符合 □幾乎或完全不符合

26. 常認為自己不如別人
□完全或大部分符合 □有時候符合 □幾乎或完全不符合

27. 小事情常掛在心上
□完全或大部分符合 □有時候符合 □幾乎或完全不符合

28. 壓力過大
□完全或大部分符合 □有時候符合 □幾乎或完全不符合

29. 常感寂寞或無聊
□完全或大部分符合 □有時候符合 □幾乎或完全不符合

30. 近來人生遭逢重大變故，如親人過世或離異
□完全或大部分符合 □有時候符合 □幾乎或完全不符合

生活檢測

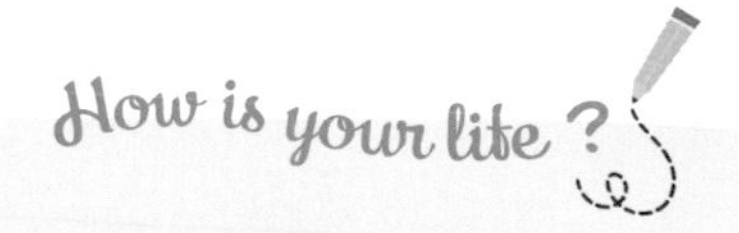

31. 生活作息不規律，經常熬夜
 □完全或大部分符合 □有時候符合 □幾乎或完全不符合

32. 有工作狂之稱，加班加得兇
 □完全或大部分符合 □有時候符合 □幾乎或完全不符合

33. 開燈睡覺
 □完全或大部分符合 □有時候符合 □幾乎或完全不符合

34. 即使疲倦也不休息，經常硬撐
 □完全或大部分符合 □有時候符合 □幾乎或完全不符合

35. 不常運動
 □完全或大部分符合 □有時候符合 □幾乎或完全不符合

36. 最愛「宅」在沙發，邊吃零食，邊看電視
 □完全或大部分符合 □有時候符合 □幾乎或完全不符合

37. 每天吃一堆保健食品
 □完全或大部分符合 □有時候符合 □幾乎或完全不符合

38. 愛灌酒或酗酒
 □完全或大部分符合 □有時候符合 □幾乎或完全不符合

39. 有抽菸習慣
 □完全或大部分符合 □有時候符合 □幾乎或完全不符合

40. 愛嚼檳榔
 □完全或大部分符合 □有時候符合 □幾乎或完全不符合

飲食檢測

How do you eat ?

41. 經常吃飽立刻睡覺
 □完全或大部分符合 □有時候符合 □幾乎或完全不符合

42. 對食物的好惡分明，很偏食

□完全或大部分符合 □有時候符合 □幾乎或完全不符合

43. 吃東西速度很快

□完全或大部分符合 □有時候符合 □幾乎或完全不符合

44. 健康食物有吃到就好

□完全或大部分符合 □有時候符合 □幾乎或完全不符合

45. 常吃零食、甜點或油炸物

□完全或大部分符合 □有時候符合 □幾乎或完全不符合

46. 不吃早餐

□完全或大部分符合 □有時候符合 □幾乎或完全不符合

47. 飲料當水喝

□完全或大部分符合 □有時候符合 □幾乎或完全不符合

48. 外食的比率大於在家用餐

□完全或大部分符合 □有時候符合 □幾乎或完全不符合

49. 無肉不歡，蔬果則敬而遠之

□完全或大部分符合 □有時候符合 □幾乎或完全不符合

50. 吃同樣的食物，別人沒事，自己卻經常拉肚子

□完全或大部分符合 □有時候符合 □幾乎或完全不符合

計分

完全或大部分符合為 0 分，有時候符合得 1 分，幾乎或完全不符合得 2 分。

身體檢測	小計＿＿＿＿＿＿分
心理檢測	小計＿＿＿＿＿＿分
生活檢測	小計＿＿＿＿＿＿分

飲食檢測	小計＿＿＿＿＿分
總　計	＿＿＿＿＿分

檢測結果

‧80~100 分

恭喜你擁有平衡的免疫系統，可以充分發揮身體防護罩的功能，幫你抵擋疾病，保有健康。但要注意，平衡並非永恆，而是需要持續維持的狀態喔！

‧60~80 分

免疫機能稍遜，但也稱不上有什麼大問題，只要稍做一些調整，就能讓你的免疫力晉級為良好的平衡狀態。

‧60 分以下

你的免疫力亮紅燈囉！分數愈低愈應警戒，目前也許疾病還沒找上你，但當遇到某種感染性疾病大流行時，你極有可能就是首當其衝的受害者。

免疫力關鍵字

量體溫可以測知免疫力

舌下 36.5~36.8℃，腋下約 36.5℃，後者低於 36℃，通常免疫力較低下。舌下的溫度比腋下更接近體內的內臟等身體核心溫度，誤差也較小，而腋下量測的體溫，有時會因為夾測體溫計的方式不同，而有所出入，誤差較大。

2. 免疫力是什麼？

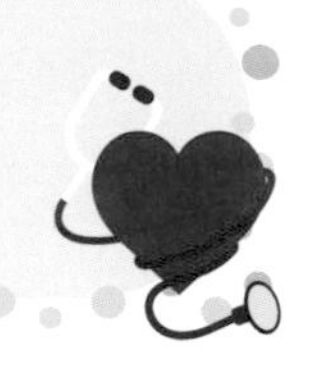

免疫力能夠抵抗細菌、病毒、癌細胞的侵襲，並能預防疾病的發生，以及罹患疾病之後，身體的自行治癒能力。

其實，國內缺乏對於免疫力的調查，無法確實得知國人的免疫力情況，不過，從以下的幾個數字，可以略知一二。

- 在台灣，每 100 人就有 15 至 29 人罹患過敏性鼻炎。
- 台灣平均每十萬人就有 5.9 人罹患氣喘，盛行率與發生率在二十年間成長十倍之多，全球則約有一億五千萬的氣喘人口。
- 台灣 12 歲以下的兒童和青少年，平均每十人就有一人罹患異位性皮膚炎。
- 台灣平均每千人就有 4 人罹患類風濕性關節炎，美國平均每千人就有 3 至 15 人罹患。
- 台灣每萬人就有 4.1 人罹患紅斑性狼瘡。
- 癌症蟬連台灣十大死因首位已二十多年，平均每四個死亡人口就有一個人死於癌症，平均每九分鐘就有一人被「宣判」罹患癌症。
- 罹患感冒的機率更高，平均兒童每年罹患 3 至 8 次，成人罹患次數約為兒童的一半。

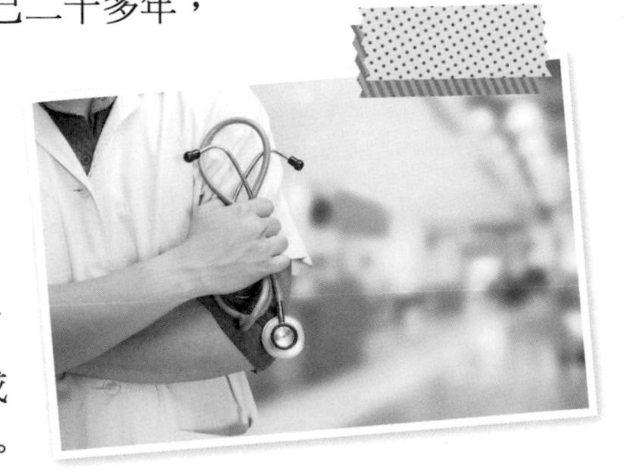

由前述的數字來看，台灣人的免疫力普遍低落。而有人視免疫力為人體最佳的防護罩，也有人視免疫力的效力更甚於醫藥，那究竟什麼是免疫力呢？

免疫系統的功能

免疫系統的功能有「預防感染」、「預防老化」、「預防疾病」、「維持健康」。此外，它也能預防癌症、憂鬱症等疾病。免疫系統就像是保衛身體的戰士，每天都在體內監視著外敵的舉動，一旦發現外來入侵的細菌，或是體內出現不認識的異物時，就會出動保衛部隊作戰，透過抵抗、破壞、消滅等方式來保護身體，捍衛健康。

由此可知，只要提高免疫力，就能夠預防流行性感冒等病毒的感染，同時能加速身體的自癒能力；反之，如果免疫力下降或失調，就會產生過敏性疾病或是自體免疫性疾病（自身免疫力攻擊自體組織而產生的疾病）。

免疫力的產生

免疫力有分先天與後天而來的，先天免疫力又稱非特異性免疫，通常會由先天免疫力產生免疫功能，藉由皮膚、黏膜、巨噬細胞等作用，以防止細菌、病毒等異物入侵；而後天免疫力則是身體針對入侵體內的細菌、病毒產生抗體，以便下次遇到時，身體能快速反應，啟動免疫系統應戰。

後天性免疫力的產生，又分為感染疾病後獲得的，如痲疹、天花，以及施打疫苗所產生的，如流感疫苗。

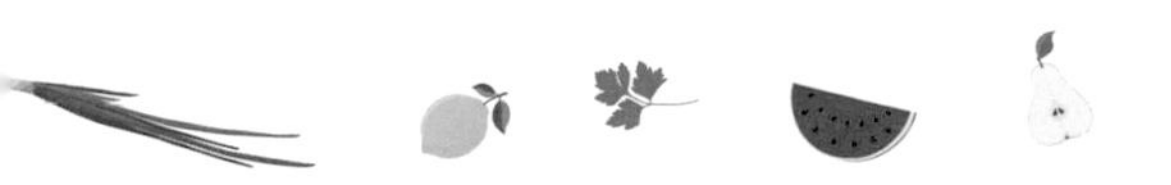

顧名思義就是非針對某一種特殊入侵的病毒、細菌所產生的免疫力，透過皮膚、黏膜、唾液與胃液等消化液、干擾素、巨噬細胞、NK 細胞等，阻擋異物的入侵，可清除體內的外來病菌與變異組織。但也因為其「非特異性」，常發生敵我同歸於盡的情況。

免疫力低下的原因

現代人免疫力失調的問題愈來愈嚴重，也愈來愈普遍，其原因主要跟現代人的生活習習相關。由於普遍忙碌，講求效率，從飲食、運動到各方面的生活作息都亂了調，食物過度精緻化、營養失調或過剩；在封閉的健身房運動，或其他大量室內運動取代戶外活動；睡眠不足或品質不佳、加班、挑燈夜戰等等，皆與大自然的運作相違背，免疫力怎麼可能好呢？

愈來愈多人動不動就感冒，輕易地感染流行性疾病，極可能就是免疫力低下惹的禍。這時候我們都知道要增強免疫力，但其實免疫力過強也不妙，因為那很有可能爆發紅斑性狼瘡、類風濕性關節炎等自體免疫疾病，或是產生其他過敏的疑慮。

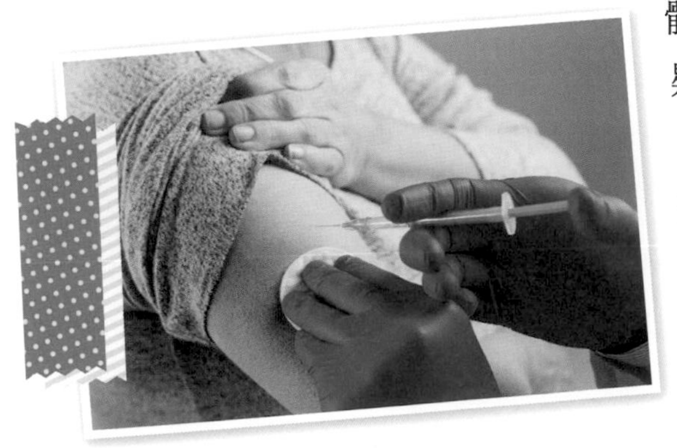

免疫力的過與不及都可能致病，因此，維持平衡對身體健康來說，就是最佳狀態。千萬別一味的增強補身、強化免疫力，而讓原本增進健康的美意變了調。

1 身體體溫變得比較低

白血球是免疫系統的重要角色之一，一旦體溫上升，它貪吃與殺菌的能力也會變得更活躍。當感冒或是身體狀況不好時，會出現發燒的症狀，那就是因為身體的免疫力正處於奮戰的狀態。體溫上升之後，同時促進白血球的免疫力；相反的，若是體溫下降，白血球的活動力將會變得遲緩，導致免疫力低落。

根據研究顯示，當體溫每下降 1℃，免疫力就會下降超過 30% 以上，而現代人的體溫比前人的下降大約 1℃，也代表著現代人的免疫力下降超過 30%。

值得注意的是，體溫變低之後，就有可能產生頭痛、腰痛、神經痛、便祕、浮腫、精神疾病等各種病症。

2 運動的機會大幅減少

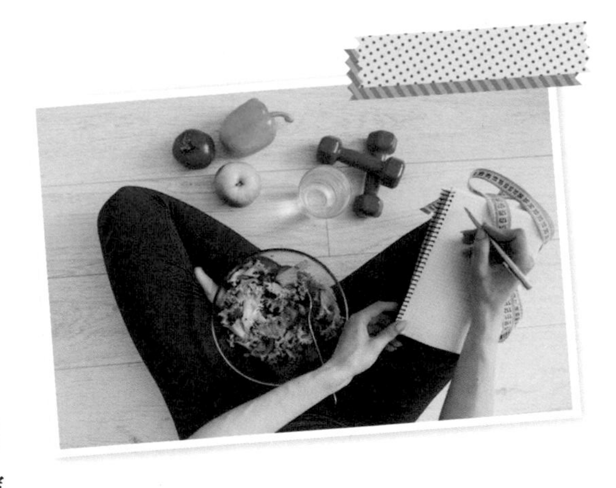

由於現代社會交通發達，每個人都過著輕鬆便利的生活，人們在以往的社會裡需要耗費大量的體力勞動，像是跪在地上擦地、用手洗衣服、晾衣服、走路去上班等全身運動；然而，現今的生活充斥著吸塵器、洗衣機、遙控器、交通工具等便利產品，身體的運動量明顯減少許多，進而導致體溫下降，免疫力變差。

3 肌肉量不足

肌肉可以產生高能量的體溫，且占據人類身體絕大多數的面積，

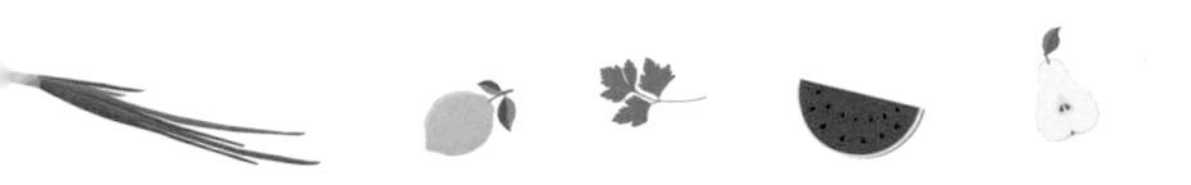

其中有 70% 的肌肉位於人體下半身。由此可知，腹部和腿部的肌肉變少，很有可能會讓體溫變低，而導致免疫力變差。步行或快走則是可以鍛鍊下半身的良好運動，並能有效提升免疫力。

4 水分攝取過多

電視上經常出現「多喝水有益身體健康」的標語，人們總覺得要時時補充水分，但攝入大量且過多的水分，卻可能導致體溫變低。再加上現代人都長時間待在有空調的房間裡，皮膚排出水分的機會少了很多，當水分無法排出體外時，就會逐漸堆積在體內，而多餘的水分則會奪走身體的熱能，讓身體變冷。冰冷的身體，將會促使身體的代謝變差，進而讓體內的廢棄物質囤積在血液中，使得血液變得混濁。由此可知，並不是攝取水分即能稀釋血液，更重要的是運動，讓身體暖和，才能袪除血液中的廢物，促進血液循環。

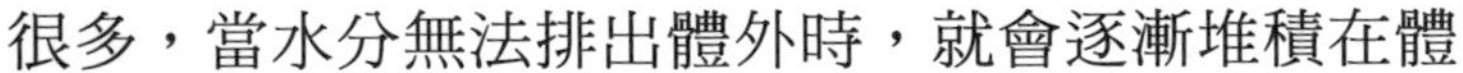

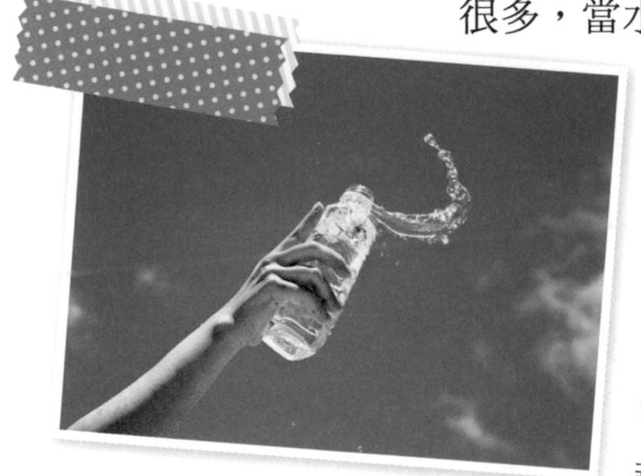

5 總是吃太撐

在一般人的既定印象中，總是認為吃多一點，身體才會暖和，但其實不然，吃太多反而會讓體溫下降。由於血液為了要消化吃進肚子裡的東西而集中到胃部，如此一來，身體會產生許多熱量，以便運送充足的血液到各個不同的器官，從而導致體溫下降。

此外，當人們吃太飽時，血液中的營養素會被大量吸收，而白血球也會因為營養過剩而呈現飽足狀態，造成白血球吃掉病原細菌的能力變弱，最終促使免疫力下降。

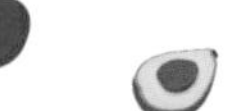

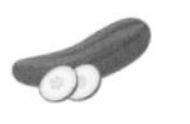
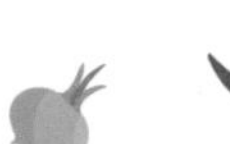

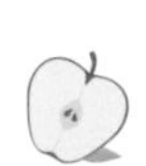

值得注意的是，吃太多還可能會造成血液集中於胃腸部位，而流向大腸和其他器官的血液比較少，如此一來，老化的廢棄物質便會堆積在體內，造成身體不適。

6 喜歡吃涼性食物

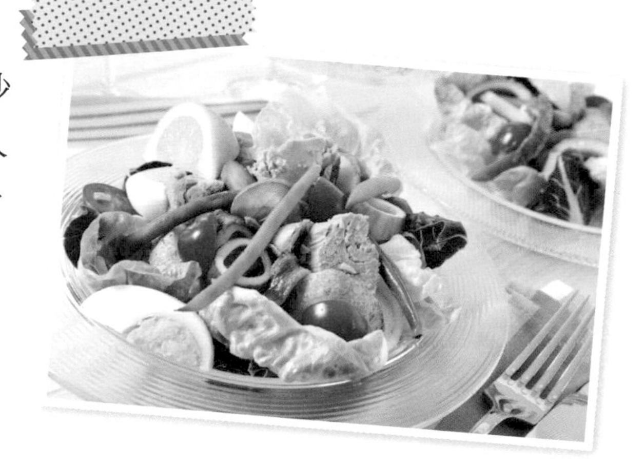

很多女生喜歡吃生菜沙拉當作晚餐，甚至有很多人深信「吃生菜沙拉有助於減肥」、「吃蔬菜很健康」等說法，因而認為吃生菜沙拉能夠確保身體吸收足夠的營養素。蔬菜和水果確實含有豐富的維生素和礦物質，但是，很多蔬果屬於涼性食材，吃了會讓身體變涼。像是夏天經常食用的西瓜、小黃瓜等，吃完之後，總能讓人身體舒暢，但若是經常只食用蔬果類等涼性食材，會讓身體變涼、代謝變差，免疫力下降，身體更容易出現問題。

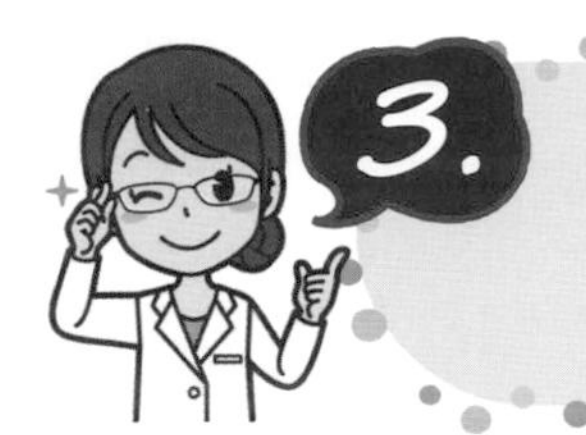

了解身體的免疫系統

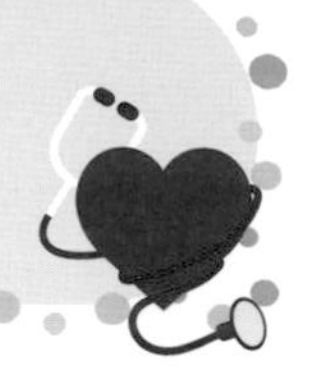

人體內具有一種保護身體避免疾病侵襲的機制，稱為——免疫系統。在免疫系統當中，最重要的防禦機制是白血球，白血球有著變形蟲的形狀，在體內的血液中遊走、移動，以防止外敵入侵。白血球又可分為多種不同類型，其中以顆粒球、淋巴球、巨噬細胞能夠與病原體奮戰。

免疫系統的四大功能

1 保護身體

免疫細胞能形成防衛系統，時時刻刻在體內進行偵測，具有識別敵我的能力，能及時發現異常，保護人體免受細菌、病毒等異物的侵襲。

2 清除異物

其實免疫細胞不只能清除免疫戰爭後傷亡的細菌、病毒、細胞等，連同體內新陳代謝產生的廢棄物、毒素也一併清除。

3 修補損傷

免疫細胞能對受損的組織、器官進行修補，促進復原。

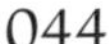

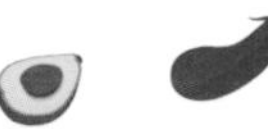

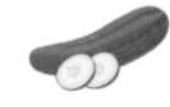
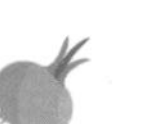

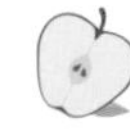

4 抗原記憶

免疫細胞能記住入侵的異物，下次再有相同的入侵者時，就能立刻反應，及時消滅，避免入侵者進一步侵襲身體。

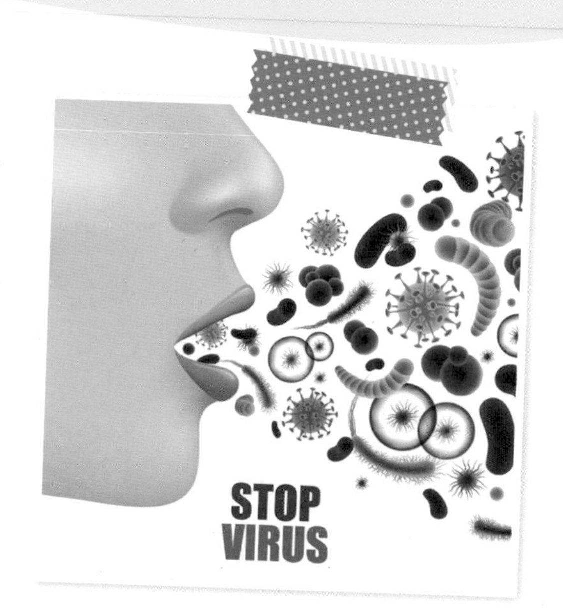

免疫細胞的構成與作用

免疫細胞是免疫系統的組成分子，是實際免疫抗戰的軍隊，主要分成以下幾種：

1 B 細胞

B 細胞會在骨髓內製造生成，經分化、成熟後，由血液送到淋巴結、脾臟等處。B 細胞負責偵測與通訊工作，會針對單一抗原製造單一、特定的抗體，參與體液免疫反應。部分的 B 細胞會將對抗抗原的記憶保留下來，以利下次遇到同樣的抗原時，能迅速做出免疫反應，與之對抗。

免疫力關鍵字

體液免疫

簡單的說就是由抗體引起的免疫力。當細菌、病毒等異物入侵時，B 細胞受到抗原刺激，釋放出許多抗體來消滅敵人。每個 B 細胞僅會針對當時發現的特定敵人產生特定的抗體，之後釋放入血液等體液中，循環全身。

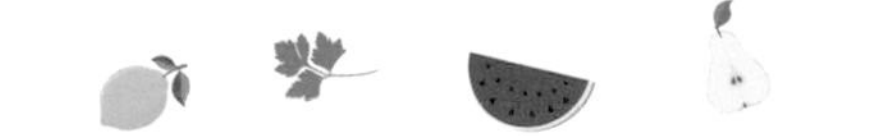

被人體免疫系統視為入侵的異物，從而引發免疫反應的物質，便稱為「抗原」。免疫細胞一旦偵測到抗原，就會發出警訊，刺激人體產生抗體，以對抗侵襲的細菌、病毒等異物。

2 T 細胞

T 細胞會在胸腺、扁桃體產生，當 T 細胞成熟後會遷移到周圍的淋巴組織中。這些 T 細胞彼此會相互溝通、調節，而 T 細胞主要負責以下四大作用。

- **通知**：與巨噬細胞結合後，會釋放干擾素等化學物質，以便通知其他免疫細胞準備作戰，這一類的 T 細胞被稱為「輔助 T 細胞」。
- **攻擊**：T 細胞會攻擊遭受感染的細胞，並掃除戰場，將壞死的病毒清除，此類 T 細胞被稱為「殺手 T 細胞」。與此同時，B 細胞也會開始增生，產生抗體。

免疫力關鍵字

干擾素

干擾素是一種與免疫機能密切相關的活性物質，主要成分為蛋白質。當病毒、細菌或癌細胞來襲時，人體會製造干擾素來抗敵，破壞病毒等異物，並發出訊息警告鄰近的正常細胞，以抵禦各種感染性疾病、癌症等。

- **調停**：經過免疫戰爭後，T細胞會通知免疫細胞停戰，抑制殺手T細胞的攻擊，調節抗體的生產，所以此類T細胞被稱為「調節T細胞」，又稱「抑制T細胞」。
- **記憶**：T細胞會產生對入侵異物的記憶，日後當遇到相同的攻擊異物時，能夠立刻偵測並反應，發動攻擊，這一類T細胞被稱為「記憶T細胞」。

抗體

抗體是由B細胞所製造分泌的武器，因為其主要的構成成分為蛋白質，所以又被稱為「免疫球蛋白」。抗體用來辨識抗原並與之結合，使抗原失去作用，以便免疫細胞來消滅它。抗體具有專一、特定性，只會針對特定抗原產生特定抗體。

3 吞噬細胞

吞噬細胞在骨髓產生，包括巨噬細胞、單核球、多形核中性球等。吞噬細胞是主力的攻擊部隊，它是以一種細胞膜包圍入侵的細菌、病毒、癌細胞等異物的周圍，先將異物包圍，再進行吞噬的工作。在免疫戰爭後，吞噬細胞會清掃戰場，清除遭感染侵害、死亡的細胞，它同時也是清除血管壁膽固醇的身體清道夫。

此外，吞噬細胞中的巨噬細胞不只存在於血液中，體內多數的組織也可以發現它的存在，而且巨噬細胞還有一項特殊的功能，它會分泌抑制發炎的物質，協助傷口修復。

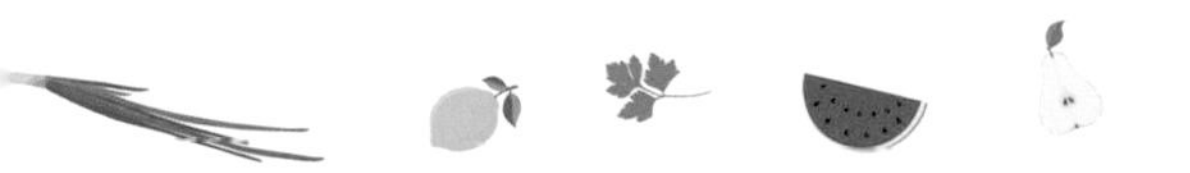

免疫力關鍵字

吞噬酵素膜

吞噬細胞對入侵異物的攻擊，主要是靠「吞噬酵素膜」。透過這層細胞膜將入侵的異物包圍後，再進行殺菌、吞噬等工作，才不會影響吞噬細胞本身。既可達到攻擊之目的，又能發揮保護自身的效果。

4 自然殺手細胞

自然殺手細胞又被稱為 NK 細胞，來自於骨髓，主要分布在周圍血液、脾臟等處。自然殺手細胞不需要抗原的刺激、抗體的參與，它能夠及早發現身體的異常，並能直接分辨腫瘤細胞，進而消滅它，同時也能夠對抗病毒的感染。

5 顆粒球

顆粒球會在淋巴結、脾臟、紅骨髓產生。顆粒球包含嗜中性白血球、嗜酸性白血球、嗜鹼性白血球。

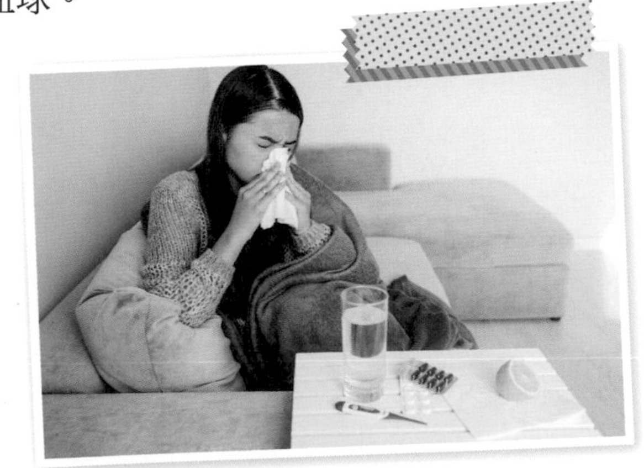

嗜中性白血球，具有吞噬、殺死細菌和淨化血液內老化廢物、有毒物質等作用；嗜酸性白血球具有緩和過敏反應的功用；而嗜鹼性白血球具有防止血栓的功用。

顆粒球是透過釋放威力強大的化學性顆粒，將細菌或病毒殺死，屬於化學作戰。受感染而產生的膿腫，就是這類細胞作戰的證據。

免疫力的源頭

免疫分子的源頭來自於免疫器官，像是骨髓、胸腺、淋巴結、集合淋巴結、脾臟、扁桃腺、盲腸等器官。

1 骨髓

骨髓位於較大的骨骼腔中，它占據人體體重的 4%～6%，並且含有造血幹細胞，以及其他幹細胞。骨髓是人體內相當重要的造血器官，也是最重要的免疫器官之一。白血球、B 細胞、巨噬細胞等各種免疫細胞都是在此製造與分化、成熟，每 1 秒鐘都有大量的細胞在骨髓生成，而血液的所有細胞成分都源自於造血幹細胞，骨髓可說是免疫細胞的製造工廠。

2 胸腺

胸腺是人體內的其中一種腺體，位於胸骨後方，分為左右兩葉。而胸腺是除了骨髓外的另一個重要免疫器官，也是淋巴幹細胞增生並分化成 T 淋巴球之處，部分在骨髓生成與分化的免疫細胞在此成熟。

當免疫戰爭爆發時，胸腺會分派 T 細胞扛起作戰工作。隨著近半世紀以來免疫學的進展，人們才逐漸了解胸腺在人體免疫功能中的重要作用，並把它譽為「免疫大王」。若要知道胸腺如何成為免疫大王，只要了解其作為特異免疫主力軍的淋巴細胞之作用，和它們與胸腺的關係就會相當清楚。

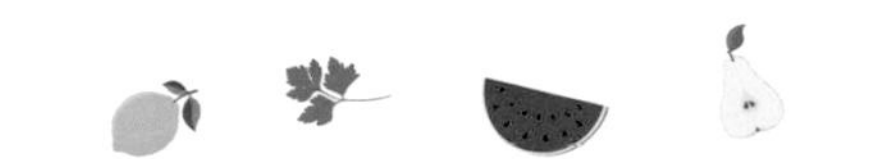

胸腺在青春期前期會生成胸腺激素，以調節免疫系統，至青春期之後胸腺逐漸萎縮，並由脂肪組織代替。

用胸腔 X 光可測量胸腺的大小，若小於正常胸腺，可能是先天性胸腺發育不良、腎上腺皮質機能亢進，也可能是接受抗癌藥物治療所致；若是大於正常胸腺，發生甲狀腺機能亢進、肢端肥大症或腫瘤的機率較高。

3 淋巴結

淋巴結位於頸部兩側、腋下、腸道、腹骨溝等處。其實淋巴結是淋巴系統的一部分，往常亦被稱為「淋巴腺」，但其實淋巴結並沒有分泌物質的功能。

淋巴結一方面是多種免疫細胞增殖、儲存與定居的地方，另一方面，淋巴液的流速在淋巴結處減緩，有助於吞噬細胞對細菌、病毒或癌細胞等異物進行吞噬作用，使進入血液的淋巴液無害，可說是具有過濾淋巴液的作用。

除了上述兩種功能外，淋巴結還有一個非常重要的功能──它是免疫細胞與入侵的細菌、病毒或癌細胞作戰的戰場。當身體一受到感染，需要開始作戰時，免疫戰爭隨即爆發，淋巴結就會腫脹。由於 B 細胞與 T 細胞同時在此處定居，有利於聯手合作進行免疫作戰。

人體內的淋巴結約有 500 ～ 600 個，擁有數十億的白血球，淋巴結內的 T 細胞約占 70% ～ 75%，B 細胞則占 25% ～ 30%。此外，人體中的淋巴液比血液多出四倍左右。

4 集合淋巴結

集合淋巴結主要位於腸道。它是腸黏膜免疫功能的重要部分，會對入侵腸胃的細菌、病毒等異物產生免疫反應。集合淋巴結也被稱為腸道守護者，由於病原微生物最易入侵的部位是嘴巴，而腸道與嘴巴相通，所以腸道的免疫功能非常重要。集合淋巴結是腸道黏膜固有層中的一種無被膜淋巴組織，其富含 B 淋巴細胞、巨噬細胞和少量 T 淋巴細胞等。因此，對於入侵腸道的病原微生物形成一道有力防線。

5 脾臟

脾臟位於腹腔左上角，胃的左側，脾臟內部可分為紅髓及白髓。紅髓的主要功能是過濾和儲存血液，由脾索及血竇組成，但因為脾臟沒有輸入淋巴管，所以脾臟不具備過濾淋巴液的功能；而白髓的主要功能則為對抗外來微生物及感染。

脾臟的組織中有許多被稱為血竇的結構，平時部分的血液滯留在血竇中，當人體失血時，血竇收縮，將這部分血液釋放到四周以補充血容量。血竇壁上附著大量巨噬細胞，可以吞噬衰老的紅血球、病原體和異物。而脾索則是血竇之間的組織，由網狀纖維和網狀細胞構成，網眼與靜脈竇壁相連形成支架，其間有大量的血細胞。

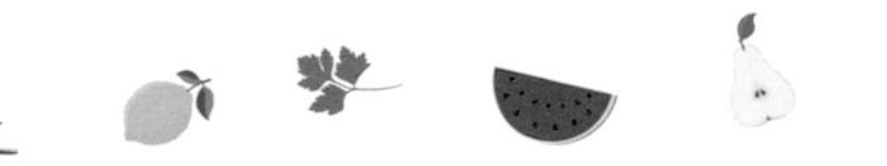

脾臟的質地較脆且運血量豐富，因此一旦受到強大的外力打擊，很容易就會破裂。而脾臟破裂將導致嚴重大出血，該傷口是足以致命的腹部急症之一，必須緊急搶救。一般較小的傷口破裂可以縫合修補，但很多時候難免要將脾臟切除。紅髓中存有人體一半的單核白血球，故任何地方受傷時都可以隨即做出反應。

由此可知，脾臟儲存各種血球，可以說是血液的倉庫。同時也擔負過濾血液的工作，清除血液中的細菌和病毒、廢物或老化、死亡的細胞，除此之外，還具有刺激 B 細胞以產生大量抗體的功能。

6 扁桃腺

扁桃腺又稱為扁桃體，它位於咽喉兩側，是人和兩棲類以上動物，鼻後孔的頂壁或咽與口腔、鼻腔交界處黏膜下淋巴組織所集合成的腺體組織，因為外形像扁桃一樣而得名。

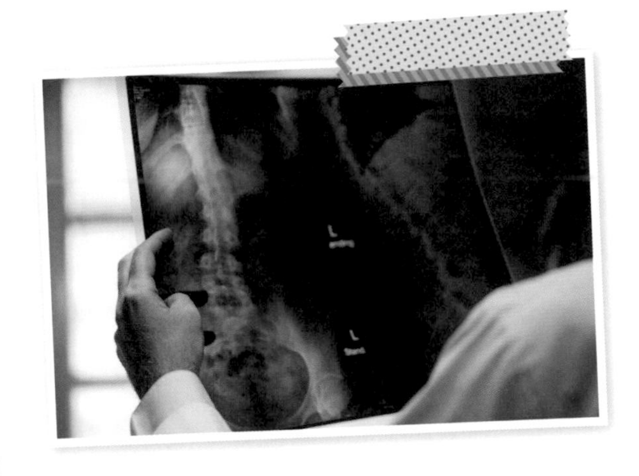

扁桃腺與其他的腺體組織一樣，是人體免疫系統的一部分，而它的主要作用是幫助身體對抗感染。

扁桃腺擔負保衛上呼吸道的責任，阻止細菌、病毒等異物從嘴巴、鼻子入侵。根據研究調查顯示，切除扁桃腺的人比沒有切除的人，感染鏈球菌咽喉炎等疾病的機率明顯高出許多。

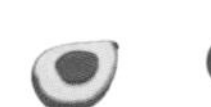

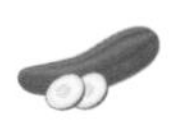
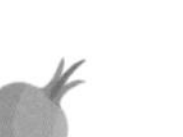

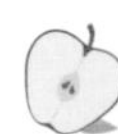
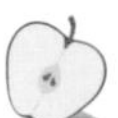

7 盲腸

盲腸位於腹部右下方的大腸起始處。而一般人所熟知的盲腸，即闌尾，見於人和羊膜動物。大約是右中腹長約 6 ～ 8 公分的大腸起始段結構，形如袋狀。

盲腸向上延續為升結腸，下半部有一孔通盲腸，與升結腸交接區的內壁有回盲瓣，具有防止大腸內含物倒流的作用。

長久以來備受醫學忽視的盲腸，其實在免疫系統中扮演重要的協助角色。例如盲腸可以協助 B 細胞成熟發展，並且控制抗體，以免發生過度的免疫反應。此外，盲腸還能指揮白血球順利進入身體所需的各部位，並且將消化道出現異物入侵的訊息傳遞給白血球。

免疫力關鍵字

盲腸並非無用器官

盲腸一直被視為沒有什麼功能，是可有可無的器官，若是留在體內還可能發生盲腸炎。所以有些人在動手術時，會「順便」把盲腸摘除，但根據近期的研究顯示，盲腸內有大量具備免疫功能的淋巴結，因而將此一器官列入免疫系統的行列。

免疫系統保衛戰

在前述章節中，我們認識了免疫系統，以及免疫細胞生成、成熟與作戰的地方，但這些軍隊究竟該如何保衛身體、發動戰爭，甚至是反擊侵襲人體的細菌、病毒等異物呢？

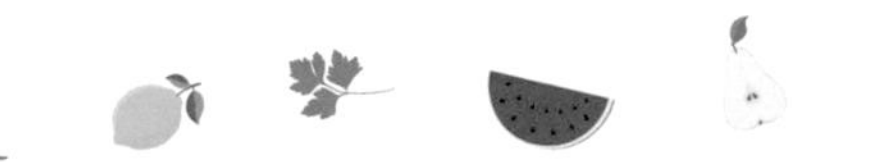

STEP 1

當細菌、病毒入侵人體時，巨噬細胞會吞噬這些外來的敵人，然後再將敵人分解，並將屍體殘骸放在自己的表面，亦即形成抗原。

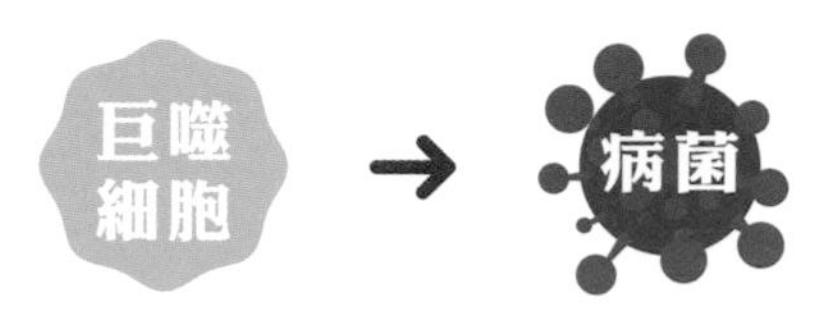

STEP 2

當輔助 T 細胞收到巨噬細胞的緊急呼叫訊號時，便會前來與巨噬細胞結合，釋放出干擾素等化學物質，通知其他的免疫細胞們。

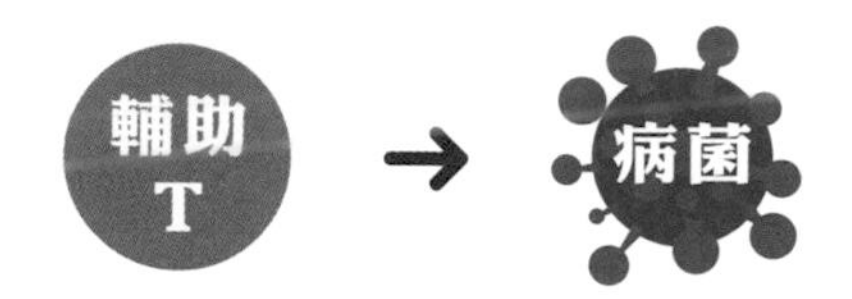

STEP 3

當 B 細胞、自然殺手細胞等免疫細胞收到訊號後，便會開始進行繁殖或擴散，並製造抗體。

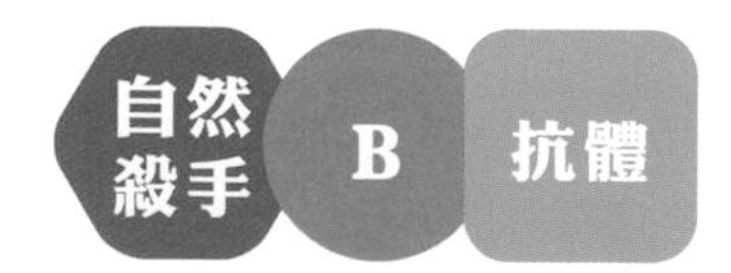

STEP 4

當抗體鎖定病毒、細菌等異物，以便吞噬細胞進行消滅後，嗜中性等白血球也會在此階段放出化學物質殺死細菌、病毒，而自然殺手

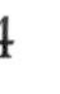

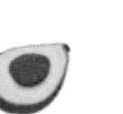

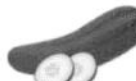
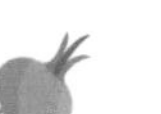

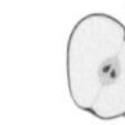
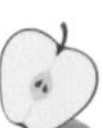

細胞則負責攻擊遭受病毒感染的細胞。

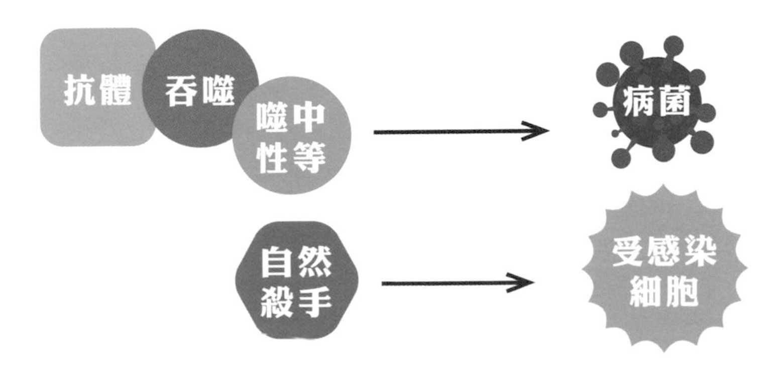

STEP 5

當免疫戰爭結束後，調節 T 細胞便會發出停戰訊息，而巨噬細胞則負責清理戰場，記憶 T 細胞與記憶 B 細胞則對抗原產生記憶，以便下次遇到同樣的敵人時，可以立刻抗戰。

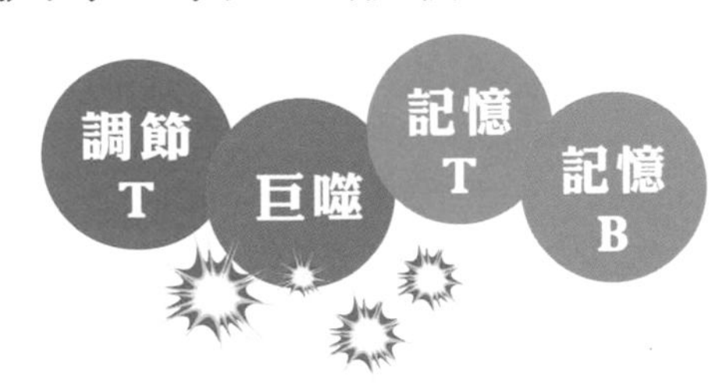

免疫系統失調

免疫系統為什麼會失調？當免疫系統失調時，會導致身體出現什麼狀況呢？免疫系統的主要任務，是抵抗細菌、病毒的入侵，醫學研究發現，高達 80% ～ 90% 的疾病，皆與人體免疫系統失調有關。

當免疫系統衰弱時，我們都知道這會讓許多疾病的病毒容易找上門，但當免疫系統過度活躍時，也會反過來傷害自身的細胞，而導致

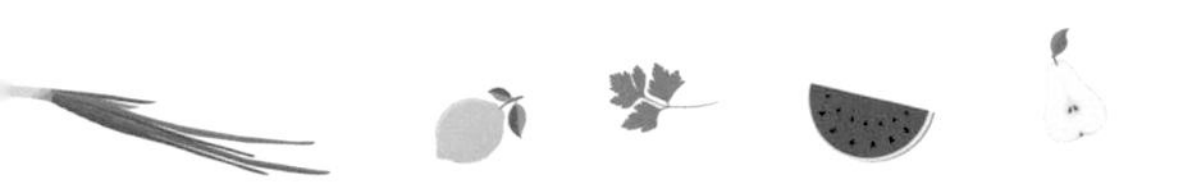

某些疾病；唯有在免疫系統處於平衡狀態時，才能正常運作，發揮保護身體、抵抗疾病的功能。

免疫系統失調所引發的疾病非常難纏，大部分有反覆發作、無法根治的特性，目前的治療方式大多只能以緩解症狀、控制病情為主，下面來看看幾種與免疫系統有關的常見疾病。

★免疫系統失調的相關疾病

免疫系統失調	特性	疾病
免疫系統功能太弱	各種類型的感染性疾病	感冒、病毒型肝炎、AIDS 或癌症
單一免疫系統太強	容易罹患各種過敏症	呼吸系統過敏、蕁麻疹、氣喘或皮膚過敏。
自體免疫疾病	免疫系統已失調，並且失去辨識能力，導致免疫細胞攻擊自己的器官、組織	紅斑性狼瘡、類風濕性關節炎、老年痴呆症或僵直性脊椎炎

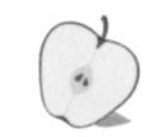

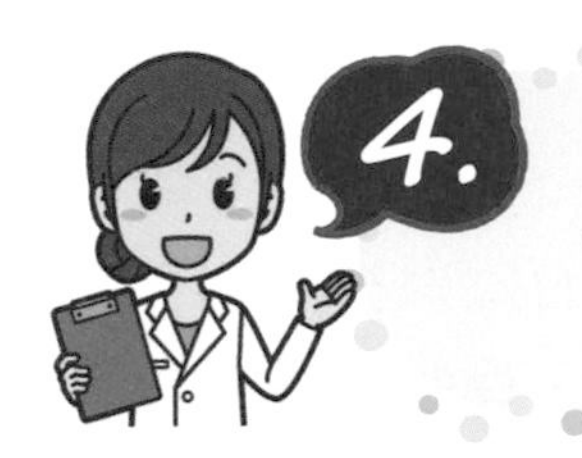

一定要知道的免疫力 Q&A

Q1：免疫力等於抵抗力嗎？

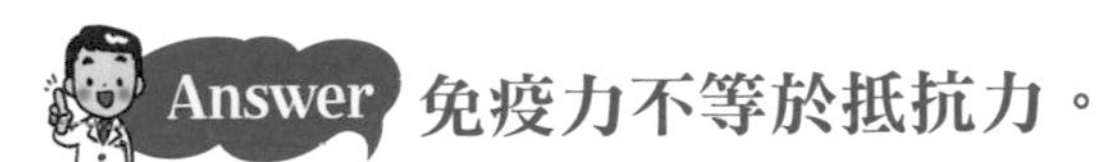

「增強免疫力，就可以抵抗疾病」這樣的說法經常聽聞，像是流行性的感染疾病，往往多與免疫功能下降有關，所以很多人會直接將免疫力與抵抗力畫上等號。

事實上，免疫力並不等於抵抗力。免疫力是免疫系統發揮的能力，包括抵抗細菌、病毒、癌細胞等異物的侵襲，預防疾病的發生，以及罹患疾病之後，身體的自行治癒能力。所謂的「抵抗力」只是免疫功能中的其中一樣。

舉例來說，提高人體對疾病的抵抗力可以降低對疾病的易感性，但是對免疫力而言，調節免疫力比增強免疫力更有科學性，因為免疫力太強也會導致病情更加嚴重。

對抗疾病，當然是希望抵抗力愈強愈好，但免疫力可非一味增強就保證健康、不生病。免疫力低下固然容易被病菌侵襲，但當感染某些疾病時，免疫力過強或過度敏感，也可能引發過敏或自體免疫疾病，對人體健康的危害性，未必小於免疫力低下。抵抗力是愈強愈好，而免疫力則是以調節適中最好，兩者並不全然等同。

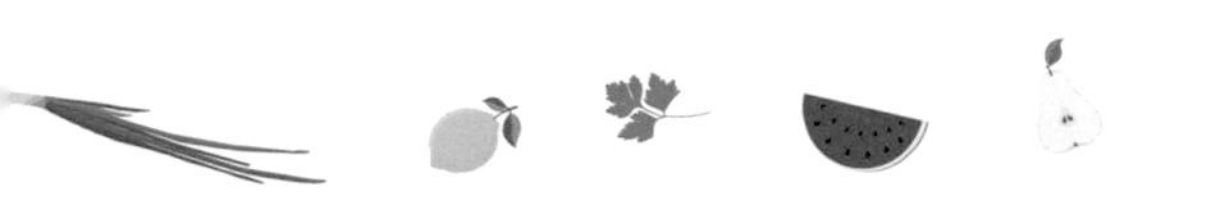

Q2：免疫力愈強愈好？

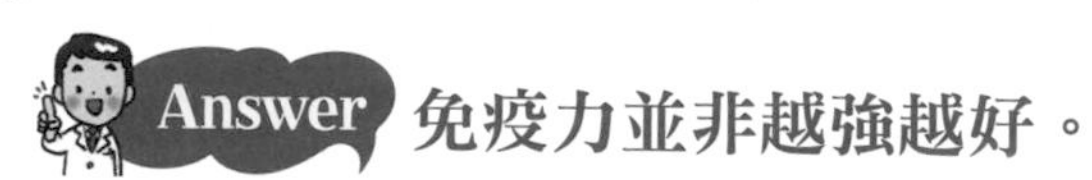

免疫力並非越強越好。

前面提過，免疫力不等同於愈強愈好的抵抗力，過強的免疫力不但無法為自身的健康掛保證，原本捍衛身體的免疫大軍還有可能反過來帶頭造反，不分敵我的發動免疫大戰。輕則引發過敏症狀，重則罹患紅斑性狼瘡、類風濕性關節炎、僵直性脊椎炎、重症肌無力等自體免疫疾病，還有許多至今仍無法治癒、令醫師們束手無策的惡症。

像數年前令國內外人心惶惶的SARS，罹患者並非全都是免疫力低下的人，有些病患是因呼吸衰竭、肺臟嚴重損毀而死，醫學界有一派的推斷就認為，這是免疫系統過度作用所致。

免疫力的好壞，重點不在強或弱，而是維持一種「動態平衡」。因為免疫力的情形並非恆定不變的，有時候稍強，有時候稍弱，例如早上剛醒時免疫力稍稍低了點。因此，當期待從飲食、運動、生活等方面打造良好免疫力時，務必留意維持平衡的觀念，不要再一味強化免疫力了。

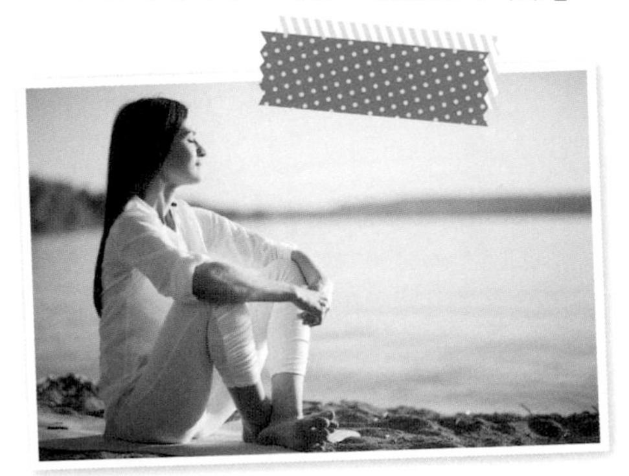

Q3：為什麼皮膚與黏膜組織是免疫系統的第一道防線？

皮膚覆蓋在人體表層，是人體最大的器官，也是人體與外界接觸的第一線。

皮膚覆蓋在人體表層，是人體最大的器官，也是人體與外界接觸的第一線，免疫戰爭首先在此開打。而黏膜組織則從呼吸道開始，分布至泌尿系統出口，也是人體與外界抗原接觸的主要部分，在健康的情況下，能保護身體不受外來的細菌、病毒等異物侵害。

皮膚具有保護深層細胞免受傷害、偵測來自環境的刺激，以及促進預防抗原物質的功能，而且皮膚所分泌的汗液和皮脂中含有抗菌物質，會捕捉細菌。

至於黏膜組織，不但細胞與細胞之間十分緊密連結，讓細菌無隙入侵，而且產生抗體的 B 細胞也分布其間，能與病毒結合，使病毒轉為無害或降低毒性，還有淚液、黏膜液中的酵素會分解細菌的細胞壁。

以上就是皮膚與黏膜組織之所以能站在免疫系統第一線抵抗疾病、捍衛身體健康的祕密。

Q4：免疫力低落的原因來自於腸道嗎？

是的，因為腸道是後天免疫的最大據點。

由於所有吃下肚的食物，都必須進入腸道進行消化、吸收的工作，因此腸道接觸到細菌、病毒或過敏原等的機會相當多，故免疫防衛戰在此開打。

腸道布滿絨毛，一方面可幫助人體吸收攝入的食物營養素，另一方面隨著食物的進入，也帶來各種細菌、病毒、過敏原等異物。所幸絨毛之下就是許多 T 細胞、B 細胞等免疫細胞所在，全身有 70％的 B 細胞分布在此，在此處的吞噬細胞亦會直接抵抗入侵的異物。由此可知，腸道是人體最大的免疫器官。

人體內的黏膜組織分布在腸道，而且人體大約有 60% 以上的淋

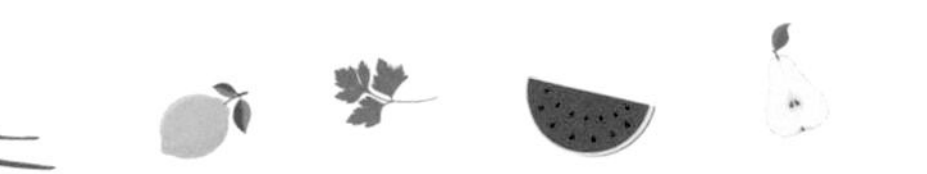

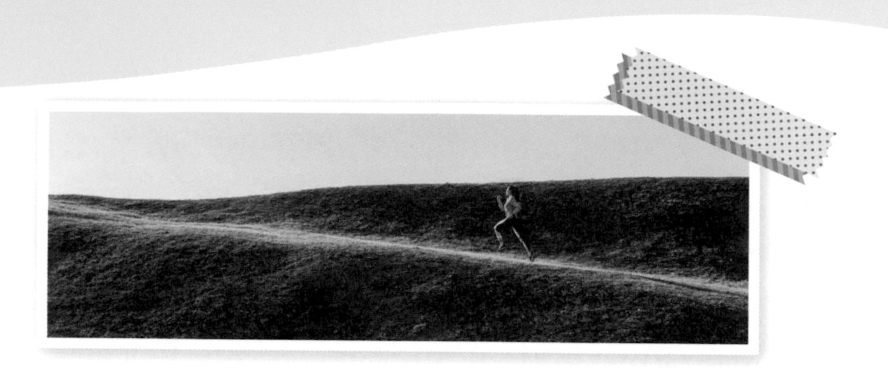

巴細胞在此，每日由此處產生的抗體也在體內占有舉足輕重的分量。

腸道號稱人體最大的淋巴器官，故在免疫系統中相當重要，無論是發揮免疫功能，抵抗入侵異物，還是吸收有助於維持免疫功能運作所需的營養素，都與腸道密切相關，所以腸道堪稱免疫力好壞的指標。

Q5：與免疫機能相關的疾病，究竟該到醫院看哪一科？

Answer 找「過敏免疫風濕科」的專科醫師就醫。

與免疫機能相關的疾病，主要有過敏性鼻炎、氣喘、異位性皮膚炎等過敏疾病，還有紅斑性狼瘡、類風濕性關節炎等自體免疫疾病，這類病症多屬無法根治的疾病，應找「過敏免疫風濕科」的專科醫師就醫。

「過敏免疫風濕科」在臺灣出現的時間說長不長，說短不短，目前已成立將近四十年了，但未必每間醫院都有設立此一專科。

一般來說，「過敏免疫風濕科」的醫師其實大多已有內科或小兒科的專科醫師資格，之後會再接受免疫學與風濕這兩門專科醫師的訓練，最終取得專科醫師的資格，專門診斷與治療過敏、自體免疫與風濕等疾病。值得注意的是，國內「過敏免疫風濕科」的專科醫師其實並不多。

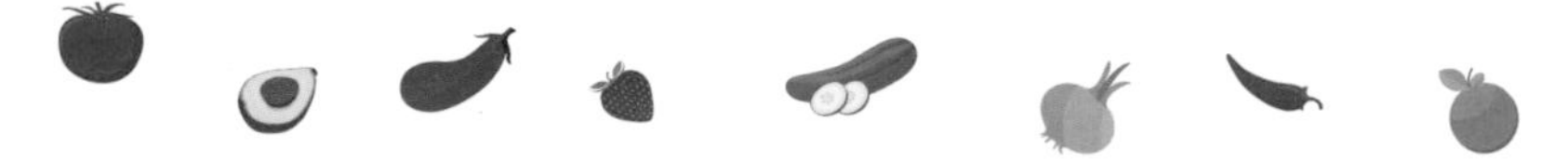

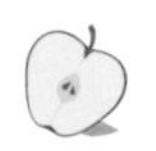

Q6：有針對免疫力所設計的健康檢查嗎？

Answer 有，但若非病症嚴重，否則一般病患不須檢測。

除了平日自我檢測，留意自己的身體免疫情況之外，也可以前往健檢門診做檢測，例如「風濕自體免疫健檢」、「過敏免疫健檢」、「免疫學檢查」、「免疫風濕學檢查」等健檢，雖然名稱不一，但檢查的內容大同小異。不過，除非是病症嚴重或經常受到感染的人，否則健康的人並不需要特別做免疫健檢。

由於目前醫學未能徹底了解免疫機能，所以只能針對已知部分檢測，以下是主要的檢測項目：

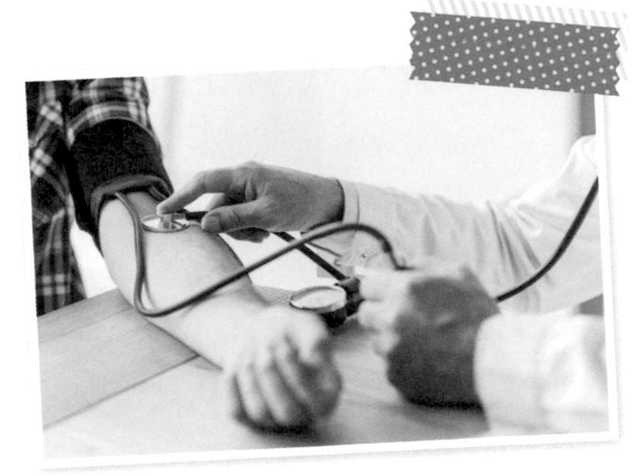

1. 免疫球蛋白，包括IgG、IgA、IgM的抗體濃度補體。
2. 類風濕因子。
3. 各種抗原、抗體檢查，如白血球抗原、抗核抗體等。
4. 血液檢查。

Q7：自由基也會損害免疫力？

Answer 是的，自由基的性質很不穩定，它對人體的破壞力大於幫助。

自由基是人體產生的一種物質，是身體透過氧化作用產生所需能量的過程中而製造之產物。在細菌、病毒入侵時，白血球的表面也會

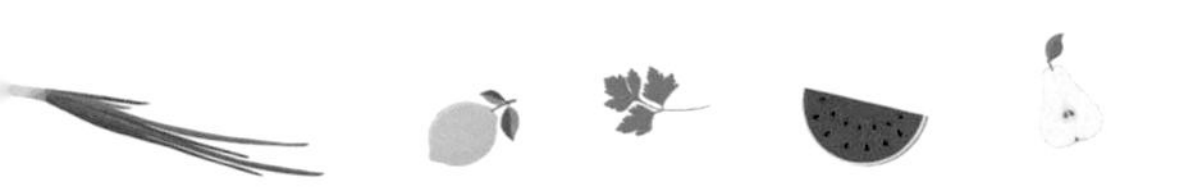

製造自由基對抗細菌、病毒。

這種物質雖然具有殺菌、抗菌的功能，但是因為它極度不穩定的性質，所以會在人體內隨意衝撞，使細胞組織喪失功能，導致人體衰弱、老化，甚至生病，對人體的破壞力大於幫助。

事實上，免疫系統的平衡與否，也與自由基有關，因為自由基對細胞的衝撞破壞，也包括免疫細胞。這些到處游離的自由基，會獵取周遭細胞的脂肪、蛋白質等養分，進而破壞細胞膜，不但使免疫細胞喪失其免疫作用，甚至還有可能致使其叛變。

有鑑於此，自由基對免疫力的損害是肯定的。

Q8：節食減重會不會降低免疫力？

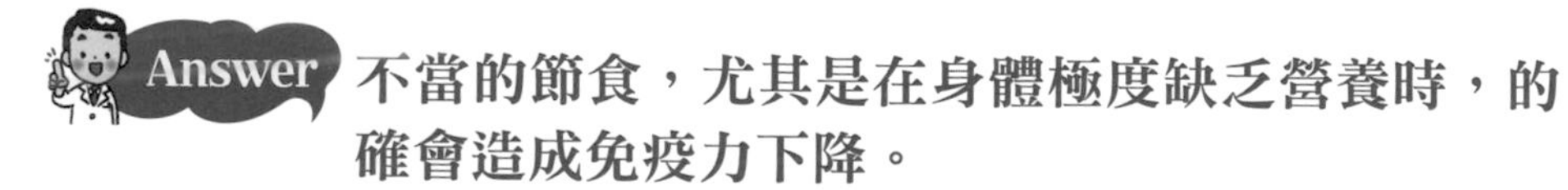

不當的節食，尤其是在身體極度缺乏營養時，的確會造成免疫力下降。

先不說節食是否真的能達到減重瘦身之目的，不當的節食，尤其是極度不均衡的飲食或缺乏營養的減肥方式，的確會造成人體免疫力下降。

就飲食來說，與其節食，不如調整飲食比例。現代人往往在不知不覺中吃進許多高熱量、高脂肪的食物，這就是造成肥胖的元凶。維持七分飽的食量，減少高熱量、高脂肪的食物，攝取適量的新鮮蔬菜與水果，才能有效兼顧減重與免疫力的維持。新鮮蔬果有以下許多益處：

1. 新鮮蔬果含有豐富的膳食纖維與水分，可增加飽足感，如果在用餐前先吃蔬果，有助於減少其他高熱量、高脂肪食物的攝取。
2. 新鮮蔬果中的膳食纖維有助排便順暢，避免宿便囤積，造成小腹凸出的身材，也避免宿便中的毒素滯留體內損害免疫機能。

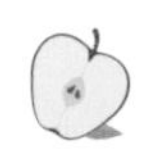

3. 新鮮蔬果中存在大量天然植化素、維生素、礦物質等，是維持免疫系統正常運作的重要支柱。

4. 某些蔬果經過加熱後，營養價值才能提升，像是胡蘿蔔經過加熱或者跟油脂一起攝取，營養會比較容易被人體吸收。由此可知，烹調方式也是非常重要的。

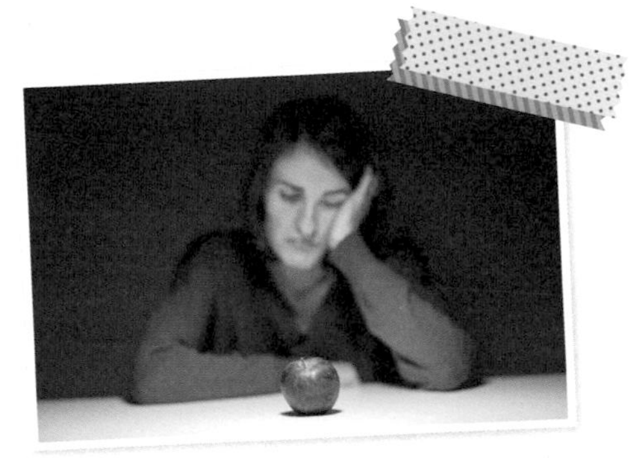

Q9：壓力會壓垮免疫力嗎？

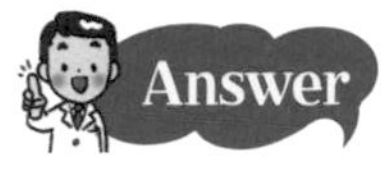

是的，當壓力變大時，會出現嘴巴破、胃痛、冒痘痘等情況。

壓力確實會使得免疫力降低，導致人體被細菌、病毒成功突襲。事實上，只要仔細觀察，就會發現在壓力大、精神緊繃的時期，特別容易出現一些免疫力失衡的徵兆，如嘴巴破、胃痛、冒痘痘、痠痛、失眠等。例如嘴巴破，就是原本存在於口腔、彼此相安無事的細菌們發現人體免疫力下降，立刻突破限制，因而造成口腔潰爛的症狀。

壓力壓垮免疫力，可不只是「心理作用」。研究發現，面臨壓力時，腦下視丘會分泌腎上腺素釋放因子，從而刺激腦下垂體，再進一步促使腎上腺分泌皮質脂酮。這種物質能提升血糖，以提供人體對抗壓力所需的能量，但它也可能對免疫系統造成負面影響，如免疫白血球的數量減少、破壞細胞的免疫反應、妨礙抗體的製造，甚至造成整體免疫系統衰竭。

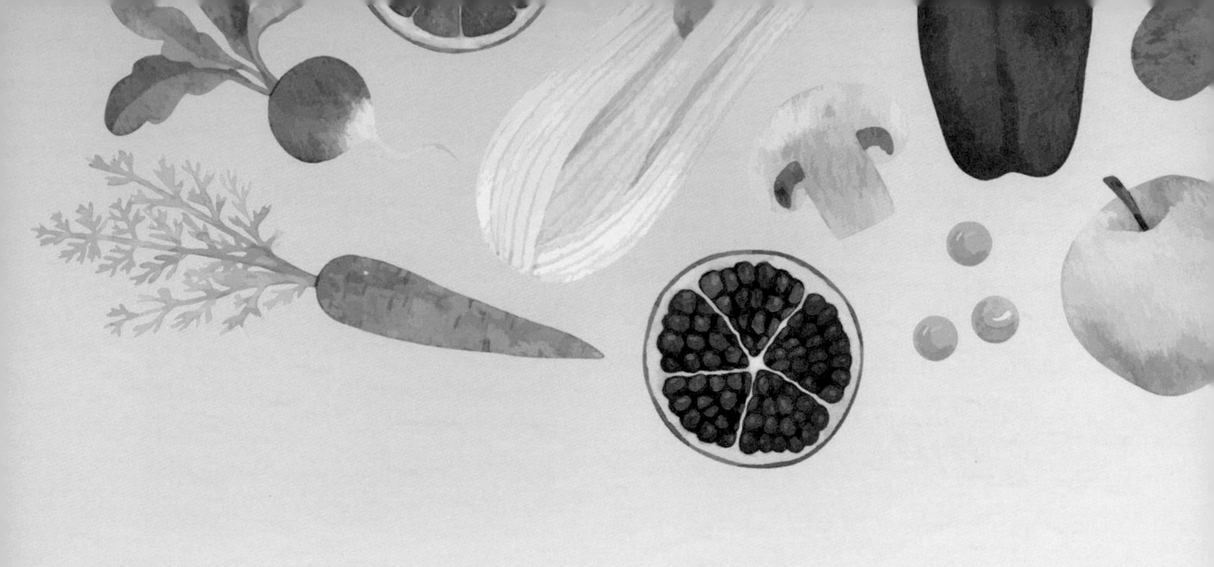

葉菜類

瓜類

根莖類

蕈菇類

其他類

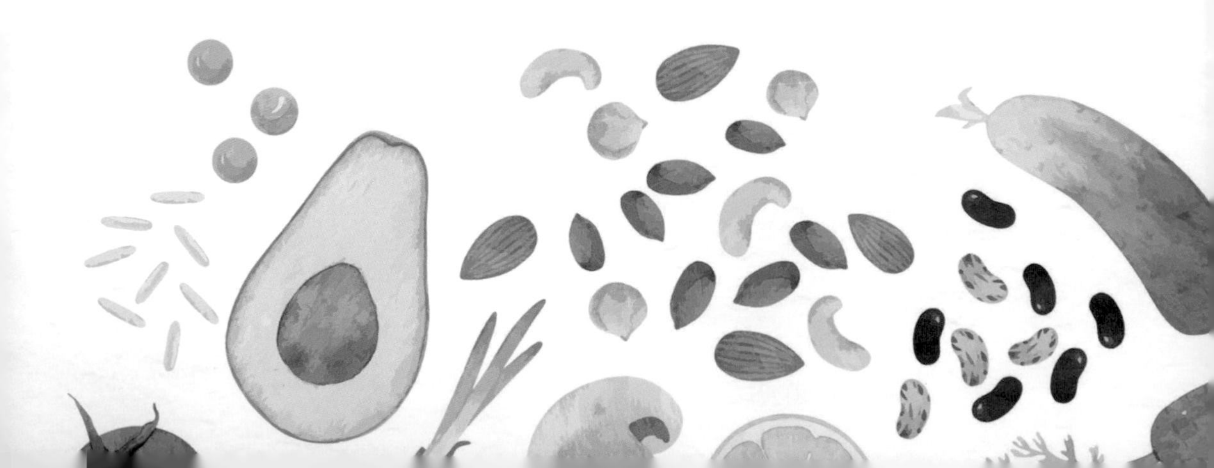

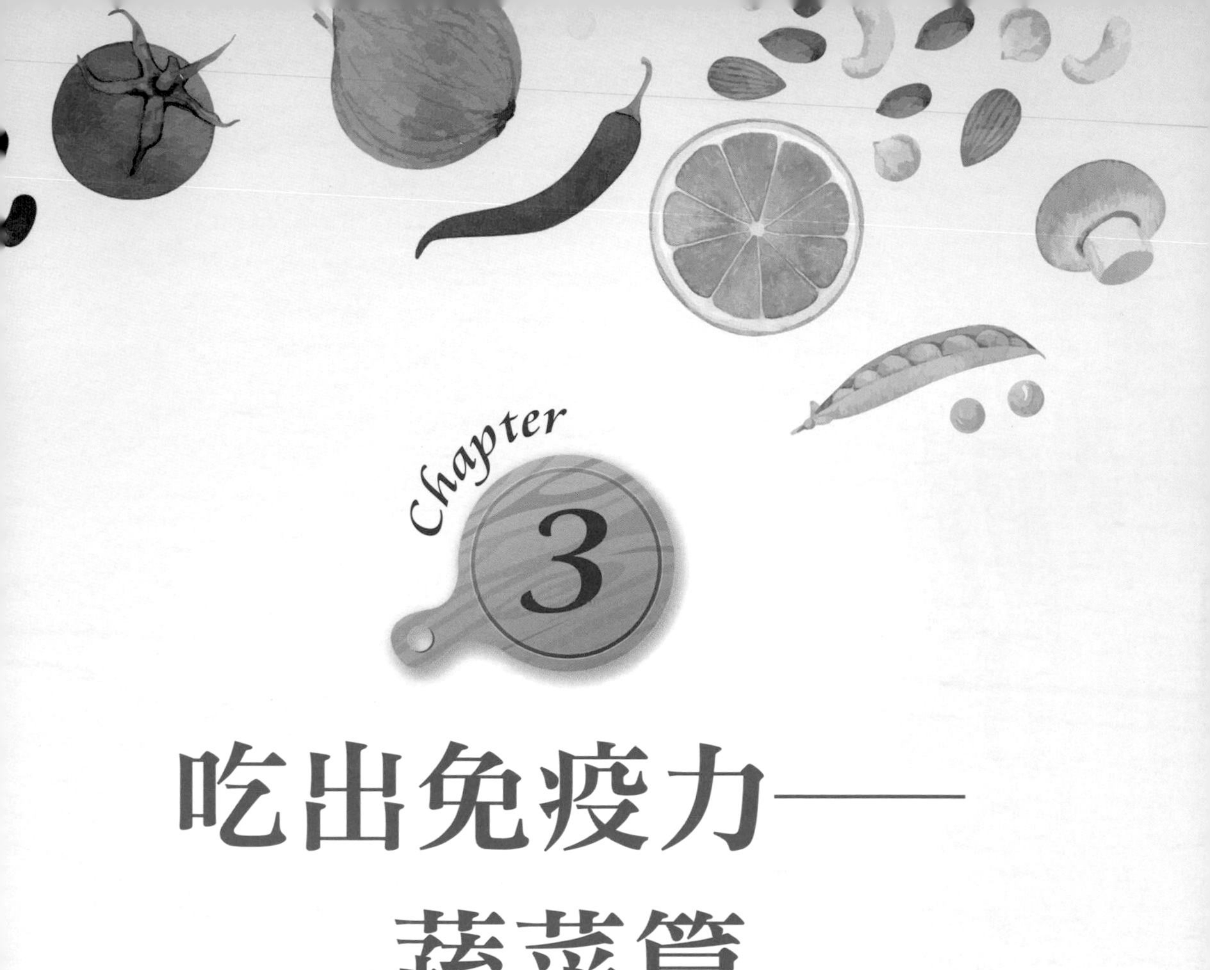

吃出免疫力——蔬菜篇

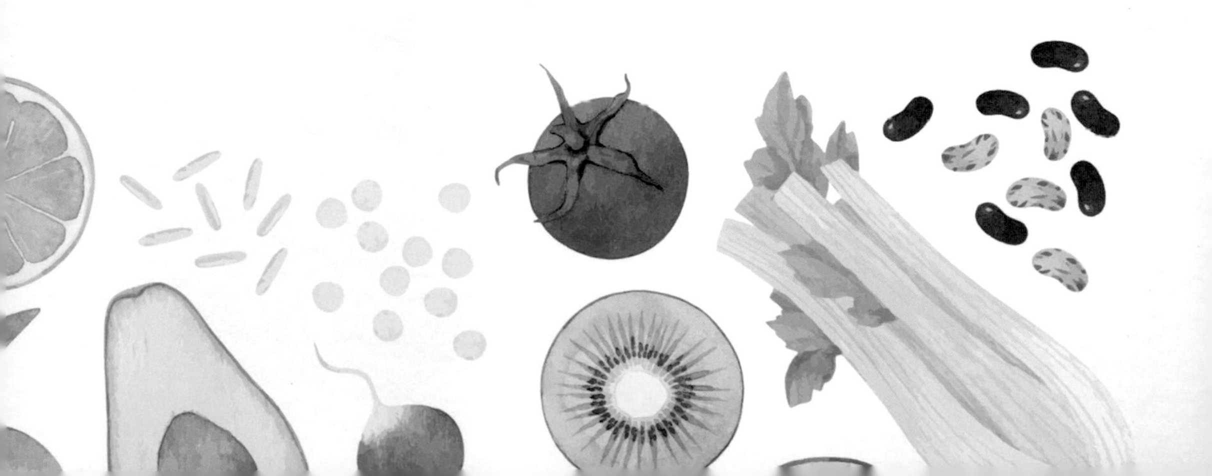

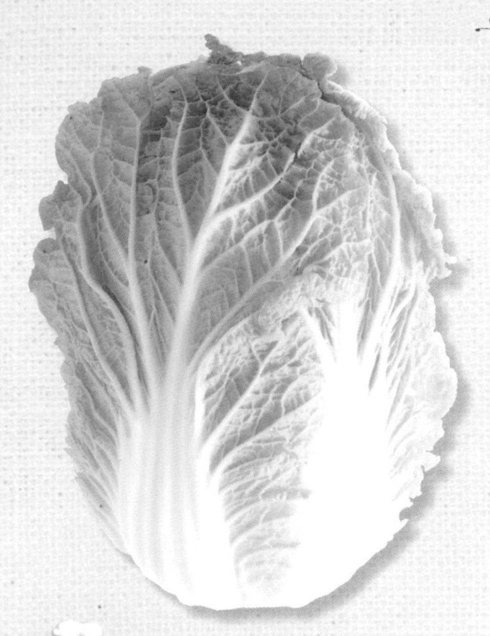

Chinese Cabbage

高鈣高纖保健康

大白菜

| 性味 |

味甘，性微寒。

入胃、大腸經。

| 主要營養成分 |

維生素C、膳食纖維、鈣、磷、鐵、鈉、鎂、錳、銅、硒。

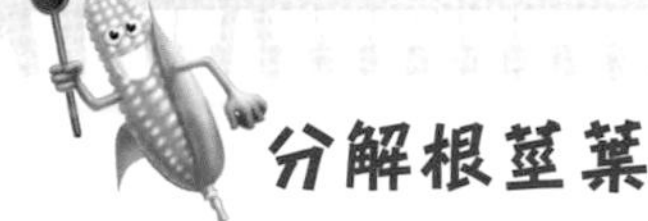

分解根莖葉

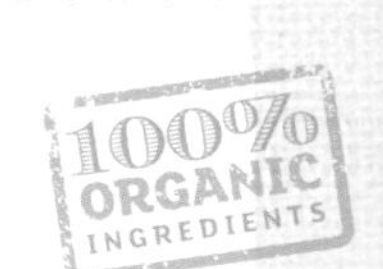

♣ 食用部分→**全株**。

益胃生津，通利腸胃，解酒渴，消食下氣，利大小便，治脹氣。

♣ 藥用部分→**根**。

根：清熱利尿，解表，治療風寒感冒。

Food value 營養保健室

1 大白菜**不宜久煮**，以免失去營養成分；若在烹飪時**加入少許醋**可分解出其中的鈣質，有助於人體吸收，也可使蛋白質凝固。

2 白菜中含有大量的粗纖維，不僅能夠**促進腸壁蠕動**、**幫助消化**，還能防止大便乾燥，保持排便通暢。

3 若是在短時間內攝取過量大白菜，可能導致胃酸過多，故**胃病患者宜多加注意**。

4 **肺寒咳嗽者**、**易腹瀉者**、**有經痛症狀的女性**宜少吃大白菜。

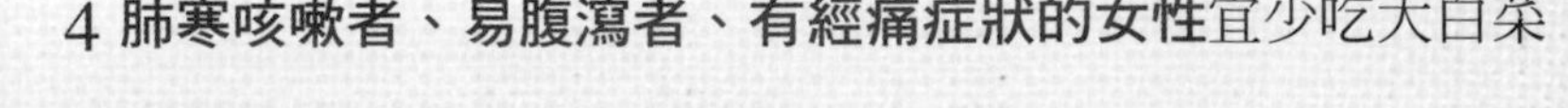

Fight!
抗病功效
am
早晨禁食
pm
午間適宜
pm
晚間可食

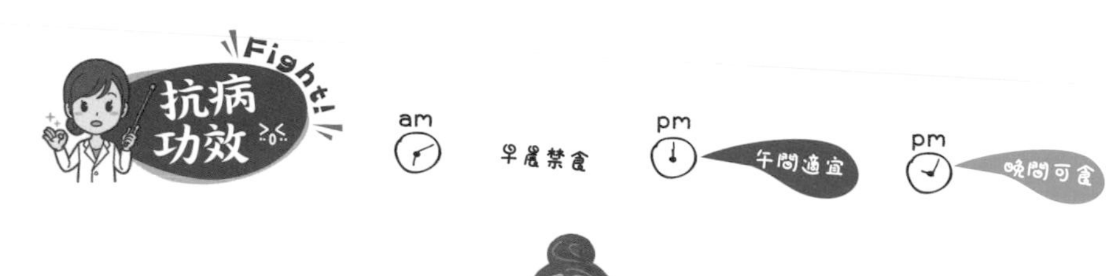

✦預防感冒、咳嗽

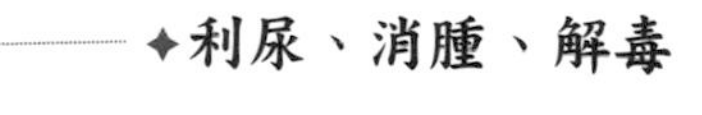

✦改善喉嚨發炎、眼睛疼痛

✦防治痔瘡、便祕

✦改善口腔潰瘍

✦促進腸胃蠕動

✦防止壞血病

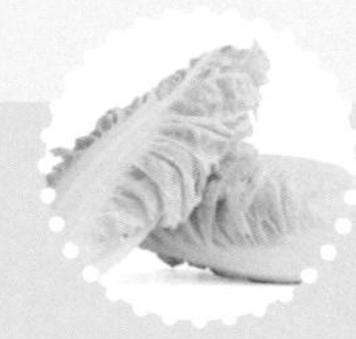

對症食療處方

單位換算
1兩＝10錢　1錢＝10分＝3.75公克　1分＝0.375公克

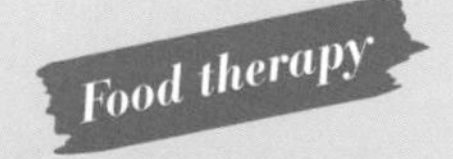

咳血

｜配方｜大白菜心1兩半、白木耳4錢、冰糖5錢。

｜做法｜將大白菜心與白木耳加入適量的水煎煮，再放入冰糖服用，每天2～3次，盡量別在早上服用。

頭痛

｜配方｜大白菜根2塊、白蘿蔔2兩。

｜做法｜將二者加適量水煎服，1日2～3次，盡量別在早上服用。

頭暈目眩

｜配方｜大白菜心1兩半、杏仁2錢半、綠豆4錢、冰糖5錢。

｜做法｜將前三種材料加適量水煎，再加冰糖服，每天2次。

痔瘡

｜配方｜大白菜1兩2錢、生地6錢、槐實3錢半。

｜做法｜將三者加適量水煎服，分成午晚2次服用。

口腔潰瘍

｜配方｜大白菜根1兩半、蒜苗4錢、紅棗10顆。

｜做法｜將三者加水煎服，分成中午晚上服用。

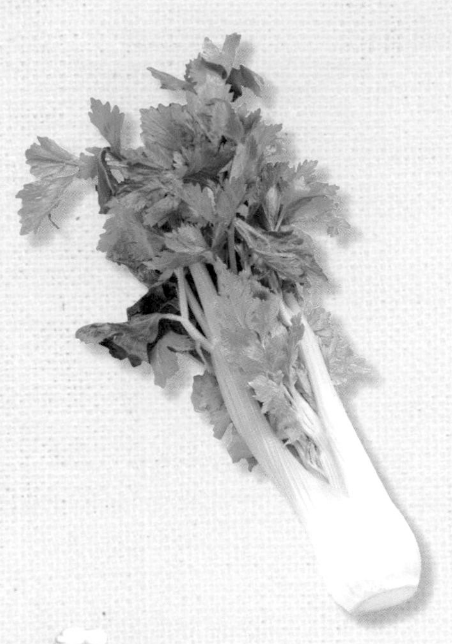

Celery

清 熱 平 肝 降 血 壓

芹菜

| 性味 |

味甘、微苦，性涼。

入肺、胃、腎、肝經。

| 主要營養成分 |

膳食纖維、粗纖維、維生素A、維生素C、鉀、鈣、鐵。

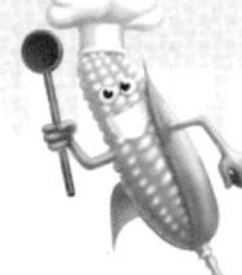

分解根莖葉

100% ORGANIC INGREDIENTS

♣ 食用部分→莖。

莖：清熱利濕，平肝健胃，消炎，調經，利尿，鎮靜，止咳，活血化瘀，固腎止血，解毒。主治反胃嘔吐，肺結核咳嗽，氣管炎，神經衰弱，高血壓，高血脂，失眠等病症。

♣ 藥用部分→葉。

葉：能夠治療麻疹。芹菜葉的藥用效果比芹菜梗更有效。

Food value 營養保健室

1 芹菜對於**頭暈目眩、頭痛、目赤**等高血壓症狀有所幫助。

2 芹菜有**清熱平肝、明目健胃**的功效，由於它的纖維含量高，因此可刺激腸壁加速蠕動，促使食物殘渣和有害物質排出體外。

3 芹菜的**鈉含量很高**，若是天天吃可能會導致血壓上升。

4 **發高燒、口乾口渴者**禁用。

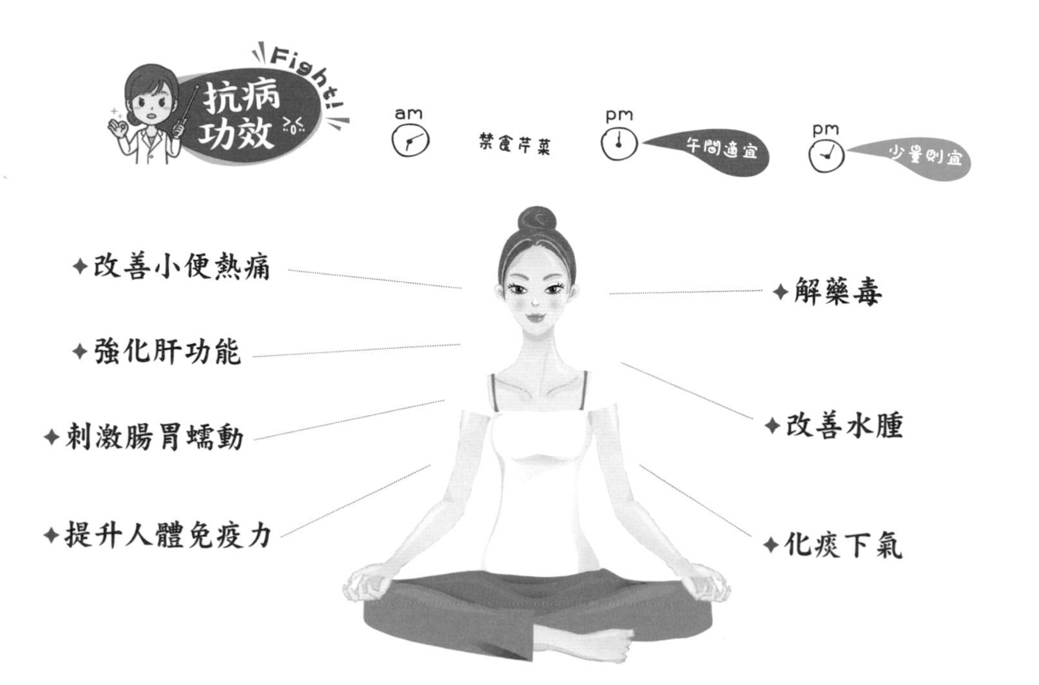

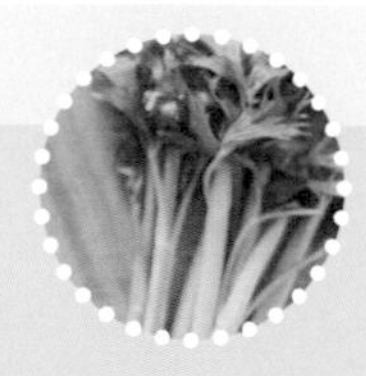

對症食療處方

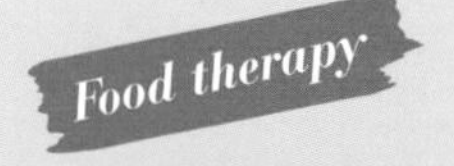

單位換算

1兩＝10錢　1錢＝10分＝3.75公克　1分＝0.375公克

流鼻血

|配方|芹菜8錢、香菜4錢、雞蛋2顆。

|做法|將芹菜、香菜洗淨切段，與雞蛋一起加適量水煎湯，喝湯吃蛋，每天1次。

牙齦出血

|配方|芹菜2兩半、黑豆8錢、冰糖8錢。

|做法|將上述材料煎湯，分成中午、晚上2次服用。

降血壓

|配方|芹菜3根、山楂8錢、蘋果8錢、冰糖3錢。

|做法|將蘋果、山楂、芹菜切碎，加水蒸30分鐘，放入冰糖，連渣與湯一起服用。

吐血

|配方|芹菜2兩、黃連1錢。

|做法|將二者加水煎服，分成中午、晚上2次服用。

失眠

|配方|芹菜根2兩半、酸棗仁3錢。

|做法|將二者加入適量的水煎煮，在睡前服用。

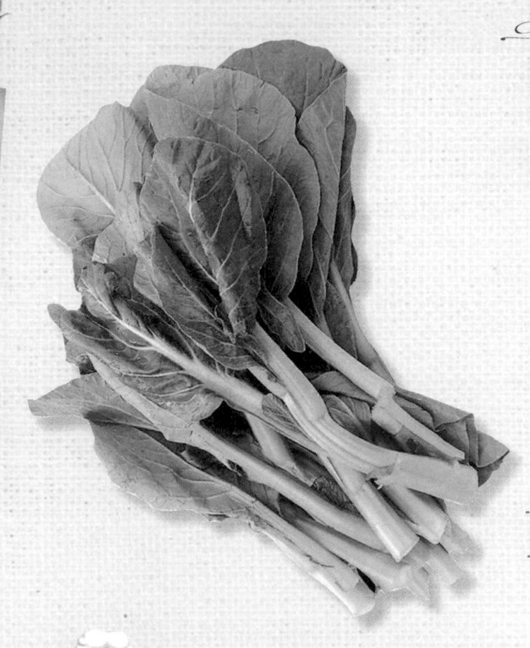

Rape

解毒防癌開胃菜

油菜

|性味|

味辛，性溫。

入肝、脾、肺經。

|主要營養成分|

維生素A、維生素B群、維生素C、

鈣、鉀、鈉、磷。

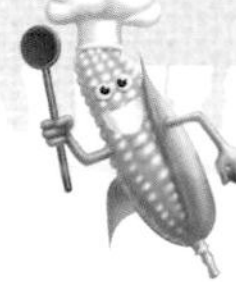

分解根莖葉

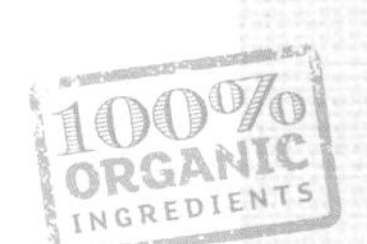

♣ 食用部分→全株。

活血散瘀，通腸通便，解毒，消腫，清血降壓，涼血止血。

♣ 藥用部分→根、種子。

根：主治風熱腫毒。

種子：可以活血化瘀，消腫散結，潤腸通便。

Food value

營養保健室

1 油菜含有大量的膳食纖維，能夠促進**腸道的蠕動**，縮短糞便在腸內停留的時間，並能**防治便祕及預防腸道腫瘤**。

2 油菜所含的**膳食纖維**能與膽固醇及三酸甘油脂結合從糞便排出，因此能**減少脂防的吸收與降低血脂**。

3 油菜有**增強肝臟的排毒機制**，及**解毒防癌**等作用。

4 **血虛者必須禁用油菜子**，而目疾患者不宜食用油菜。

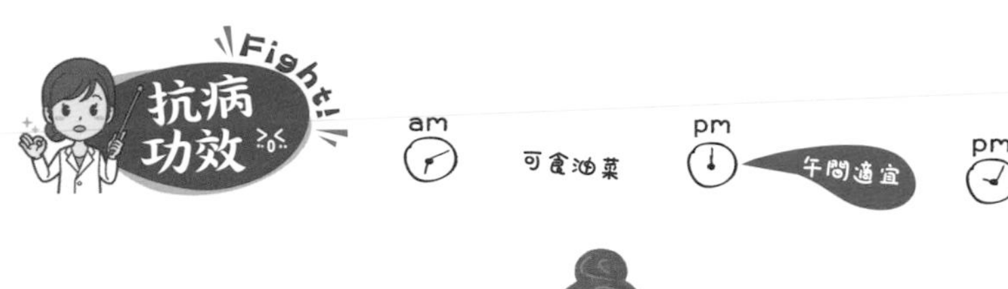

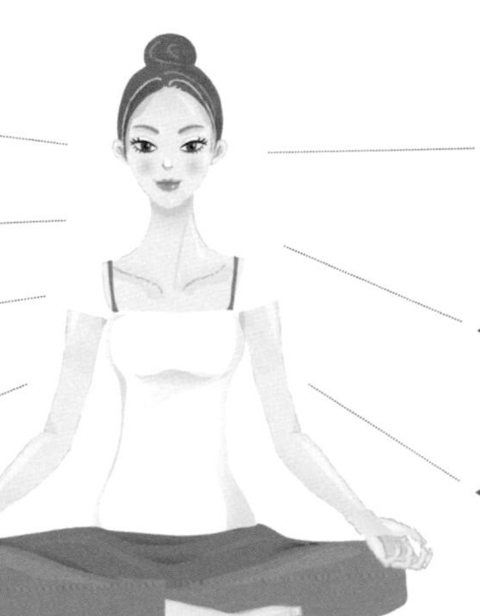

- ✦改善老年性高血壓
- ✦清熱解毒
- ✦散血消腫
- ✦舒緩口腔潰瘍
- ✦預防牙齦出血
- ✦活血化瘀
- ✦具有開胃效果

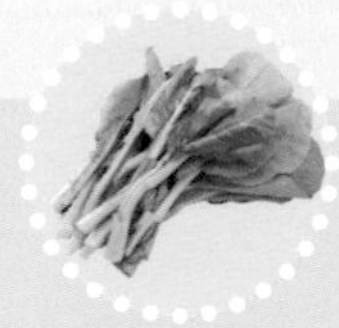

對症食療處方

單位換算
1兩＝10錢　1錢＝10分＝3.75公克　1分＝0.375公克

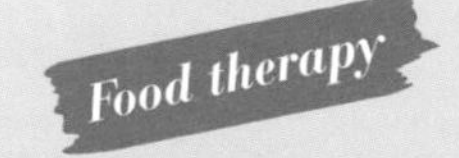

丹毒

|配方|油菜葉適量。

|做法|將油菜葉洗淨並搗爛，絞汁1杯，要趁溫熱服用，分成早午各1次，並將油菜葉洗淨，搗爛，塗在患處。

便血

|配方|油菜3兩、蜂蜜適量。

|做法|將油菜洗淨，切碎並搗爛，絞取汁液混入適量蜂蜜，每天服用3湯匙。

心肌炎

|配方|油菜8錢、胡蘿蔔8錢、野菊花5錢。

|做法|將前述三種食材加適量水煎服，分成早午2次服用。

提升抗病力

|配方|油菜6兩、蝦仁1兩半、蔥、薑、醬油、食鹽、料酒各適量。

|做法|將油菜洗淨切段，加入調味料與蝦仁一起炒熟即可。

血痔

|配方|油菜子適量、炙甘草適量。

|做法|將二者一起研末，每次以9公克加適量的水煎服。

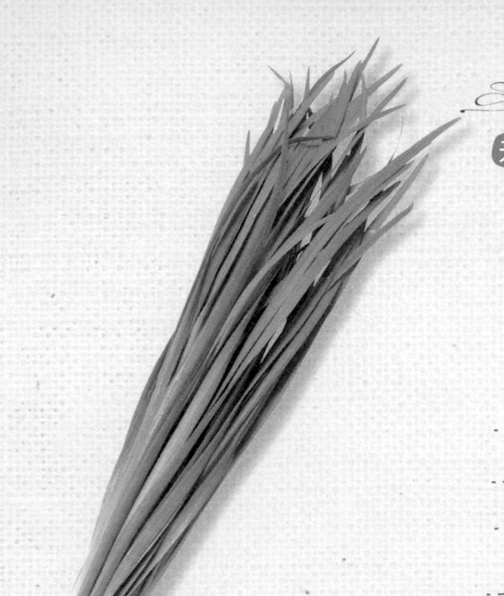

Chinese chives

天然的壯陽聖品

韭菜

|性味|

味甘、辛，性溫。

入肝、胃、腎經。

|主要營養成分|

維生素A、維生素C、維生素E、膳食纖維、鋅、鉀、鐵、鈣。

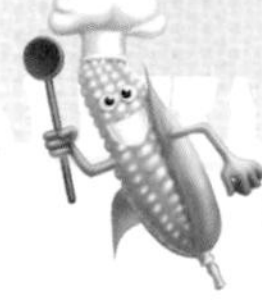

分解根莖葉

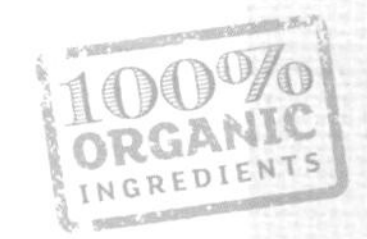

♣ 食用部分→**莖葉**。

莖葉：補腎助陽，開胃，行氣，散血，解毒。

♣ 藥用部分→**根、種子**。

根：溫中行氣，散瘀，消食。

種子：補肝腎，暖腰膝，壯陽，固精。

Food value

營養保健室

1 **患眼疾、麅疹者**不宜多吃韭菜；陰虛內熱及瘡瘍者不宜吃韭菜。

2 **韭菜根**性微溫，有止汗功能，適用於**盜汗、虛汗**。

3 韭菜因爲含有硫化合物，遇熱容易揮發，故不宜久煎。

4 韭菜內含**揮發油和硫化合物**，有促進食慾的作用，且因其味辛辣，有**散瘀活血、行氣散滯**的作用，可用於治療跌打損傷，胸痛等病症。

5 韭菜含鋅，所以能夠**壯陽固精**，對於陽萎、早洩具有療效。

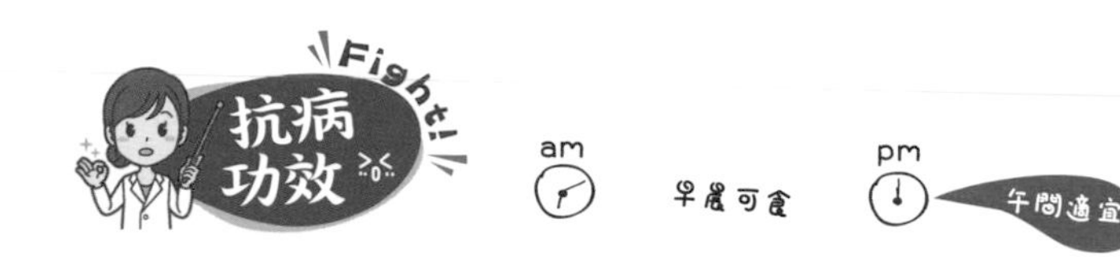

✦預防感冒

✦改善青春痘

✦治療陽萎、早洩、遺精

✦促進血液循環

✦預防動脈硬化

✦降血壓、降血脂

✦防治便祕、痔瘡

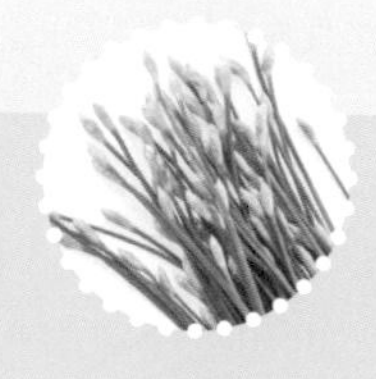

對症食療處方

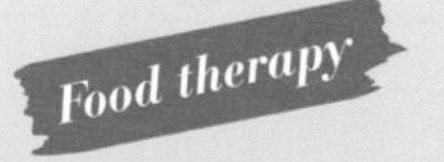

單位換算

1兩＝10錢　1錢＝10分＝3.75公克　1分＝0.375公克

肩周炎

|配方| 韭菜子4錢、艾葉3錢、小茴香3錢。

|做法| 將前述三者加適量水煎服。

降血脂

|配方| 韭菜8錢、桃仁4錢、山楂5錢、女貞子5錢。

|做法| 將前述藥材加水煎煮，分早上、中午2次服用，連服1個月。

貧血

|配方| 韭菜1兩半、桑椹8錢、生薑3片。

|做法| 將上述三者加水一起煎煮，分早上、中午2次服用。

性功能衰退

|配方| 韭菜4兩、新鮮蝦肉3兩。

|做法| 將前述二者一起煮熟，經常食用。

尿頻、遺尿

|配方| 韭菜子3錢、金櫻子8錢、山藥4錢、土人參5錢。

|做法| 將前述四種材料加水煎煮，分成早上、中午2次服用。

Coriander

健 胃 理 氣 促 循 環

香菜

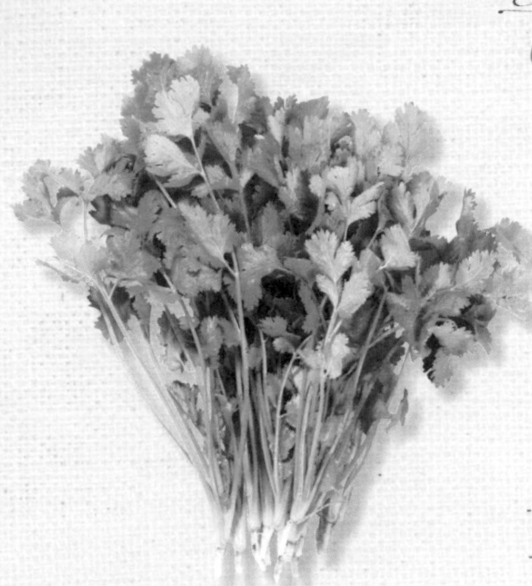

| 性味 |

味辛，性溫。

入肺、胃經。

| 主要營養成分 |

鉀、鈣、鈉、磷、鎂、維生素A、維生素B_{12}。

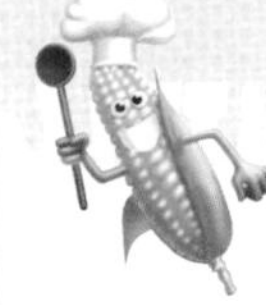

分解根莖葉

♣ 食用部分→**全株**。

健胃理氣，發汗透疹，消食下氣，利大小腸，促進血液循環，健胃，驅風解毒，利尿，改善心肌收縮功能。

♣ 藥用部分→**全株**。

主治食物積滯，傷風感冒，流行性感冒，咳嗽，嘔吐，盜汗，高血脂症，肝炎，痔瘡腫痛，止頭痛，產後無乳，小便不利，牙痛。

100% ORGANIC INGREDIENTS

Food value

營養保健室

1 香菜具有**芳香健胃、驅風解毒、透發麻疹及風疹、促進血液循環**的作用。不過，腳氣病患者及陰虛火旺者，不宜食用。

2 香菜所含的**類胡蘿蔔素**較多，在人體內可轉化成維生素A，不僅可以促進人體成長，還能防治夜盲症。

3 香菜所含的蘋果酸、鉀等成分能**促進血液循環**；而香菜也有**利尿、改善心肌收縮**的能力。

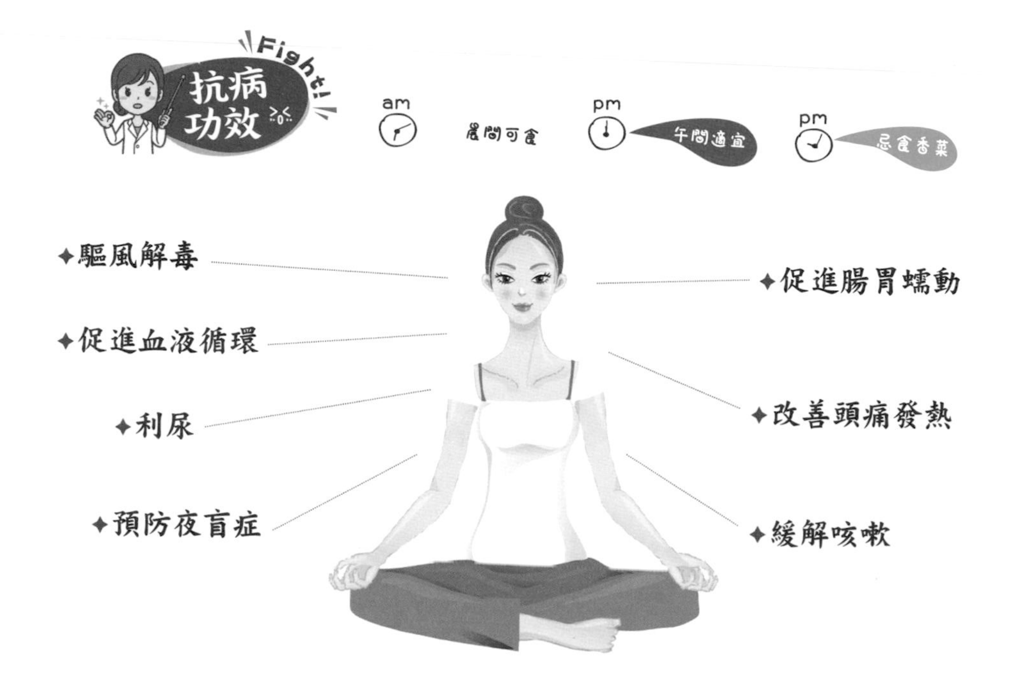

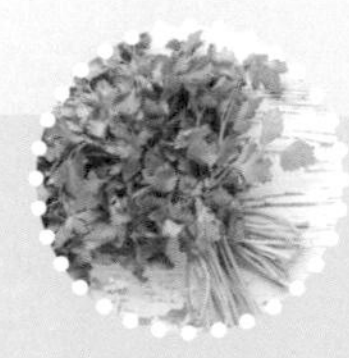

對症食療處方

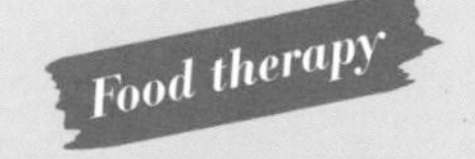

單位換算

1兩＝10錢　1錢＝10分＝3.75公克　1分＝0.375公克

消化不良

|配方|香菜子2錢、蒼術3錢、陳皮2錢。

|做法|將三者加水煎服，或將香菜1兩用水煎服，對於消化不良、腹脹者頗有療效。

發熱頭痛

|配方|香菜6錢、黃豆1兩半。

|做法|先將香菜洗淨、切碎，與黃豆一起放入鍋內，加水800～1000毫升，用文火煎15分鐘，每次服用300毫升，趁熱服，早午2次。有驅風解毒、防病強身等作用。

盜汗

|配方|香菜4兩、桑枝8錢、枸杞根皮8錢。

|做法|加入適量清水，將三者煎服，每天分成早午2次服用。

體弱

|配方|香菜100公克、羊肉250公克、生薑及鹽適量。

|做法|先將香菜、羊肉洗淨，再切片，並切碎生薑，倒入500毫升的水，燒開後放入羊肉、生薑。等羊肉熟時再加香菜、鹽炒食即可。

Chinese Toon

葷素皆宜好食材

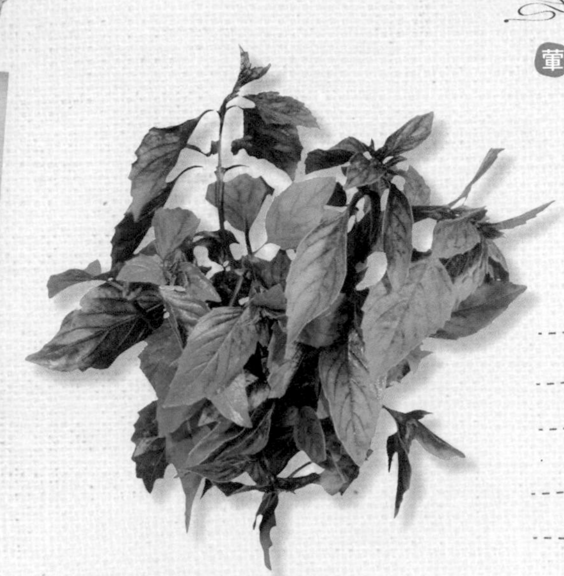

香椿

|性味|

味辛、苦，性涼。

入脾、胃經。

|主要營養成分|

類胡蘿蔔素、維生素A、維生素C、鈣、磷、鉀、鎂、鈉、鐵。

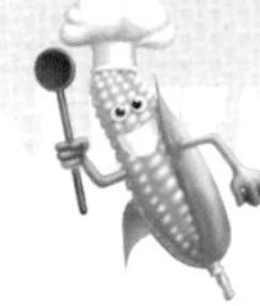

分解根莖葉

100% ORGANIC INGREDIENTS

♣ 食用部分→**嫩芽**。

可治療細菌性痢疾，心肌炎，慢性腰痛，蕁麻疹，子宮炎，尿道炎。

♣ 藥用部分→**種子、根、葉**。

種子：驅風散寒，發汗止痛，收斂止血，止癢。
根：主治神經痛，肝臟，脾臟疾病，並能止血，止痛。
葉：消暑化濕，解毒，健胃理氣，澀腸，固精，消炎殺蟲，止血。

Food value

營養保健室

1 香椿具有**抗癌**、**降血糖**的功效，還可治療腸炎、痢疾、尿道炎、子宮炎等疾病，可作爲輔助病患康復的保健食品。

2 以香椿煎藥對於金黃色葡萄球菌、大腸桿菌、肺炎球菌等病菌均有抑制作用。**適合痢疾、泌尿道感染患者食用。**

3 若將香椿與豬肉同吃，頻繁食用可能會導致腹部脹滿，因此不宜過量。

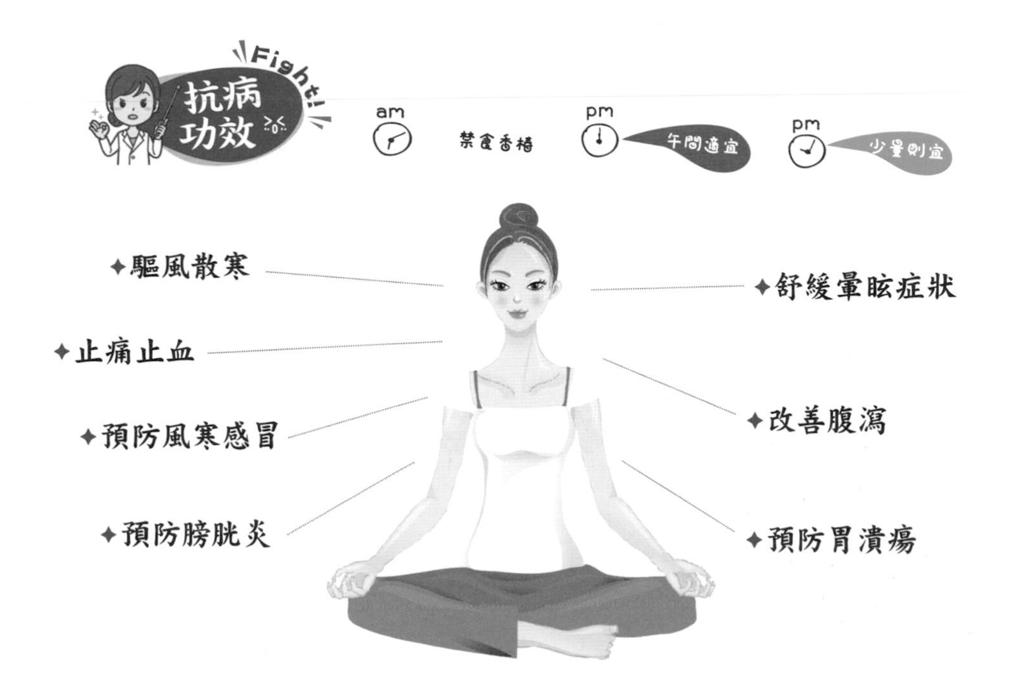

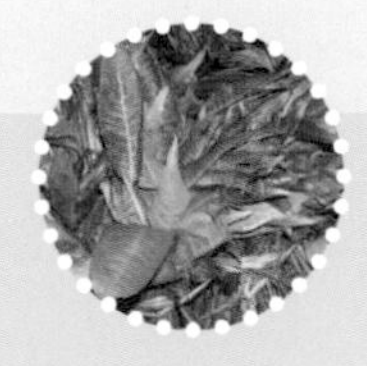

對症食療處方

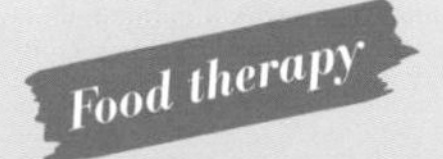

單位換算

1兩＝10錢　1錢＝10分＝3.75公克　1分＝0.375公克

尿路感染

|配方|香椿樹皮8錢、車前草8錢、含殼草8錢、白茅根8錢。

|做法|將上述藥材加適量水煎服。

腹瀉

|配方|香椿葉1～3兩。

|做法|將香椿葉洗淨，加水煎，分成午晚2次服用。

慢性腰痛

|配方|香椿葉2～3兩、生薑2～3兩。

|做法|將前述二項食材一起搗爛，外敷在腰部即可。

流鼻血

|配方|香椿根皮5錢、柳葉5錢、冰糖5錢。

|做法|將三者加水煎服，在每天中午、晚上服用。

暈眩

|配方|香椿子4錢、菊花3錢(或加何首烏5錢，枸杞4錢)。

|做法|將前述藥材加水煎服，每天分成中午、晚上2次服用。

F e r n

消炎排毒山菜王

蕨菜

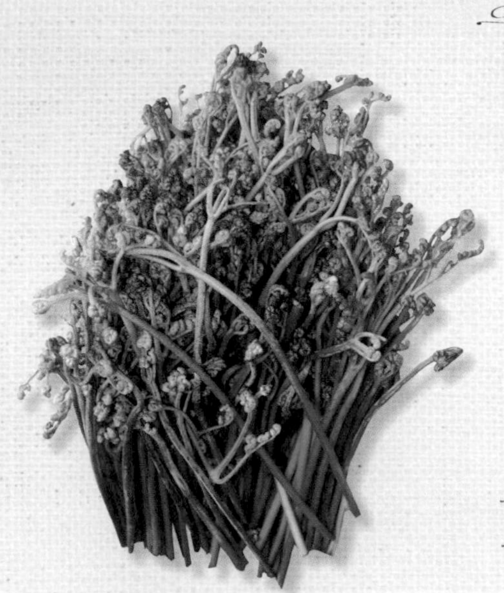

| 性味 |

味甘，性寒。

入脾、胃、腸、膀胱經。

| 主要營養成分 |

維生素A、維生素K、葉酸、鈣、鉀、鈉、磷、鎂。

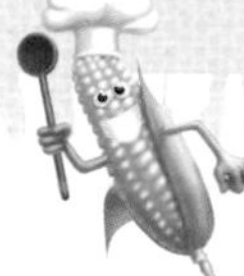

分解根莖葉

♣ 食用部分→**羽狀葉和幼嫩葉柄**。

清熱化痰，補五臟不足，殺菌消炎，降氣滑腸，健胃。

♣ 藥用部分→**根莖**。

根莖：清熱、滑腸、降氣、化痰。主治飽嗝、打嗝、腸風熱毒。

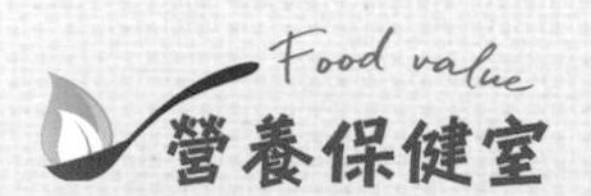

Food value

營養保健室

1 **脾胃虛寒者**須慎用蕨菜，平時也不宜多吃。此外，女性**在月經期間盡量不要吃蕨菜**，否則容易導致**痛經、月經不調**等症狀。

2 蕨菜**不可與黃豆、花生同食**，而未經開水燙過的蕨菜易致癌。

3 蕨菜能促進腸胃蠕動，具有**下氣通便**的作用，還能清腸排毒。此外，蕨菜也具有**減肥去脂、延緩衰老、消暑去熱、增進食慾**等功效。

4 事實上，民間經常使用蕨菜來治療腹瀉、痢疾及小便不通等病症。

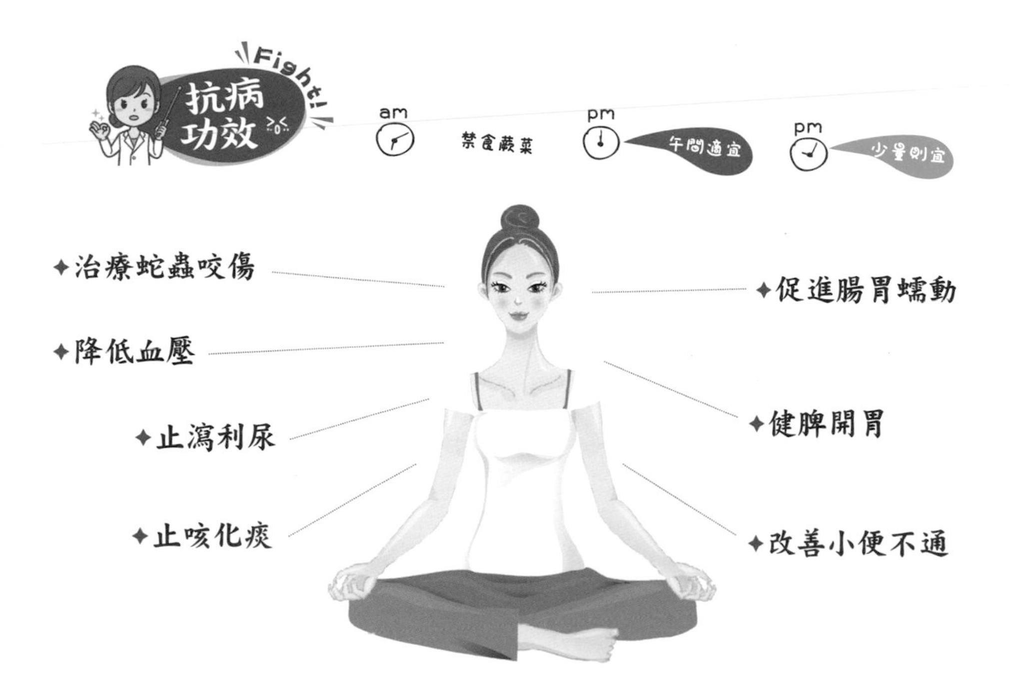

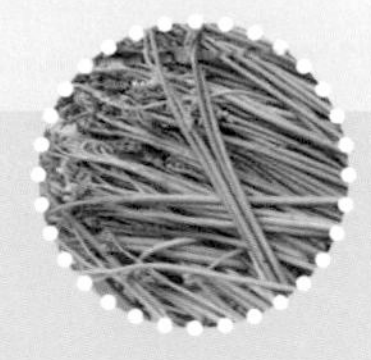

對症食療處方

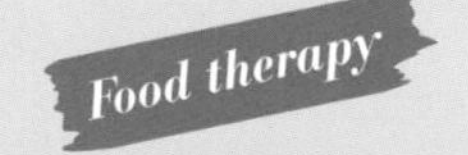

單位換算
1兩＝10錢　1錢＝10分＝3.75公克　1分＝0.375公克

慢性風濕性關節炎

|配方|蕨菜2錢。

|做法|將蕨菜加水煎服即可。

失眠

|配方|蕨菜4兩（乾鮮品均可）。

|做法|炒食或煮湯皆可。

健脾開胃

|配方|蕨菜6兩、雞胸肉4兩、花生油8錢、醬油適量，薑、蒜末少許。

|做法|將蕨菜洗淨切段，雞胸肉切塊。以花生油爆香薑、蒜末，再放入醬油、蕨菜、雞胸肉等炒至熟透即可。

滋補、強身健體

|配方|蕨菜半斤、豬肉適量、調味料適量。

|做法|將蕨菜放入沸水鍋內燙過，撈出後瀝水，切約1吋長的段；再將豬肉切絲，放油，加肉絲煸炒至水乾，放調味料、蕨菜段，炒至入味即可。

腹瀉

|配方|蕨菜粉3～4兩、紅糖適量。

|做法|先用少許冷水將蕨菜粉調勻，再加入紅糖，以開水沖服。

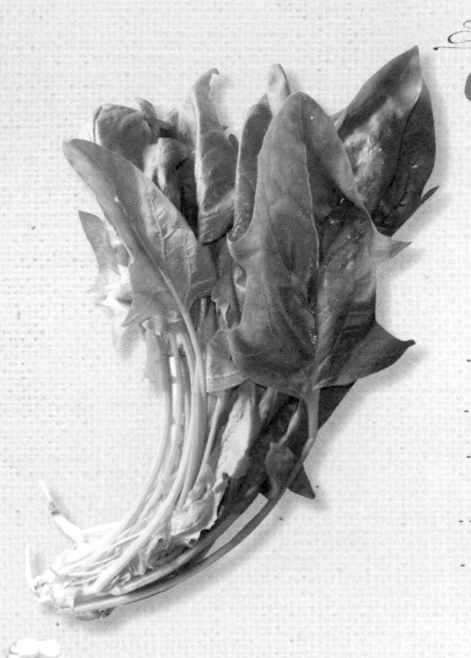

Spinach

強 化 骨 骼 防 貧 血

菠菜

|性味|

味甘，性涼。

入大腸、胃、肝經。

|主要營養成分|

維生素A、維生素B_1、維生素B_2、維生素C、蛋白質、鐵、鈣、磷、類胡蘿蔔素、葉酸。

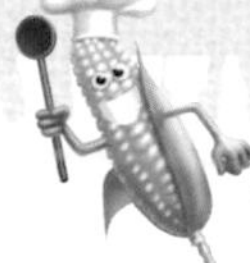

分解根莖葉

100% ORGANIC INGREDIENTS

♣ 食用部分→**全株**。

補血止血，利五臟，通血脈，潤燥滑腸，清熱除煩，生津止渴，養肝明目，助消化。

♣ 藥用部分→**根、種子**。

根：主治白髮，糖尿病，高血壓。

種子：主治膽囊炎，咳嗽，肺結核，慢性支氣管炎，肝炎，黃疸。

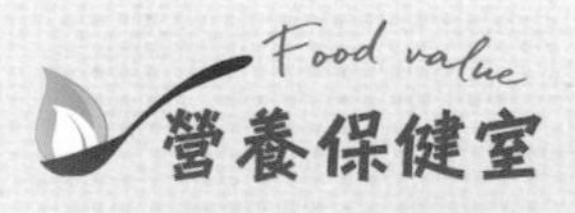

營養保健室

Food value

1 若是經常食用菠菜，將能夠維持眼睛和上皮細胞的健康，並能預防**夜盲症**、**口角潰瘍**、**口唇炎**、**舌炎**等病症。此外，菠菜還可促進兒童生長發育。

2 菠菜的營養豐富，它可以**養血止血**，**斂陰潤燥**，故常用於貧血、便祕、高血壓、糖尿病的輔助治療。

3 **腸胃虛弱者**不可生吃菠菜；而**肺結核**、**結石者**不宜多吃菠菜。

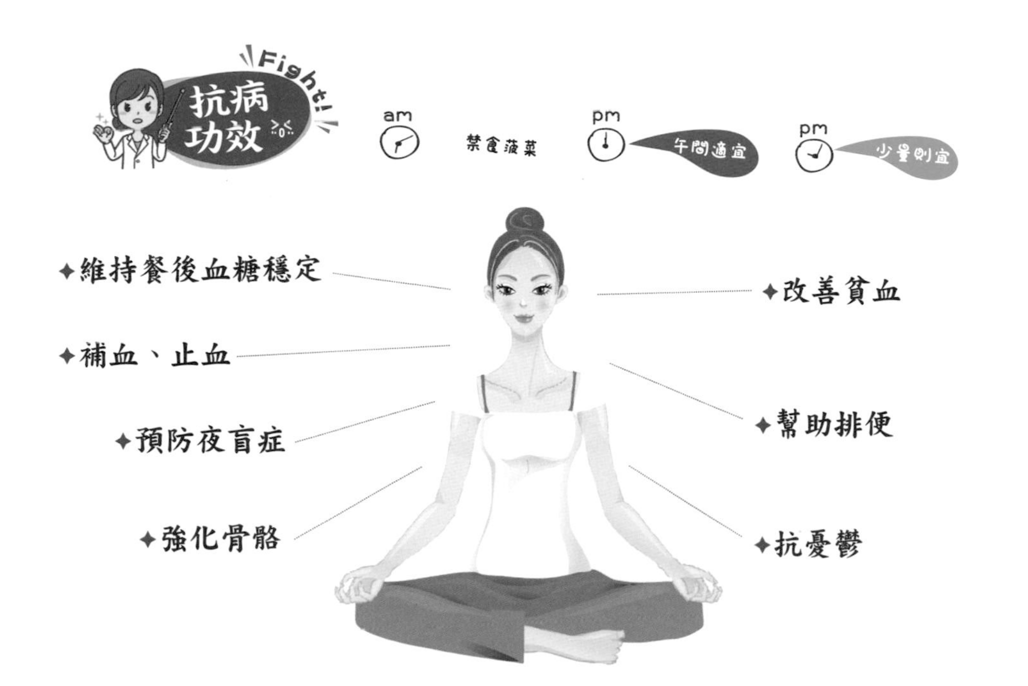

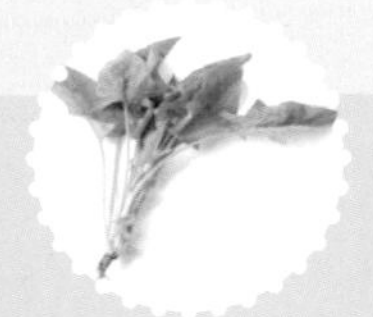

對症食療處方

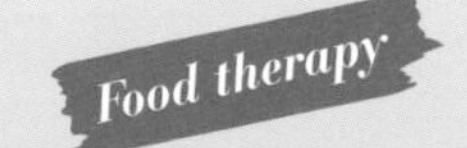

單位換算

1兩＝10錢　1錢＝10分＝3.75公克　1分＝0.375公克

急性結膜炎

|配方|菠菜種子5錢、野菊花5錢(或加石決明5錢，桑葉2錢)。

|做法|將食材加水煎服，連服數日。

便祕

|配方|菠菜1兩半、黑芝麻5錢。

|做法|將菠菜洗淨，切成段，與黑芝麻一起炒熟食用，分成午晚2次。

白頭髮

|配方|菠菜根5錢、黑豆8錢、茄子外皮5錢。

|做法|將前述三種食材加入清水一起煎服。

夜盲症

|配方|菠菜半斤、豬肝5兩、食用油少許。

|做法|先將菠菜洗淨，切成段，豬肝切薄片，一起放入鍋內，炒熟食用，每天1次。有補肝養血、明目的效用。

貧血

|配方|菠菜3兩、豬肝半斤、鹽巴少許。

|做法|將菠菜洗淨，放入滾水煮3分鐘，去除湯汁，再與豬肝同煮，待豬肝熟後加食鹽即可。

Garland chrysanthemum

消食開胃兼理氣

茼蒿

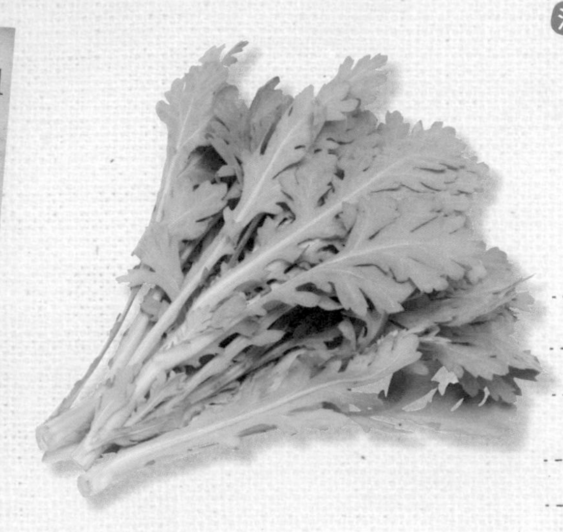

| 性味 |

味甘澀，性平。

入肝、肺經。

| 主要營養成分 |

維生素A、維生素C、維生素K、

鈣、鉀、磷、鎂、鈉、鐵。

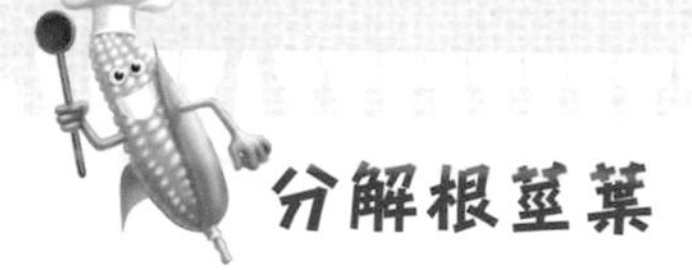

分解根莖葉

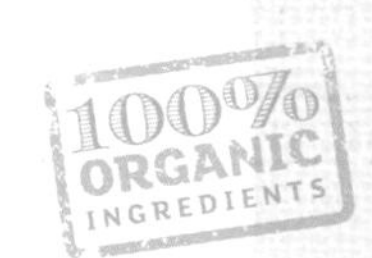

♣ 食用部分→莖、葉。

平補肝腎，消食開胃，寬中理氣。

♣ 藥用部分→莖、葉。

主治失眠多夢，心煩不安，痰多咳嗽，胃痛，夜尿頻繁，腹痛寒疝。

Food value

營養保健室

1 茼蒿中含有**特殊香味的揮發油**，可**消食開胃**，同時還有豐富的維生素、類胡蘿蔔素及多種胺基酸，不僅可以養心安神、降壓補腦、清血化痰、潤肺補肝、穩定情緒，還能防止記憶力減退。

2 茼蒿可寬中理氣，消食開胃，增進食慾，其所含粗纖維有助於**腸道蠕動，可促進排便**。

3 茼蒿含有鈉、鉀、鈣、磷、鎂等礦物質，能調節體內水分代謝，以通利小便，消除水腫。

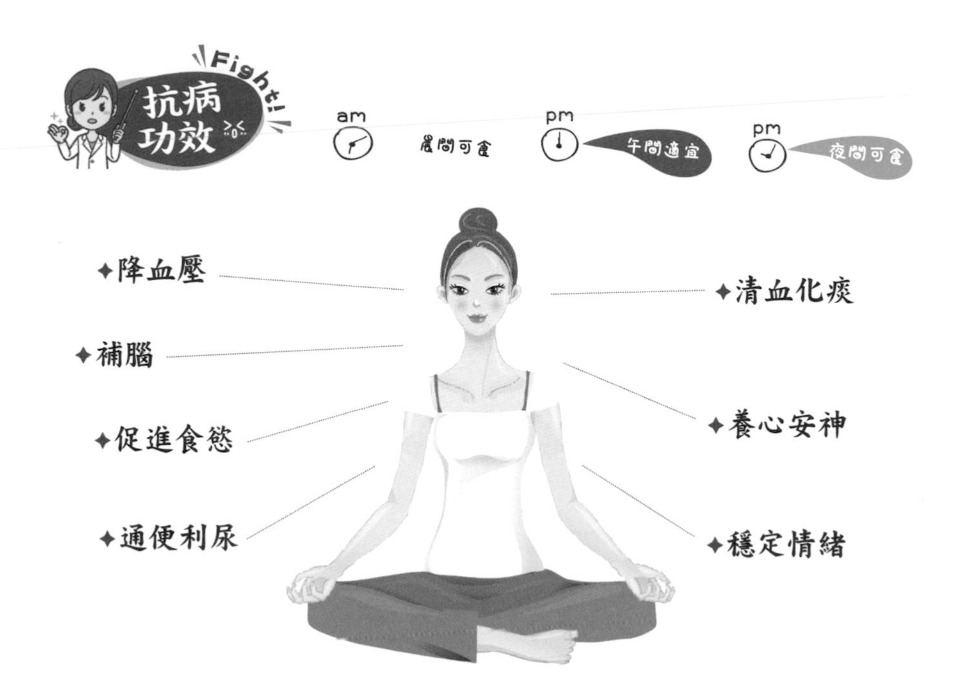

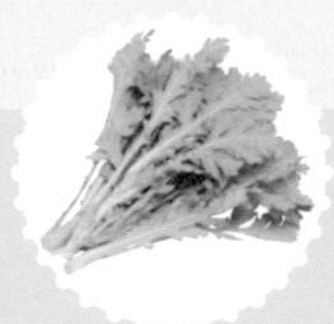

對症食療處方

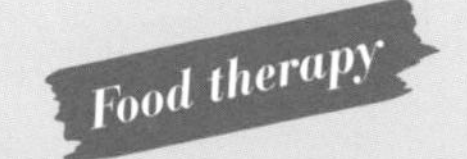

單位換算 1兩＝10錢 1錢＝10分＝3.75公克 1分＝0.375公克

煩熱頭昏、睡眠不安

|配方| 茼蒿、菊花嫩苗各1.2～1.8兩。

|做法| 將前述兩項食材煮湯，一天分早晚2次服飲。

咳痰

|配方| 茼蒿半斤、雞蛋3顆。

|做法| 將茼蒿洗淨，且打破雞蛋取出蛋白；茼蒿加適量水煎煮，待快熟時，加入蛋白煮片刻，調入油、鹽即可。

頭昏目眩

|配方| 茼蒿半斤、白糖少許。

|做法| 將茼蒿切碎絞汁，每次2匙，每天2次，以溫開水沖服，或者可加少許白糖調味。

安心神、養脾胃

|配方| 茼蒿半斤，火腿肉、竹筍、香菇各1兩，太白粉、豬油適量。

|做法| 取茼蒿洗淨剁碎，搗爛取汁；將汁液拌太白粉勾稀芡；與火腿肉、竹筍、香菇、豬油炒熟即可。

Cabbage

對抗癌症顧腸胃

高麗菜

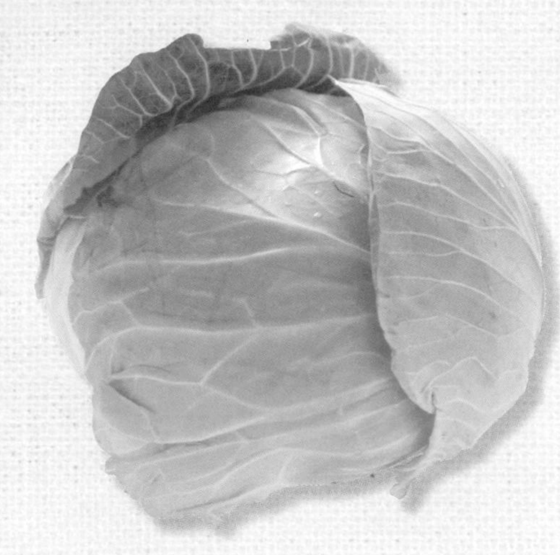

| 性味 |

味甘，性平。

入脾、胃、腎經。

| 主要營養成分 |

維生素C、維生素K、維生素U、

鉀、鎂、鈣、膳食纖維、葉酸。

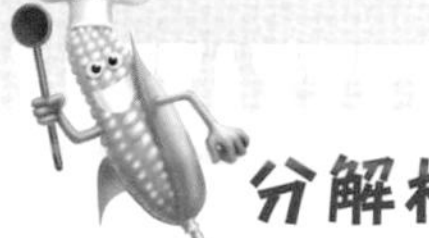

分解根莖葉

100% ORGANIC INGREDIENTS

♣ 食用部分→**葉球狀莖葉**。

養胃益脾，利五臟，促進傷口癒合。有助於緩解胃潰瘍、十二指腸潰瘍、胃虛、失眠、腹脹氣痛、食慾不振等症狀。

♣ 藥用部分→**葉、種子**。

葉：清熱利濕，止痛，益腎通絡。

種子：主治嗜睡。

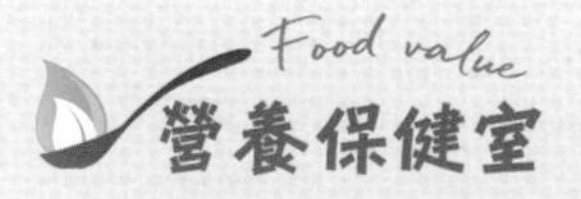

營養保健室

1 高麗菜可生吃、煎炒或煮食，有助於消化。

2 高麗菜可以**減緩神經痛，防治酒精中毒，協助肝臟的解毒作用**。

3 常食高麗菜可以健脾益腎，緩急止痛，充髓利關節及抗癌。

4 高麗菜由外向內生長，因此**宜將易殘留農藥的外葉剝除丟棄**；且應避免切細後清洗，才能保留營養素。

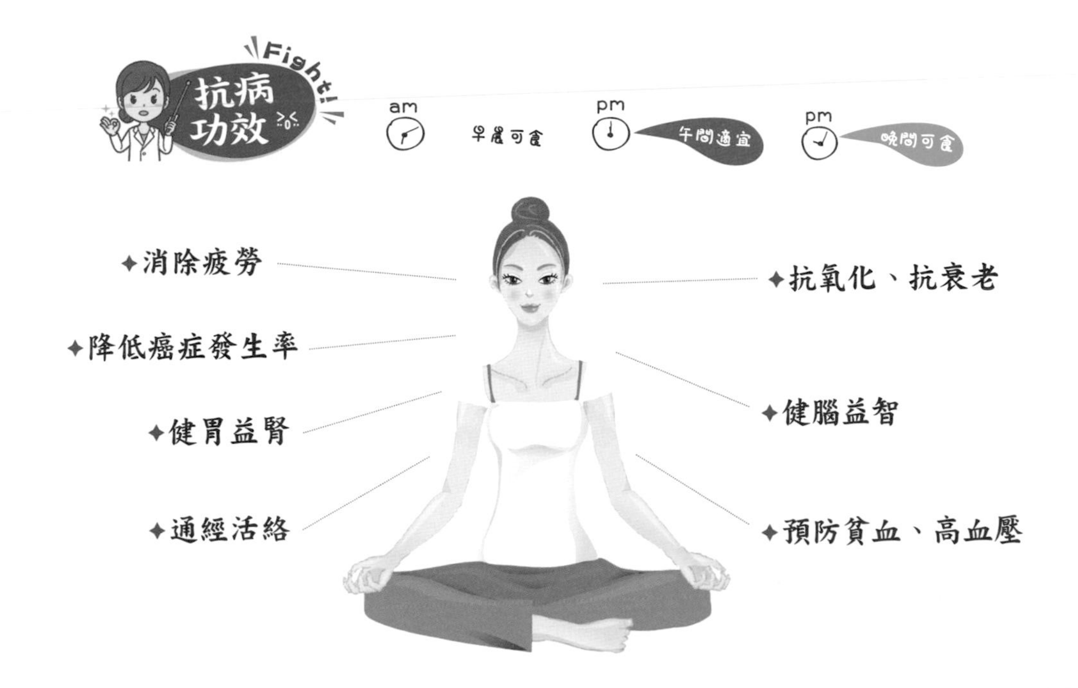

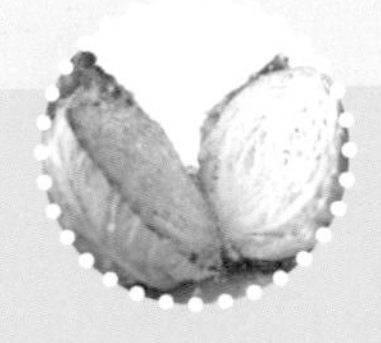

對症食療處方

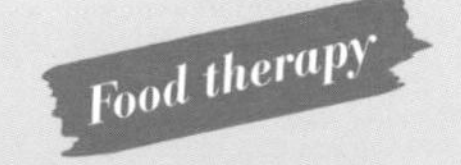

單位換算
1兩＝10錢　1錢＝10分＝3.75公克　1分＝0.375公克

健胃整腸

|配方|高麗菜半斤、蘋果1/3顆、鳳梨1兩、檸檬汁1小匙、蜂蜜2小匙。

|做法|將高麗菜葉剝片，洗淨切絲，再將蘋果削去外皮，洗淨切成細塊，一起放進果汁機內，加適量的冷開水榨成汁，過濾後倒入杯中。再將鳳梨榨汁倒入果菜汁內，加入蜂蜜、檸檬汁，攪拌均勻飲用。

腹脹氣痛

|配方|高麗菜適量、食鹽少許。

|做法|將高麗菜洗淨後，放入鍋內，加入3碗水煮，將水煮至剩2碗水，即可加入食鹽調味服用，分早晚2次服用。

食慾不振

|配方|高麗菜2兩、番茄1顆、檸檬1/4顆、食鹽少許。

|做法|先將高麗菜、番茄洗淨，檸檬去皮，一起放入果汁機中加適量冷開水榨汁，再加少許食鹽，即可飲用。

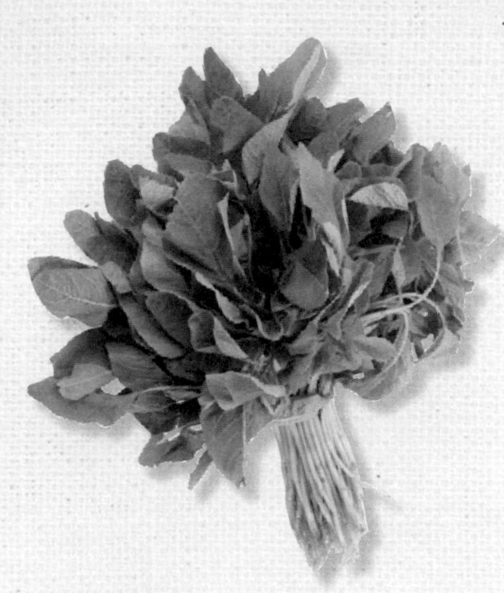

Amaranth

有效利尿抗發炎

莧菜

|性味|

味微甘，性涼。

入肝、大腸、膀胱經。

|主要營養成分|

鉀、鈣、鈉、磷、鎂、維生素A、維生素C、維生素K。

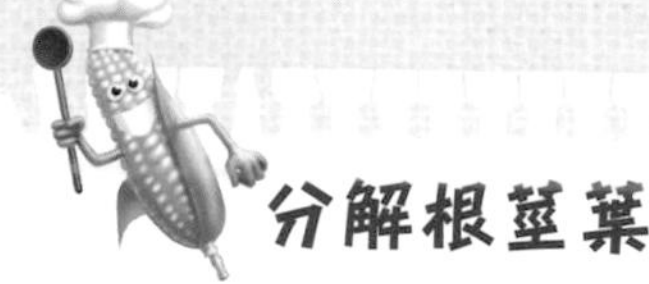

分解根莖葉

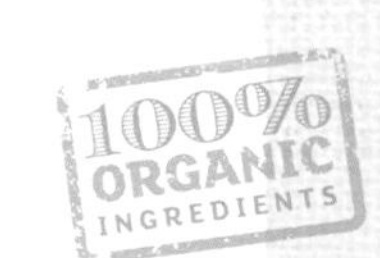

♣食用部分→**嫩苗、嫩莖葉**。

清熱利濕，涼血止血，止痢。

♣藥用部分→**全株**。

主治赤白痢疾，二便不通，目赤咽痛，鼻血。

Food value

營養保健室

1 莧菜性涼，能夠**清利濕熱，清肝解毒，涼血散瘀**，對於肝火上炎所致的目赤目痛、咽喉紅腫等症狀，有輔助療效。

2 莧菜富含多種維生素和礦物質，其所含的**蛋白質**比牛奶更能被人體吸收，而**類胡蘿蔔素比茄果類高2倍**以上，可為人體提供豐富的營養物質，有利於強身健體。

3 莧菜中的**鐵含量是菠菜的1倍，鈣含量則是3倍**，而莧菜不含草酸，其中所含的鈣、鐵進入人體後，很容易被吸收。

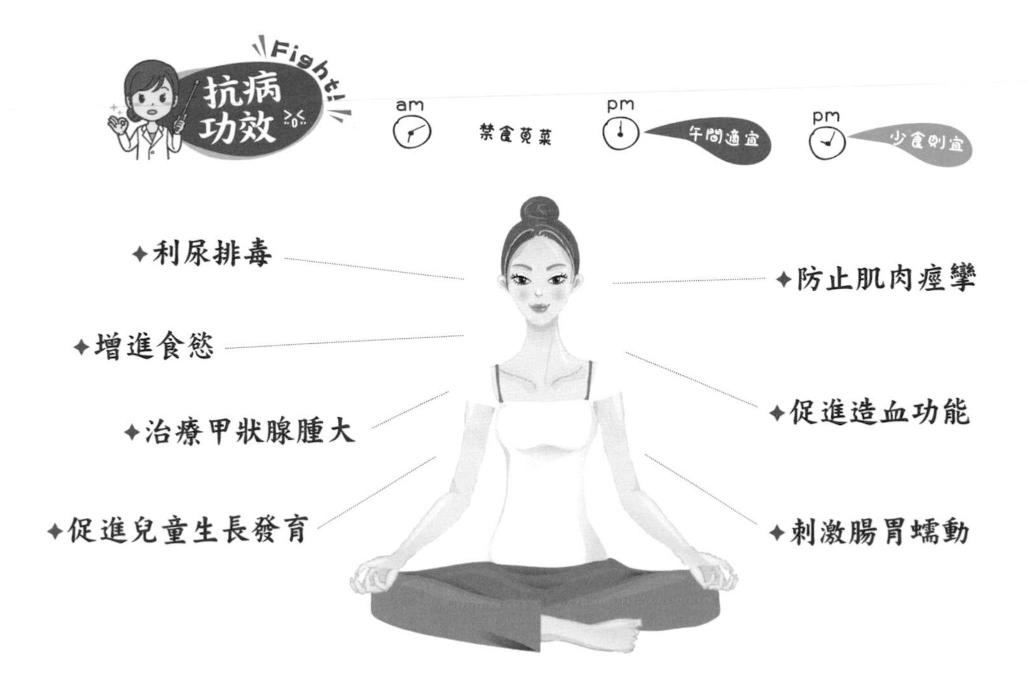

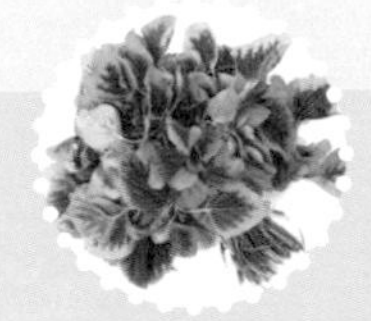

Fight!
抗病功效
am
禁食莧菜
pm
午間適宜
pm
少食則宜
✦利尿排毒
✦防止肌肉痙攣
✦增進食慾
✦促進造血功能
✦治療甲狀腺腫大
✦促進兒童生長發育
✦刺激腸胃蠕動

對症食療處方

Food therapy

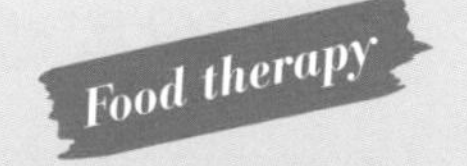

單位換算

1兩＝10錢　1錢＝10分＝3.75公克　1分＝0.375公克

食慾不振

|配方|莧菜1斤、大蒜5公克。

|做法|將莧菜洗淨，放入沸水中燙一下撈出，把大蒜搗成泥狀；再將燙好的莧菜放入盤中，放蒜泥、鹽、香油，拌勻即可。

補虛助長

|配方|莧菜半斤、蝦仁4錢。

|做法|把莧菜洗淨，取嫩葉；蝦仁洗淨剁碎。先加油燒熱，且放入莧菜乾炒，再放進蝦仁炒熟。起鍋時加鹽少許即可。

便祕

|配方|莧菜8兩、麻油適量。

|做法|莧菜取嫩葉洗淨；在鍋內加入麻油燒熱，同時放入莧菜，以旺火炒片刻後，再加高湯文火煨熟，起鍋後裝入碗中即可。

慢性尿道感染

|配方|莧菜4兩、豬瘦肉2兩。

|做法|將前述兩項食材煮湯食用，分成午晚2次服用。

早期麻疹

|配方|莧菜4兩。

|做法|將莧菜加水煎服即可。

3-2 瓜類

Bottle gourd

清 熱 止 渴 消 水 腫

瓠瓜

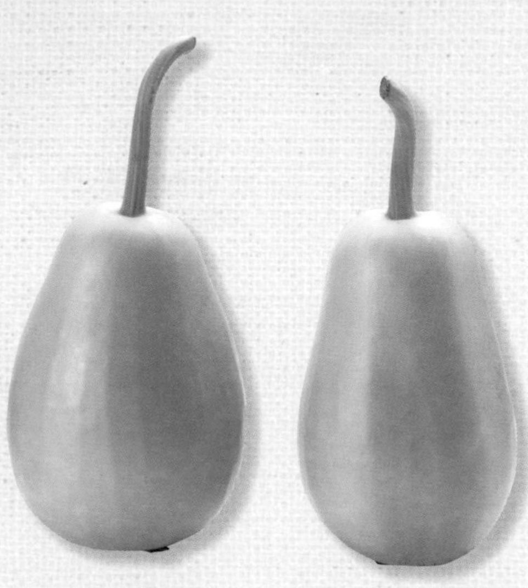

| 性味 |

味甘、淡，性涼。

入肺、脾、腎經。

| 主要營養成分 |

維生素A、維生素C、類胡蘿蔔素、鉀、鈣、磷、鎂。

分解根莖葉

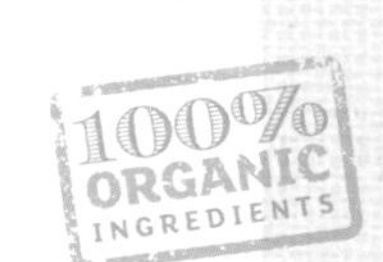

♣ 食用部分→**果實**。

清熱潤肺，利水通淋，止渴，解毒。

♣ 藥用部分→**藤、種子**

藤：通淋，潤肺，生血，解煩渴。

種子：潤腸，消炎，清熱解。

營養保健室

Food value

1 瓠瓜有**清熱利水、止渴解毒**的功效，可用於**黃疸腹水、腎炎、心臟病、水腫**的輔助治療，而其種子有潤腸、消炎等效用。

2 **陽熱亢盛者少食用瓠瓜藤、種子；**而**脾胃虛寒者**忌食太多瓠瓜。

3 瓠瓜具有利尿性質，故頻尿或尿失禁者不宜多食。

4 值得注意的是，瓠瓜的營養成分不耐高溫，因此在烹煮時不宜煮得太爛，以免失去營養價值。

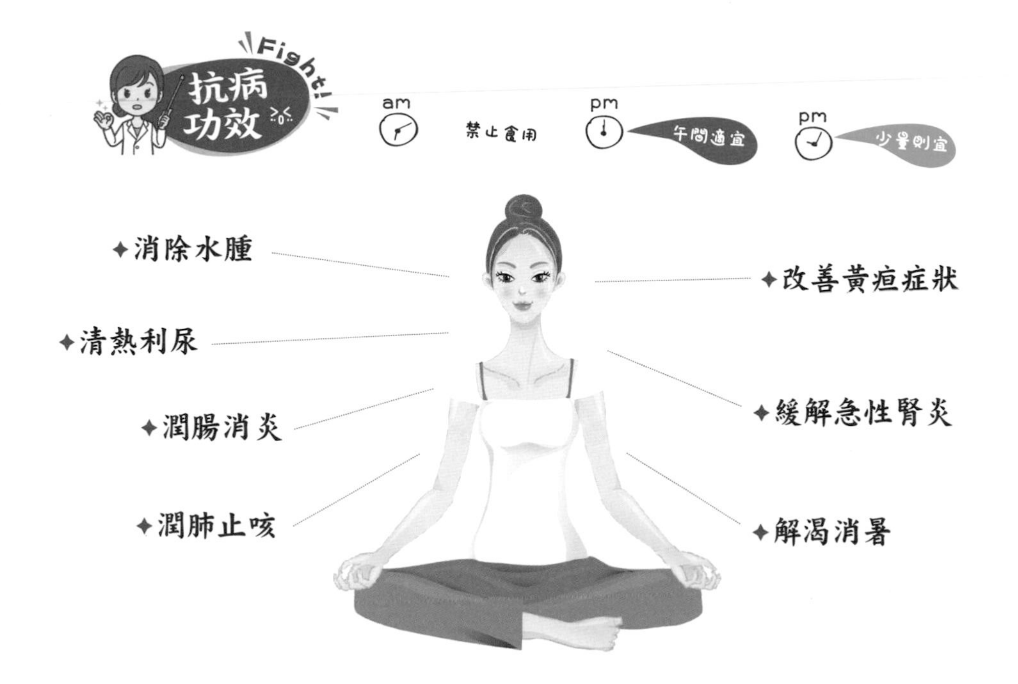

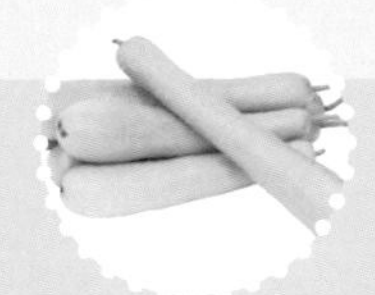

對症食療處方

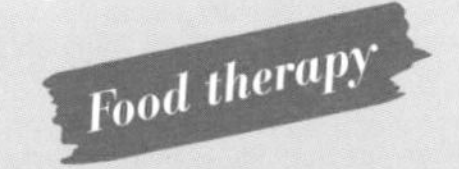

單位換算
1兩＝10錢　1錢＝10分＝3.75公克　1分＝0.375公克

濕熱黃疸

|配方|瓠瓜1個、蜂蜜適量。

|做法|先將瓠瓜洗淨，再削皮切塊，然後搗爛取汁液，加蜂蜜調勻即可服用。

利尿消腫

|配方|瓠瓜3兩、西瓜皮3兩、冬瓜皮1兩半、玉米鬚5錢。

|做法|將前述材料加水煎，分2～3次服用，也可直接把瓠瓜絞成汁服用。

腎炎水腫、小便不利

|配方|瓠瓜1兩、冬瓜皮8錢、西瓜翠衣5錢、白茅根1兩、玉米鬚4錢。

|做法|將前述材料加水煎，分成午晚2次服用。

肺炎

|配方|瓠瓜種子5錢、魚腥草5錢。

|做法|將瓠瓜種子、魚腥草搗碎，加水煎服即可。

痢疾

|配方|瓠瓜花3錢、南瓜葉2錢。

|做法|將前述兩者加水煎服即可。

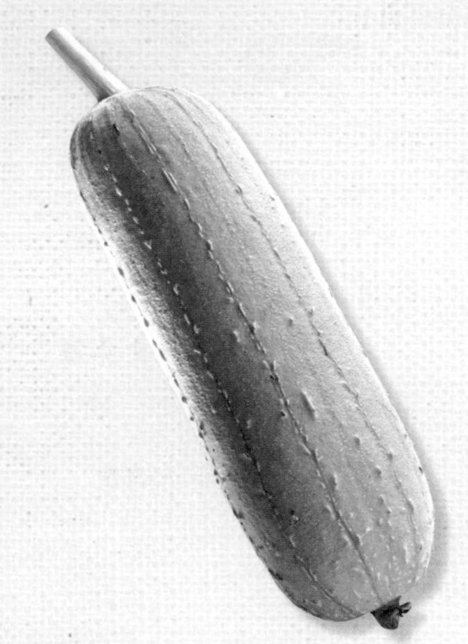

Loofah

化痰止渴消暑氣

絲瓜

| 性味 |

味甘，性涼。

入肺、肝經。

| 主要營養成分 |

維生素A、維生素K、鉀、鈣、磷、鎂、類胡蘿蔔素、葉酸。

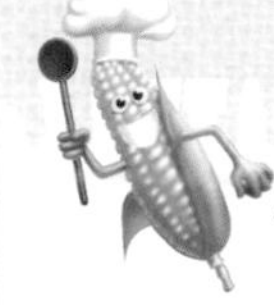

分解根莖葉

100% ORGANIC INGREDIENTS

♣ 食用部分→**果肉**。

清熱解毒，涼血通絡，化痰，有助於改善咳嗽多痰，咽喉腫痛，痔瘡出血，乳汁不通，青光眼，白帶、手腳凍瘡，水腫。

♣ 藥用部分→**藤、葉、種子**。

藤：舒筋活血，止咳化痰。**種子：**清熱，利水，通便，驅蟲。

葉：清熱解毒，止血，祛暑，止咳化痰。

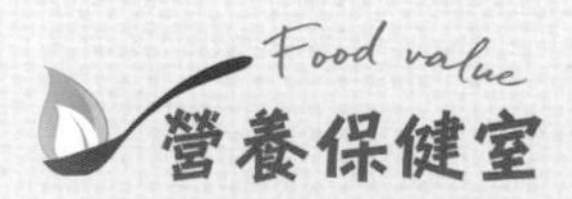

Food value 營養保健室

1 **絲瓜為利尿劑，並有化痰止咳，涼血解毒的功效。**

2 絲瓜藤味苦性涼，有通筋活絡，祛痰鎮咳的作用。

3 絲瓜葉內服有清熱解毒、化痰止咳的作用；外敷可止血消炎。

4 **月經不調、身體乏力、痰喘咳嗽、產後乳汁不通者宜多吃絲瓜。**

5 **腹瀉、陽萎者**不宜多吃絲瓜；**腸虛泄瀉者**不宜食用絲瓜。

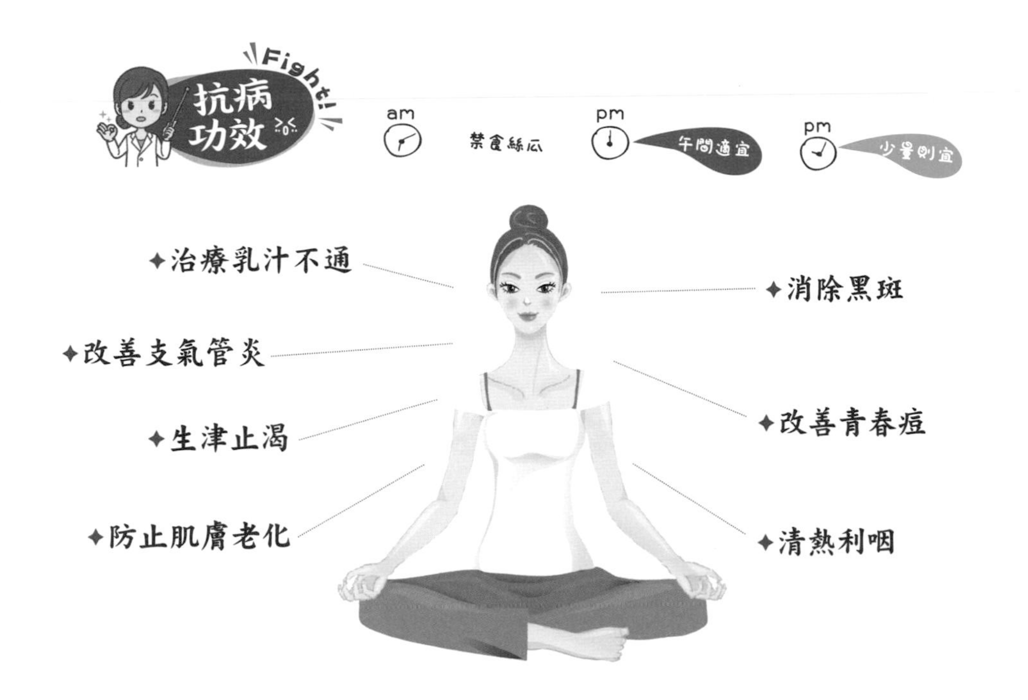

對症食療處方

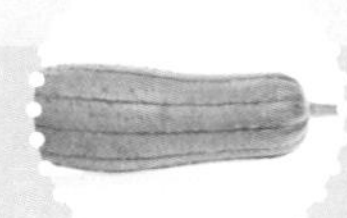

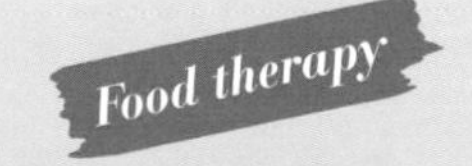

單位換算

1兩＝10錢　1錢＝10分＝3.75公克　1分＝0.375公克

吐血

|配方|絲瓜葉5錢、茅草根1兩，冰糖5錢。

|做法|先將絲瓜葉和茅草根洗淨，加適量的水一起煎湯，午晚各服用1次。

急性喉炎

|配方|絲瓜葉5錢、紫茄葉或白茄葉2錢、杏仁4錢。

|做法|加入適量的水將上述材料一起煎成湯汁，午晚各服用1次。

咽喉腫痛

|配方|絲瓜4兩、蜂蜜適量。

|做法|將絲瓜切段，然後搗爛絞汁，再加入蜂蜜，用沸水沖服。

頭暈

|配方|絲瓜1條、白雞冠花8錢、玄參4錢。

|做法|以適量的水將上述材料煎湯，午晚各服用1次。

痔瘡出血

|配方|絲瓜1斤3兩、食用油少許。

|做法|將絲瓜洗淨，切成厚片，以食用油煎後，加適量的水煮熟，當成菜湯食用。

3-2 瓜類

Cucumber

美白兼瘦身聖品

黃瓜

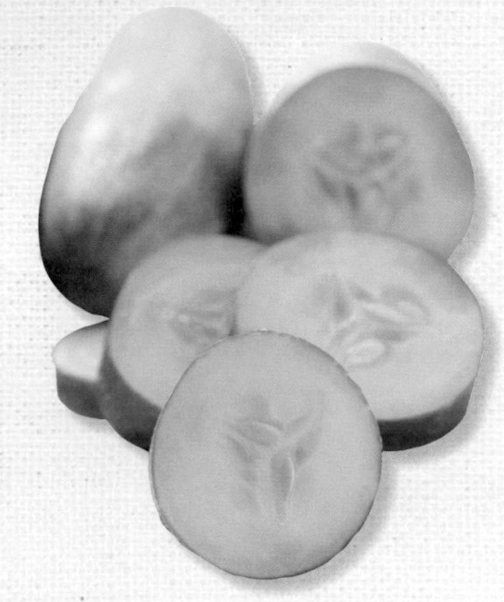

| 性味 |

味甘，性涼。

入肺、脾、胃、大腸經。

| 主要營養成分 |

維生素A、維生素B_2、維生素C、維生素E、鉀、鈣、磷、鐵。

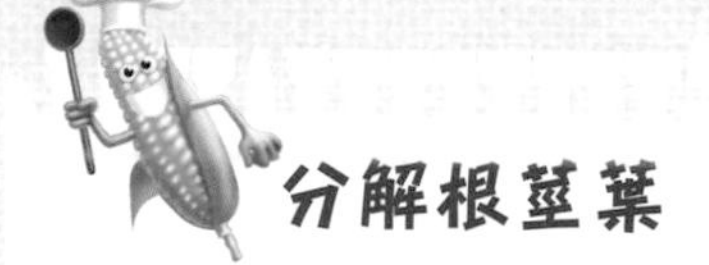

分解根莖葉

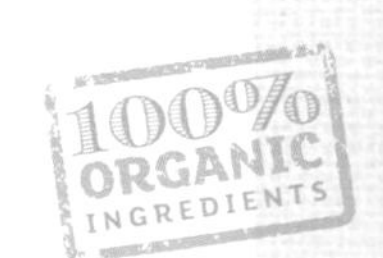

♣ 食用部分→**果肉**。

清熱利水，解毒消炎，止渴，消腫。

♣ 藥用部分→**根、葉、種子**。

根：清熱，利濕，解毒。**種子：**續筋接骨，消痰。
葉：清濕熱，消毒腫。

Food value 營養保健室

1 黃瓜所含的**維生素B_2**有增強大腦和神經系統功能等效用。

2 黃瓜纖維素可以**消除人體腸道內腐敗物質**與**降低膽固醇**。

3 黃瓜含有豐富的黃瓜酵素，以及較強的生物活性，能**促進身體的新陳代謝**，其所含的**維生素E**，還具有抗衰老的作用。

4 黃瓜適宜熱病患者、肥胖、高血壓、癌症、嗜酒者，同時也是糖尿病患者的首選食品之一。

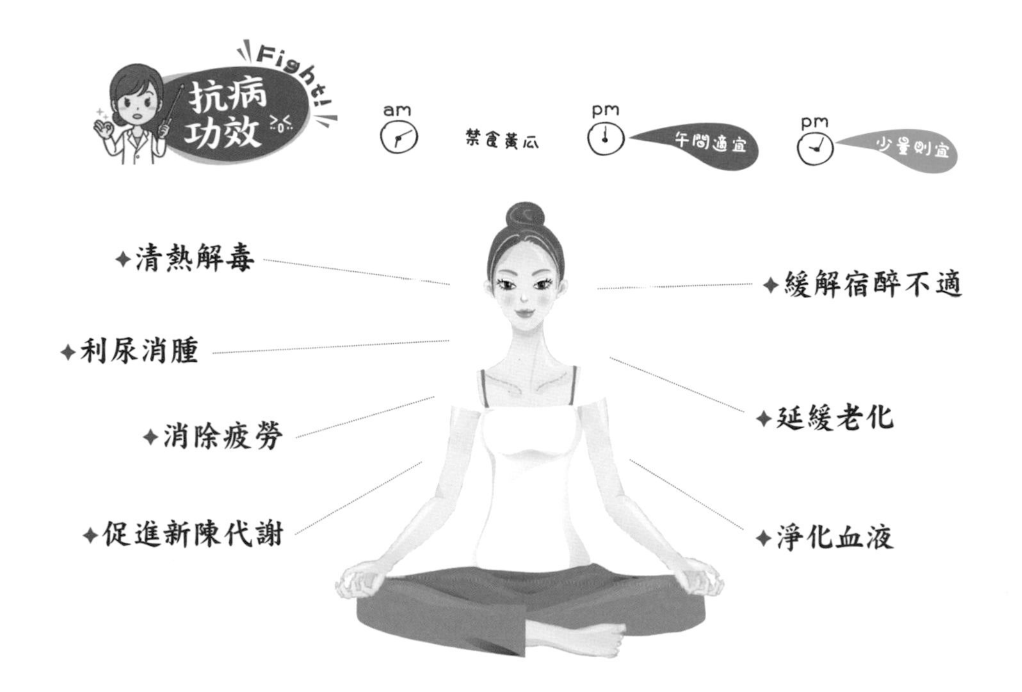

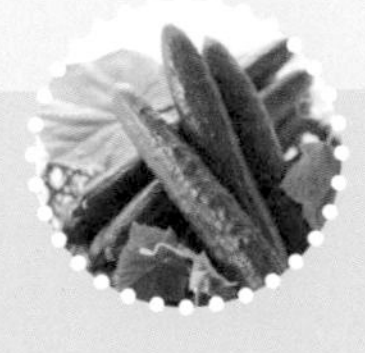

對症食療處方

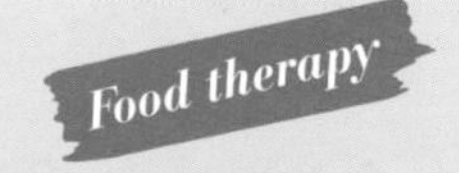

單位換算

1兩＝10錢　1錢＝10分＝3.75公克　1分＝0.375公克

痱子

|配方|黃瓜1條。

|做法|每天將黃瓜切片敷在患處。

偏頭痛

|配方|黃瓜葉1兩半、桑葉8錢、茶葉（或綠茶葉）2錢。

|做法|將前二者加水煎湯，再以茶葉沖泡。午晚各服用1次。

腎炎水腫、小便不利

|配方|老黃瓜皮（或乾黃瓜皮）1兩、冬瓜皮1兩、白茅根1兩、玉米鬚5錢。

|做法|將前述材料加水煎煮，分午晚2次服用。

風濕

|配方|小黃瓜3兩、胡蘿蔔3兩、蘋果3兩、蜂蜜1小匙、檸檬汁少許。

|做法|將小黃瓜、胡蘿蔔洗淨切塊，蘋果去皮切成塊狀，放入果汁機內，榨取原汁，加蜂蜜1小匙、檸檬汁少許，拌勻即可。

小兒腹瀉

|配方|黃瓜根5錢、紅莧菜5錢、白糖適量。

|做法|將前兩種食材加水煎煮，最後再加白糖調服。

White gourd

利水消腫除黑斑

冬瓜

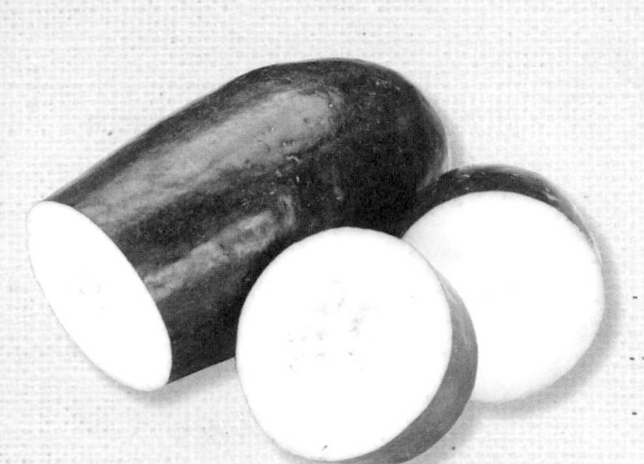

|性味|

味甘、淡，性涼。

入肺、大腸、小腸、膀胱經。

|主要營養成分|

維生素A、維生素C、維生素K、葉酸、鈣、鉀、磷、鎂。

分解根莖葉

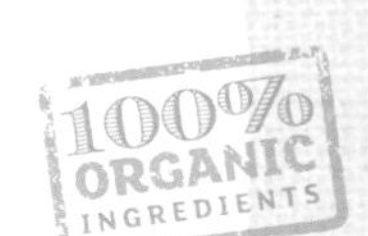

♣ 食用部分→**果實**。

利尿，清熱，化痰，生津止渴，消腫解毒。

♣ 藥用部分→**皮、藤、種子**。

皮：清熱利水，消腫，袪暑。**種子：**清肺化痰，消癰排膿，利濕。

藤：清肺化痰，通經活絡。

Food value 營養保健室

1 冬瓜宜夏天食用，肥胖者宜多吃；腎病、糖尿病、冠心病、高血壓患者宜食用。而**脾胃虛寒、陽氣不足者不宜吃過多**。

2 冬瓜的**維生素C**含量高，不過**鉀含量高，鈉含量低**，因此需要低鈉食物的腎臟病及高血壓等患者都很適合食用。

3 冬瓜可**利水消腫**，故對於慢性腎炎水腫、腳氣浮腫等症狀很有幫助。

4 冬瓜**對於熱咳有幫助**，像是痰黃、痰黏稠等症可以吃冬瓜來改善。

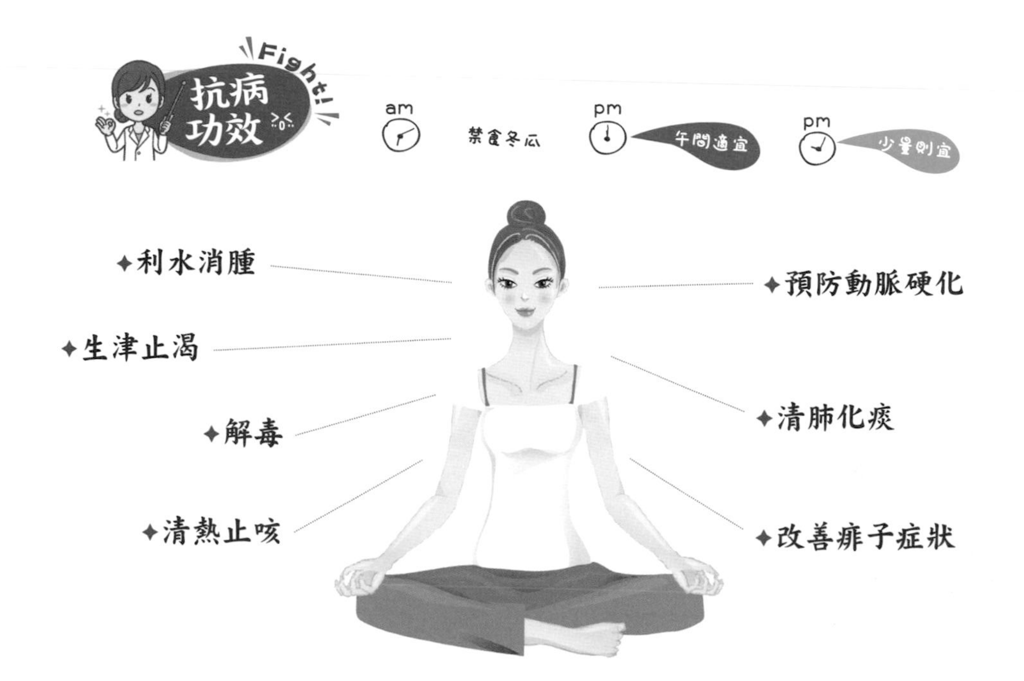

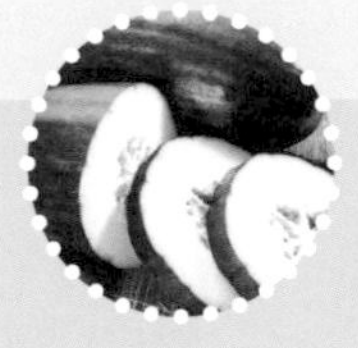

對症食療處方

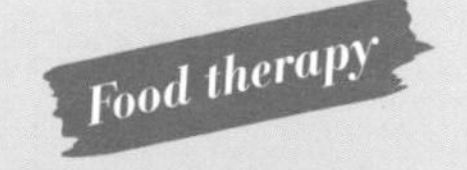

單位換算

1兩＝10錢　1錢＝10分＝3.75公克　1分＝0.375公克

肺熱咳嗽、痰黃稠

|配方|冬瓜1斤3兩、鮮荷葉1片、食鹽少許。

|做法|將前述材料加適量水，一起燉湯，再加入食鹽調味，喝湯吃冬瓜即可。

中暑煩渴

|配方|冬瓜適量。

|做法|將冬瓜去皮後搗爛，再絞汁，多服用可消暑。

消渴、尿多

|配方|冬瓜皮2兩、麥門冬1兩、黃蓮1～3錢。

|做法|將前述材料加水煎湯，分3次服用。

濕疹腳氣

|配方|冬瓜1斤、薏仁2兩。

|做法|把不去皮的冬瓜和薏仁放在一起煮湯，可加糖或食鹽調味，代茶飲用。

急性腎炎水腫

|配方|冬瓜皮1兩、忍冬花8錢、白糖適量。

|做法|將冬瓜皮與忍冬花加入400毫升的水煎30分鐘，再將2種煎液混合，加白糖即完成。

Bitter melon

促進食慾降血糖

苦瓜

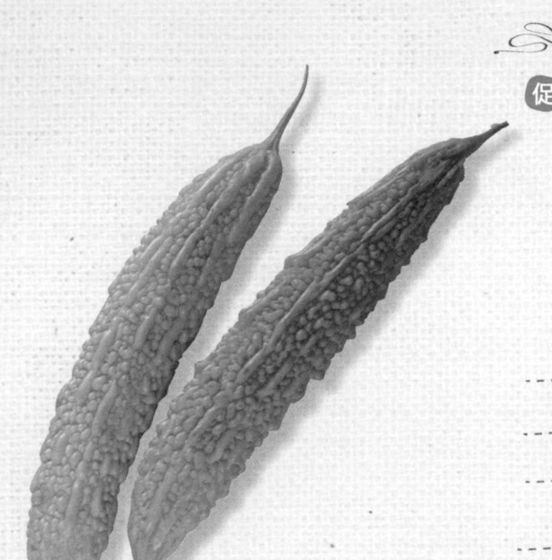

|性味|

味苦，性寒。

入心、脾、肺經。

|主要營養成分|

鉀、鈣、磷、鎂、維生素A、維生素C、維生素K、葉酸。

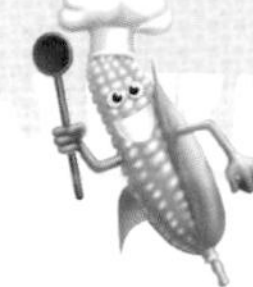

分解根莖葉

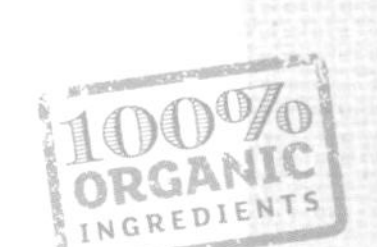

♣ 食用部分→**果實**。

清暑止渴，清肝明目，滋陰降火，滋養肝血，解毒。

♣ 藥用部分→**種子、根、葉**。

種子：溫補腎陽。**葉：**主治癰瘡腫毒，痢疾，胃痛，濕疹。
根：清熱解毒。

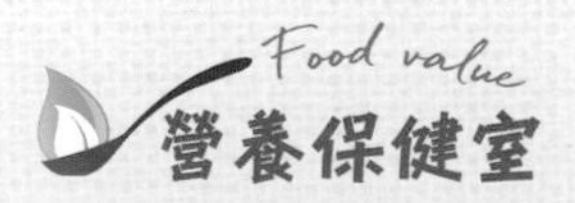

營養保健室

1 苦瓜具有顯著的**降血糖**作用，其所含的膳食纖維和果膠，可加速代謝膽固醇，同時還能防治便祕。

2 苦瓜含有豐富的**維生素B_1，具防治腳氣病和增進食慾**等作用，其脂蛋白成分可以提升身體免疫力，故苦瓜能夠抗病毒、抗腫瘤。

3 苦瓜所含的維生素C，有**預防壞血病、動脈粥樣硬化**等作用。

4 **皮膚長痘痘、便祕者**宜多吃苦瓜，而腹痛血糖較低者不宜多吃。

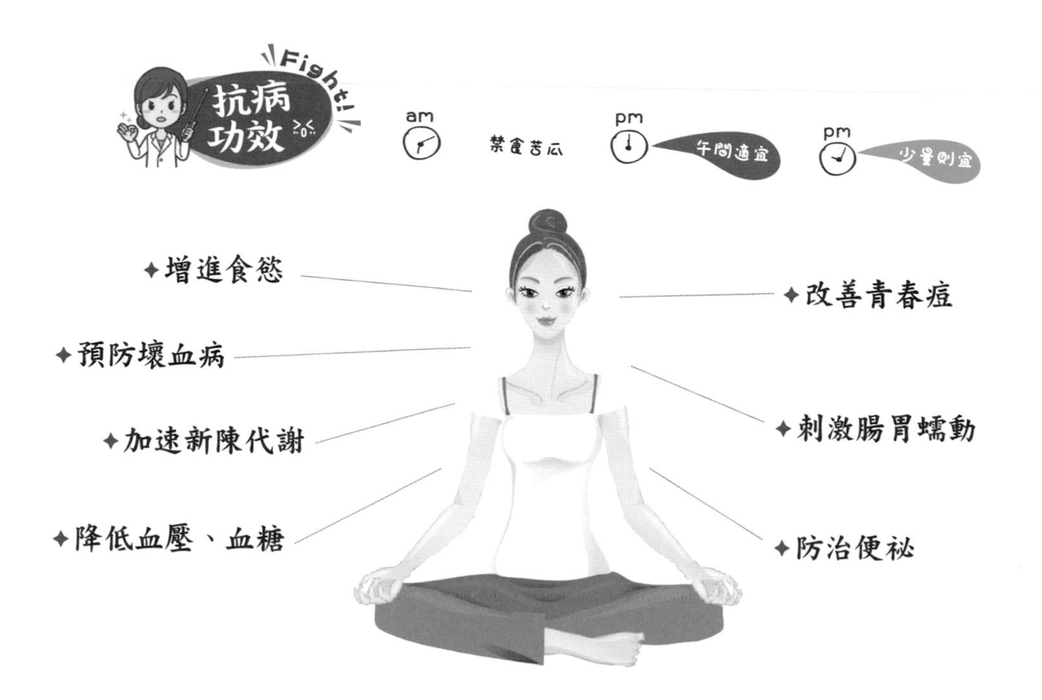

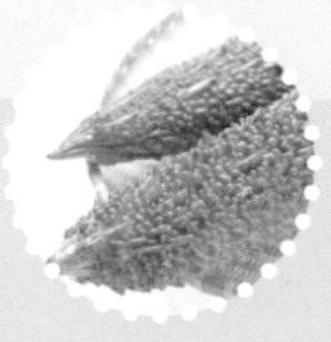

對症食療處方

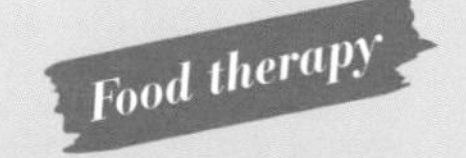

單位換算

1兩＝10錢　1錢＝10分＝3.75公克　1分＝0.375公克

慢性結膜炎

|配方|苦瓜5錢、木賊4錢、菊花3錢。

|做法|將前述材料加適量水煎湯，然後飲湯吃苦瓜，每天服用1次。

神經衰弱

|配方|苦瓜1兩、炙甘草2錢、杏仁3錢、靈芝1錢。

|做法|將上述材料加水煎湯，分成午晚2次服用。

暑熱煩渴

|配方|苦瓜13兩、豬瘦肉2兩。

|做法|將苦瓜切片，與豬肉一起煎湯服用，或者炒熟食用。

痱子

|配方|苦瓜3兩、豬瘦肉2兩半、調味料少許。

|做法|先將苦瓜切片，豬瘦肉切塊，將二者一起煲湯，吃肉飲湯。

預防流感

|配方|苦瓜1條、生薑3～5片。

|做法|將苦瓜與生薑蒸熟即可，午晚各服用1次。

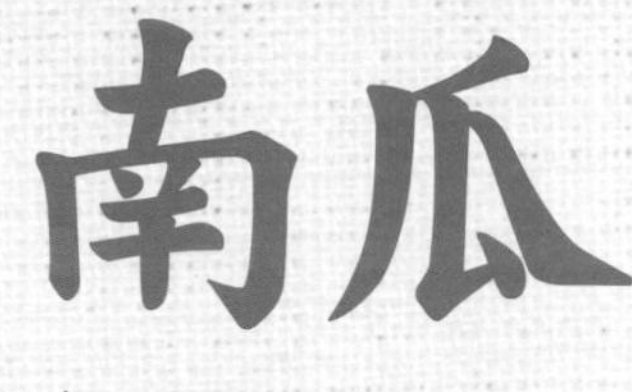

Pumpkin

抗 老 防 癌 暖 腳 心

南瓜

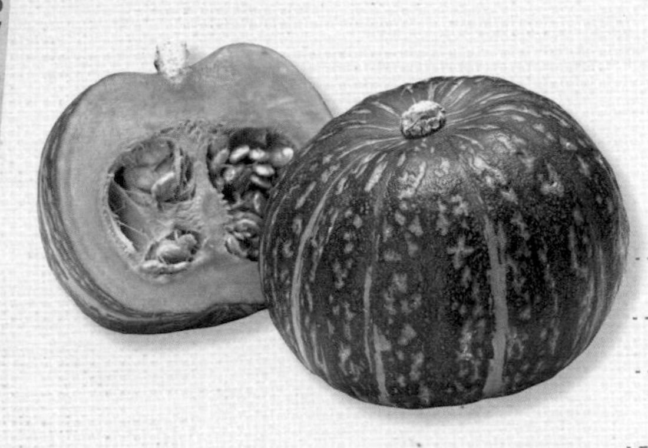

|性味|

味甘，性溫。

入脾、胃經。

|主要營養成分|

維生素A、維生素C、維生素E、類胡蘿蔔素、鉀、鈷、膳食纖維。

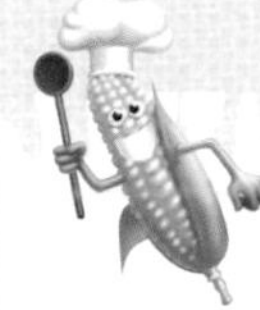

分解根莖葉

100% ORGANIC INGREDIENTS

♣ 食用部分→**果實、種子。**

果實：補中益氣，解毒驅蟲，消炎止痛，化痰排膿，降糖止渴。

種子：驅蟲，殺蟲，利水消腫。

♣ 藥用部分→**皮、種子。**

皮：主治習慣性流產、肺原性心臟病。

種子：主治糖尿病，肩周炎，高血脂，慢性腰痛，百日咳，攝護腺腫。

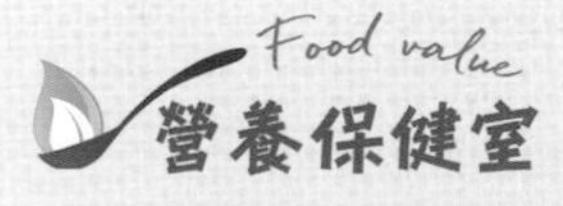

營養保健室

Food value

1 南瓜種子含有脂肪油，爲有效的**驅蟲藥**，也可防治吸血蟲病。

2 南瓜**有助於肝、腎功能衰弱者**增強肝腎細胞的再生能力。

3 南瓜所含的**維生素C**，可防止硝酸鹽在消化道中轉變成致癌物質亞硝胺，同時**預防食道癌和胃癌**。

4 **胃熱患者盡量少吃南瓜和南瓜子**，尤其是痞悶脹滿者不宜食，否則會導致胃滿腹脹。

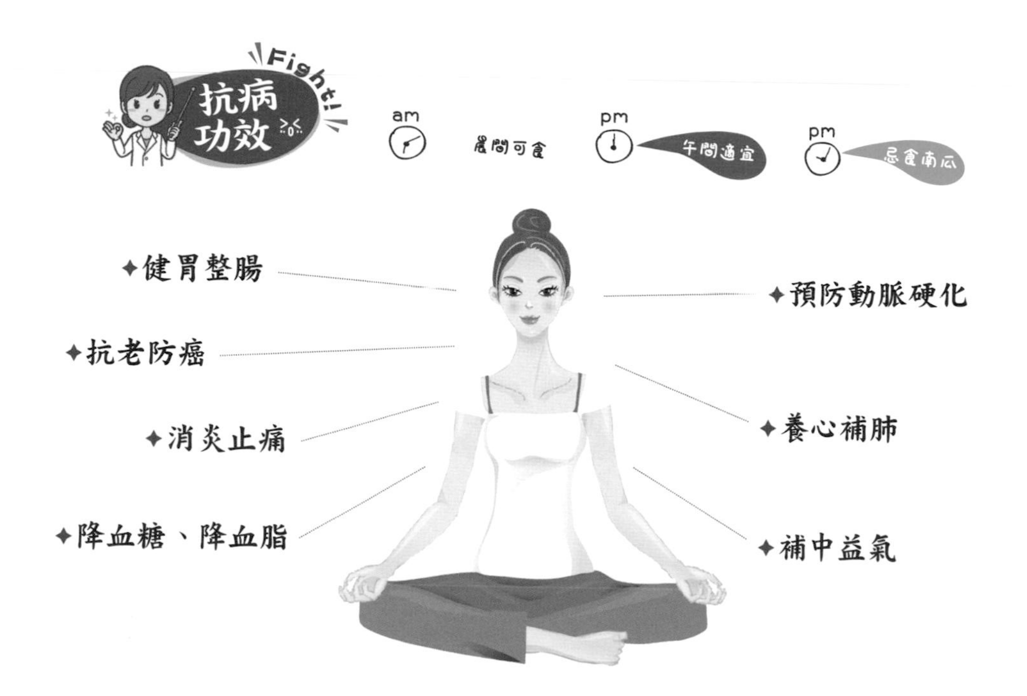

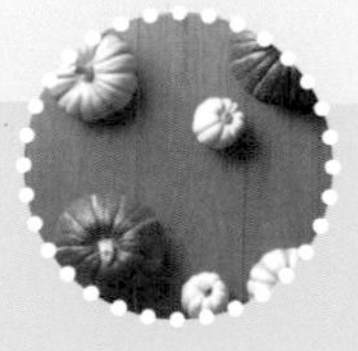

對症食療處方

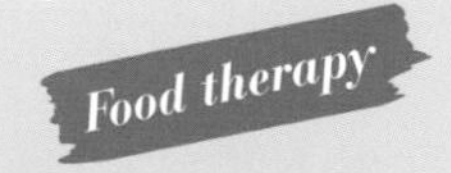

單位換算

1兩＝10錢　1錢＝10分＝3.75公克　1分＝0.375公克

浮腫、小便不利

|配方| 乾南瓜蒂適量

|做法| 將乾南瓜蒂研末，每次服用2公克，要用溫開水送服，每天分成早午2次服用。

打嗝

|配方| 南瓜蒂3～5個。

|做法| 在南瓜蒂中加適量水煎服飲湯，每天3次，連服4天。或加生薑汁30毫升調勻，分早午2次服用。

膽囊炎

|配方| 南瓜花8錢、百合4錢、蚶殼草5錢、金錢草8錢。

|做法| 將前述藥材加水煎服，每天分成早午2次服用。

肺結核

|配方| 南瓜葉1兩半、枸杞根皮1兩、大米8錢。

|做法| 將三種材料煎湯服用，早午各服用1次。

慢性扁桃體炎

|配方| 南瓜花1兩、蘆根2兩半。

|做法| 將二者加水煎，每天早午各服用1次。

Commom Yam

補 中 益 氣 降 三 高

山藥

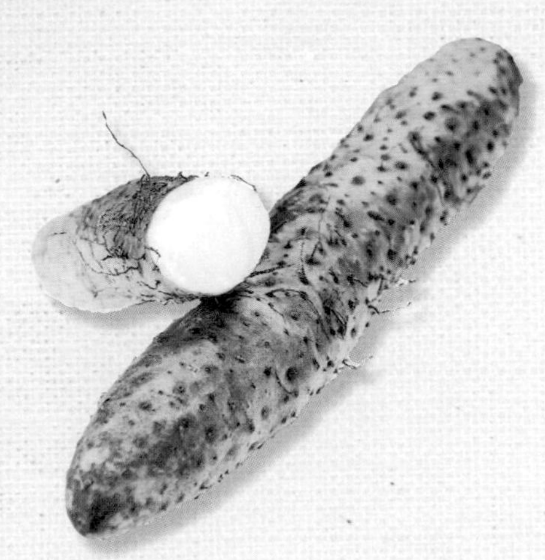

| 性味 |

味甘，性平。

入肺、腎經。

| 主要營養成分 |

維生素B_1、維生素C、維生素K、鉀、磷、膳食纖維、黏蛋白。

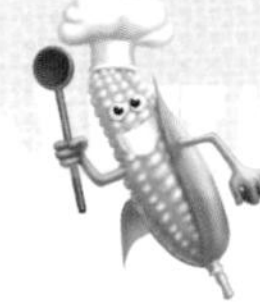

分解根莖葉

100% ORGANIC INGREDIENTS

♣ 食用部分→**塊莖**。

補胃健脾，滋腎澀精，生津益肺，助五臟，強壯筋骨，健胃止瀉。

♣ 藥用部分→**塊莖**。

主治慢性胃炎，胃痛，腹瀉，小兒遺尿，產後乳汁少，閉經，胸痛，水腫，脾虛久瀉，貧血，慢性腰痛，更年期綜合症，痛經，心悸。

Food value 營養保健室

1 山藥含**黏蛋白**、**澱粉酶**等成分。其所含的黏蛋白在人體內水解爲具備滋養作用的**蛋白質**和**碳水化合物**；而所含的澱粉酶能水解澱粉爲葡萄糖，但澱粉酶若在持久高溫中可能會失去功效，所以**不宜久煎**。

2 山藥味甘、性平，能補虛損，除寒熱邪氣，強陰固腎，爲滋養強壯藥，並具有收斂性。

3 虛弱者或消化不良的慢性腸炎、夜尿、盜汗及糖尿病患者均可食用。

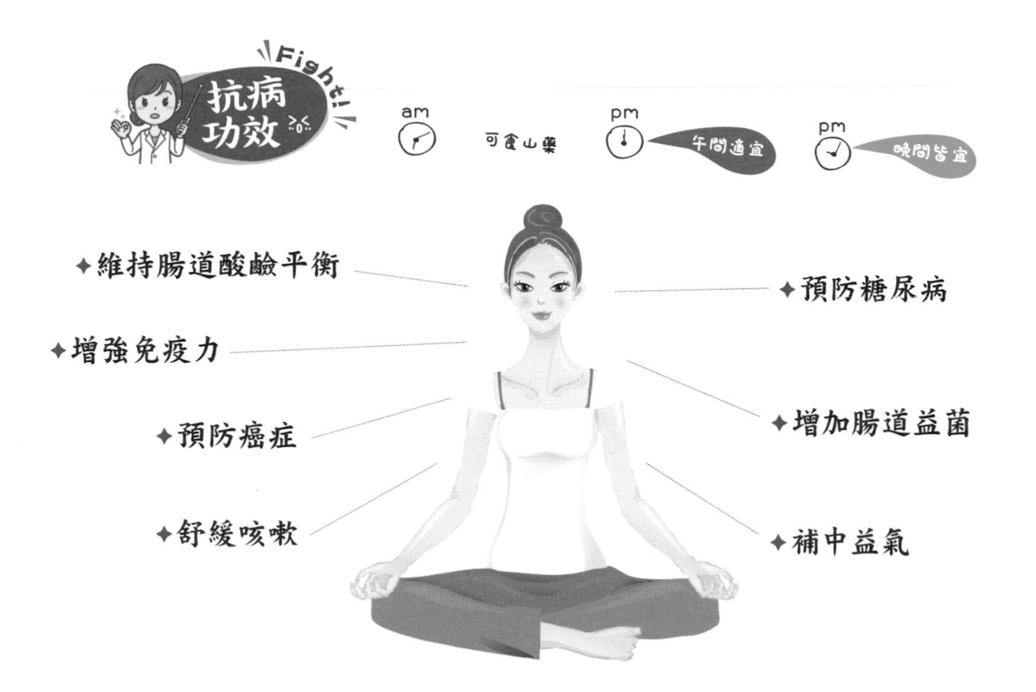

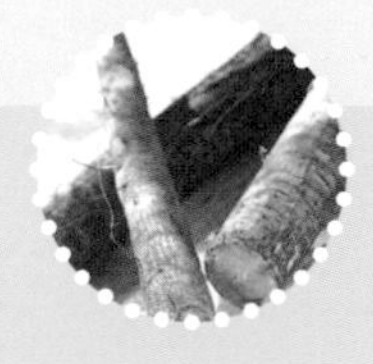

對症食療處方

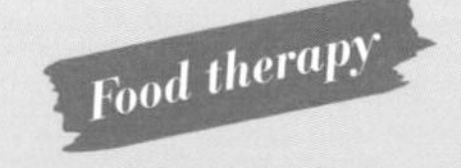

單位換算

1兩＝10錢　1錢＝10分＝3.75公克 1分＝0.375公克

貧血

|配方| 山藥1兩、何首烏3錢、紅糖1兩(或者紅棗5枚)。

|做法| 將前述材料加適量的水煎湯，每天服用2次，再飲湯。

更年期綜合症

|配方| 山藥6錢、海帶1兩、山楂4錢。

|做法| 將三種材料放入鍋中加適量的水共煎湯服，早晚各服用1次。

脾虛久瀉

|配方| 山藥1兩、扁豆5錢、蓮子5錢、薏仁1兩、五根草4錢。

|做法| 將上述材料一起搗成細末，每次使用4錢，再加入冷水煮成糊狀後服用，連服5天即可。

補養氣血、健脾胃

|配方| 山藥1兩、蓮子1兩半、桂圓8錢、冰糖適量。

|做法| 先將蓮子去皮留心，再研成末，加適量水，調成糊狀，放進沸水中；再放入桂圓、山藥、冰糖一起煮成粥，每晚臨睡前1小時服用。

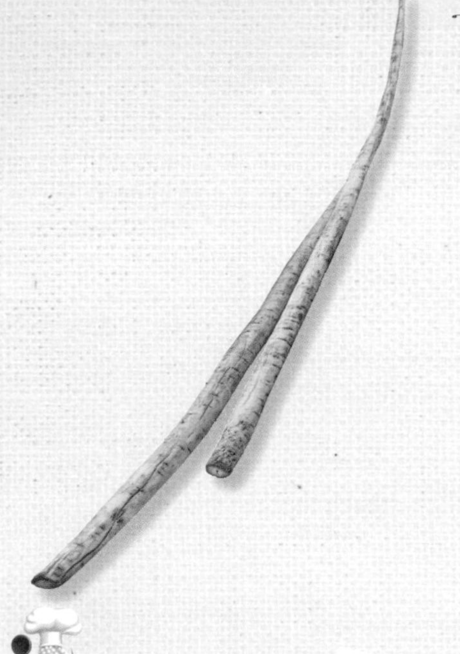

Burdock

通便利尿兼止痛

牛蒡

| 性味 |

味辛、苦，性寒。

入肺、胃經。

| 主要營養成分 |

維生素A、維生素C、類胡蘿蔔素、鈣、鐵、磷。

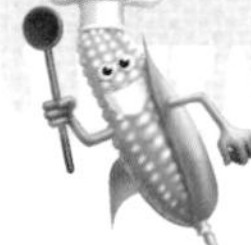

分解根莖葉

♣ 食用部分→**根、嫩葉**。

根：利尿，促進血液循環，通經，利大便。外用則可消炎鎮痛。

嫩葉：清熱解毒，消腫止痛。

♣ 藥用部分→**種子、根、葉**。

種子：疏風透疹，利咽消腫，利尿，散風除熱。

根：主治腳氣，腦溢血，胃痙攣痛，老年血管硬化，預防中風。

葉：主治神經血管性頭痛，急性乳腺炎。

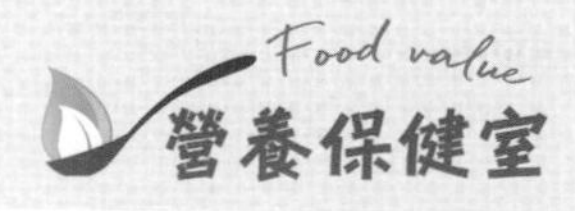

營養保健室

1 牛蒡根、葉可以**促進新陳代謝、血液循環**，通經，利大便。

2 **牛蒡子富含油質，其性滑利，故氣虛便溏者不宜服用牛蒡子。**

3 脾胃虛寒者不宜食用嫩葉；而虛寒體質、容易腹脹腹瀉者須慎服牛蒡。

4 糖尿病、高血壓、高血脂症、動脈硬化及中風後便祕病人宜服用牛蒡。

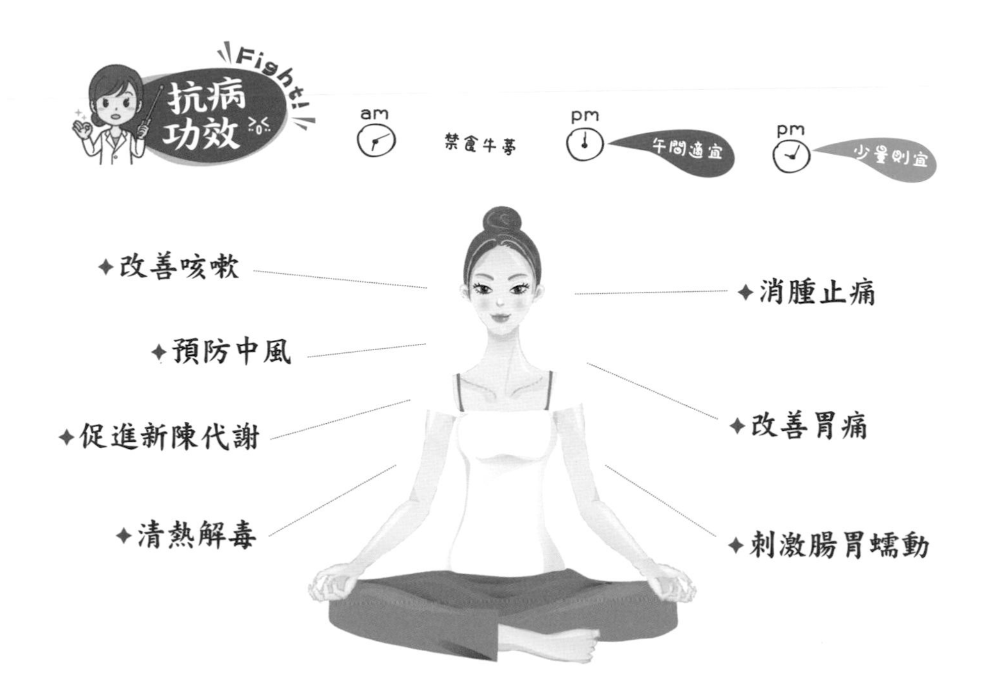

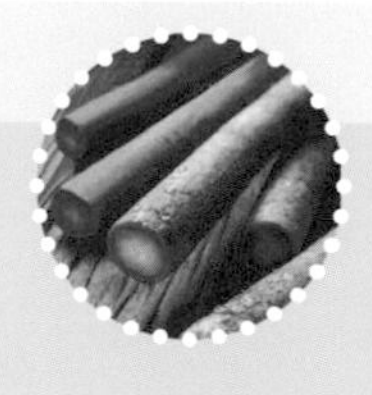

對症食療處方

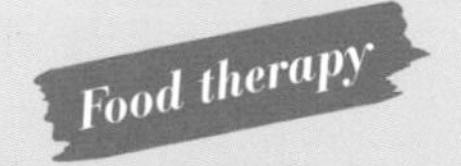

單位換算

1兩＝10錢　1錢＝10分＝3.75公克　1分＝0.375公克

急性乳腺炎

|配方|牛蒡葉1兩半(乾品則用8錢，或加野菊花4錢)。

|做法|將牛蒡葉用水煎代茶，頻繁服用，連服5天即可。

風熱咳嗽

|配方|牛蒡子3錢、金錢薄荷4錢、桑葉4錢。

|做法|將三者用水煎，分2次服用，午晚各1次。

痔瘡

|配方|牛蒡子2兩、山防風根1兩、豬大腸適量。

|做法|加入適量的水，將前述三種食材一起燉服。

預防中風

|配方|牛蒡適量、白米適量。

|做法|將牛蒡根、白米一起煮成粥狀服用。

胃痙攣痛

|配方|牛蒡適量。

|做法|將牛蒡洗淨，絞成半杯汁，趁溫熱服用，每天分成午晚2次服用即可。

T a r o

預 防 蛀 牙 解 酒 醉

芋頭

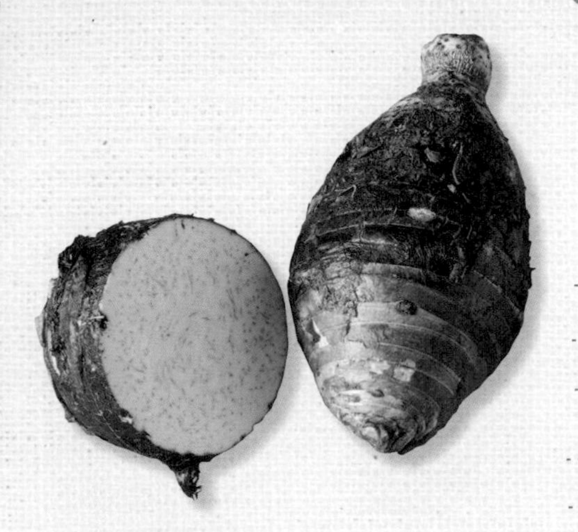

| 性味 |

味甘、辛，性平。

入腸、胃經。

| 主要營養成分 |

維生素B_1、維生素B_2、類胡蘿蔔素、蛋白質、鉀、鈣、氟、黏質、膳食纖維。

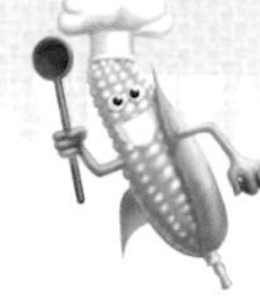

分解根莖葉

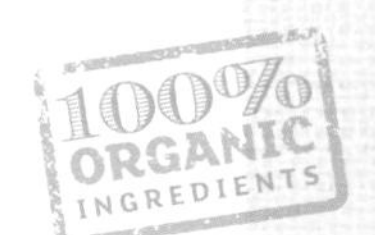

♣ 食用部分→**根**。

芋頭內服，治淋巴結腫大；外用則有消炎消腫、鎮痛作用。

♣ 藥用部分→**根**、**葉**。

根：益脾養胃，散結。
葉：斂汗，止瀉，消腫毒。

Food value

營養保健室

1 **芋頭含氟量高**，若是居住環境的飲用水中含氟量較低，爲了彌補氟的不足，可適量多吃芋頭，而芋頭也有**預防蛀牙**的作用。

2 **生芋頭有毒**，若是生吃將會傷害皮膚、嘴巴和舌頭，故不宜食用。

3 芋頭的黏液會刺激咽喉黏膜，可能會使咳嗽加劇、生痰，因此**咳嗽、多痰的人不宜多吃**；而**過敏體質**的人也應避免食用。

4 食用過多的芋頭會導致消化困難，滯氣困脾，應多加注意。

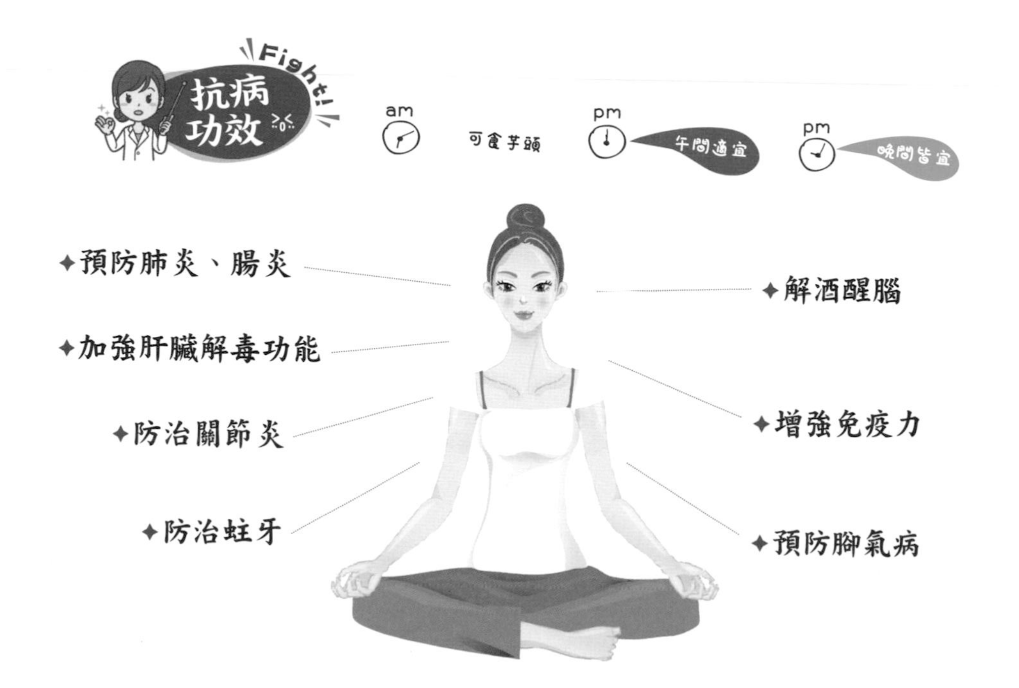

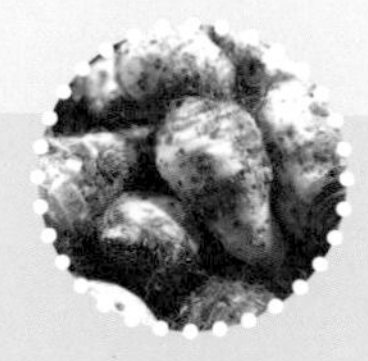

對症食療處方

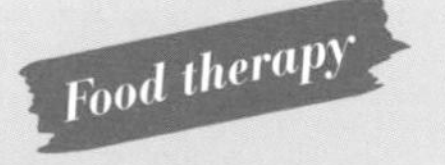

單位換算

1兩＝10錢　1錢＝10分＝3.75公克　1分＝0.375公克

久痢

|配方|芋頭3兩、槐花8錢、地榆8錢。

|做法|將前述三種食材加適量水煎湯，分早晚2次服用。

脾胃虛弱

|配方|芋頭1兩半，豬瘦肉1兩半。

|做法|將二者一起煮食，在早晚各服用1次。

痢疾

|配方|芋頭1兩半、白糖、紅糖適量。

|做法|將芋頭洗淨，加水煎湯，白痢（大便中含黏液或濃而不含血液的痢疾）加白糖；赤痢（一般痢疾）加紅糖調服。

蕁麻疹

|配方|芋頭1兩半、豬排骨2兩。

|做法|將二者一起燉熟食用。

大便燥結

|配方|大米1兩、芋頭半斤、鹽適量。

|做法|將芋頭去皮切塊與大米加水煮粥，再用鹽調味後即完成。

Carrot

護眼強身抗氧化

胡蘿蔔

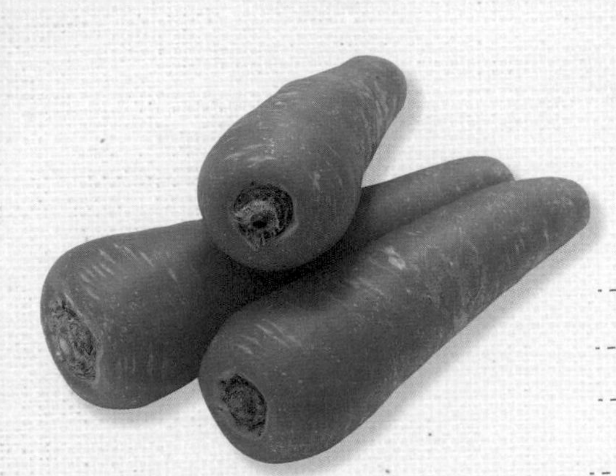

|性味|

味甘，性平。

入肺、脾、胃經。

|主要營養成分|

維生素A、維生素C、維生素E、類胡蘿蔔素、鉀、硒。

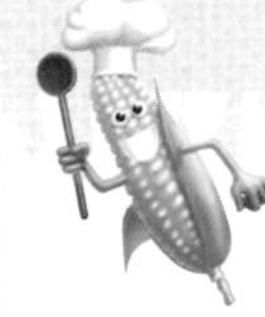

分解根莖葉

100% ORGANIC INGREDIENTS

♣ 食用部分→**地下粗壯根。**

補脾消滯，補肝明目，清熱解毒，下氣止咳，潤膚美容，利腸。

♣ 藥用部分→**葉、根、種子。**

葉：理氣止痛，利水。**根：**富有營養，健胃助消化。
種子：驅蛔蟲，燥濕散寒，利尿。

Food value 營養保健室

1 胡蘿蔔富含營養，可**幫助消化**，並能防止欠缺維生素A所引起的疾病。

2 胡蘿蔔具有**抑制氧化**及**保護身體細胞免受氧化損害**的防癌作用。

3 胡蘿蔔宜熟食，但多吃可能會損壞肝臟且難消化，而生吃會傷胃；過量食用會導致**全身皮膚發黃**。此外，胡蘿蔔含有降低血糖的成分，故血糖低者不宜食用。

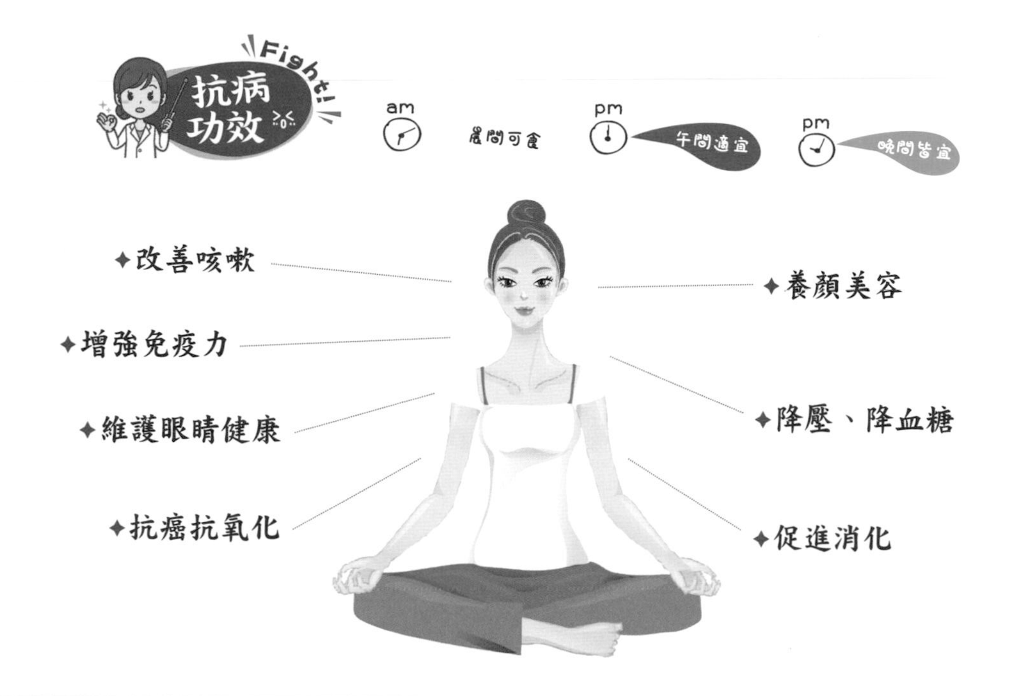

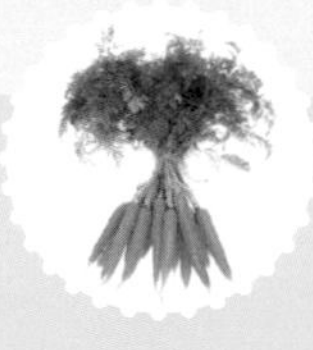

對症食療處方

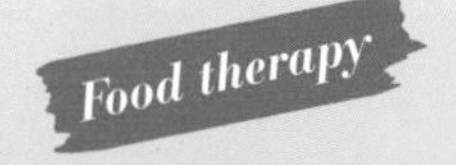

單位換算

1兩＝10錢　1錢＝10分＝3.75公克　1分＝0.375公克

大便祕結

|配方|胡蘿蔔1斤3兩、蜂蜜適量。

|做法|將胡蘿蔔洗淨，打成汁，加蜂蜜調服，早晚各服用1次。

輕微燙傷

|配方|胡蘿蔔適量。

|做法|將胡蘿蔔洗淨後搗爛，外敷在患處。

小兒麻疹

|配方|胡蘿蔔(或葉)2兩、荸薺2兩、香菜1兩。

|做法|將荸薺去外皮，與胡蘿蔔和香菜一起加水煎煮，當茶飲用，一天之內必須分次將湯服完。

慢性咽喉炎

|配方|胡蘿蔔1根、蘆根1兩、冰糖1兩。

|做法|將前二者一起煎湯，再加入冰糖調服，早晚各服用1次。

痢疾

|配方|胡蘿蔔1兩、冬瓜糖5錢。

|做法|將前述二者加水煎服。

小兒發熱

|配方|胡蘿蔔1兩半。

|做法|將胡蘿蔔洗淨後切塊，加水煎服，連服數次。

Radish

健胃整腸排毒素

白蘿蔔

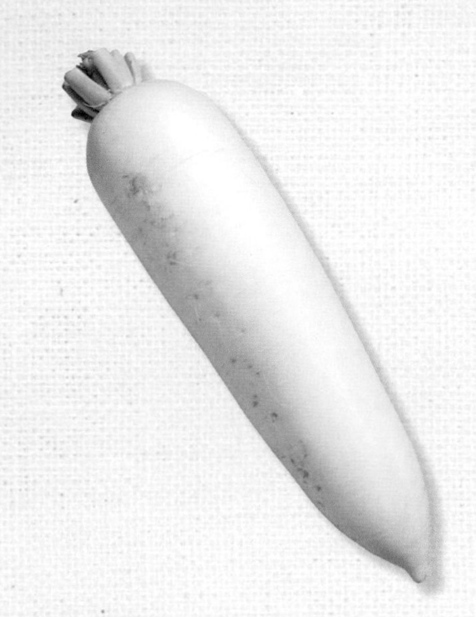

| 性味 |

味辛、甘，性寒。

入肺、胃、脾經。

| 主要營養成分 |

維生素A、維生素C、維生素E、鈣、膳食纖維、芥子油。

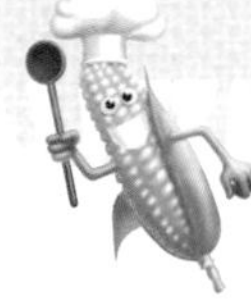

分解根莖葉

100% ORGANIC INGREDIENTS

♣ 食用部分→**粗壯根**。

健胃消食，止咳化痰，清熱生津，涼血止血，解毒消腫，利尿止渴。

♣ 藥用部分→**種子、莖葉**。

種子：消食除脹，降氣化痰。

莖葉：清咽喉，和胃。

Food value 營養保健室

1 白蘿蔔含有葡萄糖、膳食纖維、維生素C、澱粉酶等，而葉子含有揮發油及維生素A等。

2 白蘿蔔中的粗纖維可**促進腸子蠕動**，減少糞便在腸內停留時間，並能及時將大腸中的有毒物質排出體外，其所含的**芥子油**還可**增進食慾**。

3 白蘿蔔中的**澱粉酶**能分解食物中的澱粉和脂肪，同時具有促進新陳代謝的作用。

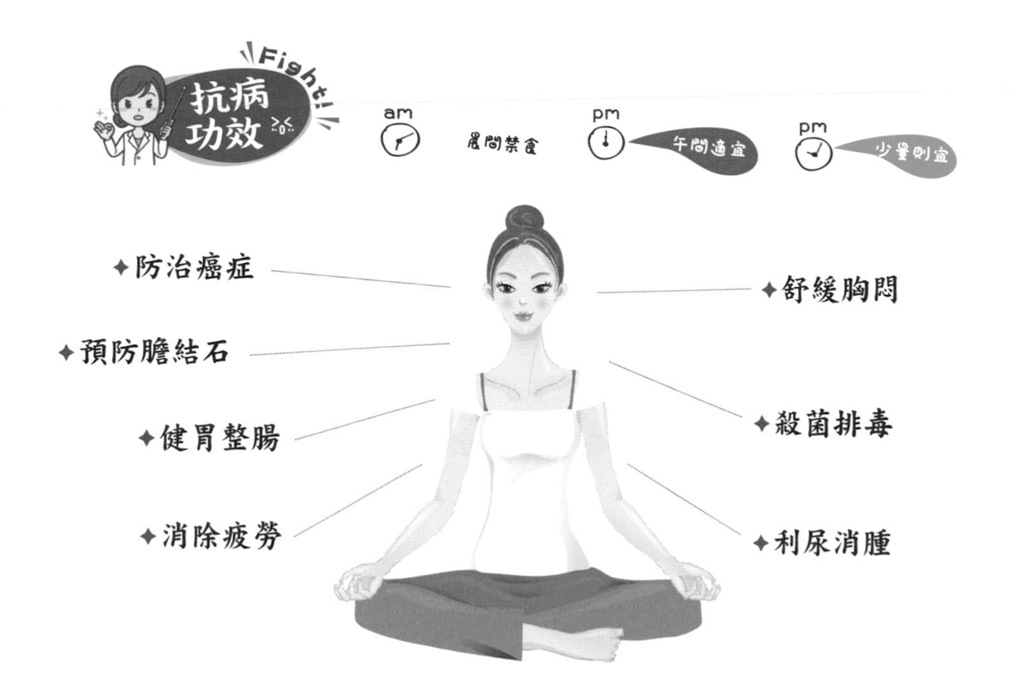

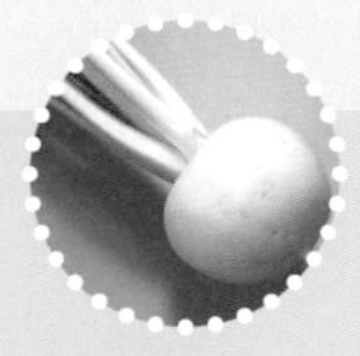

對症食療處方

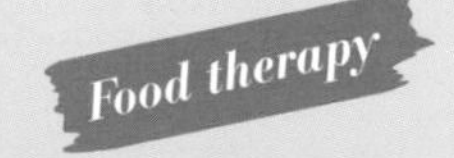

單位換算

1兩＝10錢　1錢＝10分＝3.75公克　1分＝0.375公克

風寒感冒

|配方| 白蘿蔔1條、香菜4錢、蔥白4錢。

|做法| 將前述三者加水煎湯，每天服用1次，盡量避免在早上服用。

流鼻血

|配方| 白蘿蔔汁20毫升、白糖5錢。

|做法| 將白蘿蔔絞原汁20毫升，用白糖調勻服下，午晚各1次。

咳嗽痰多

|配方| 白蘿蔔2兩、薑3錢、梨子1兩。

|做法| 將白蘿蔔、梨子切片，加適量水與薑一起煎湯當茶飲用。

中暑

|配方| 白蘿蔔葉5錢、絲瓜藤1兩、薄荷2錢。

|做法| 將前述三種材料加適量的水煎服，分2次服用。

打嗝

|配方| 白蘿蔔1條、薑4錢、蔥白根6根。

|做法| 以3碗水將白蘿蔔煮熟，再放蔥白根及薑，煮至剩1碗湯，連渣服用。可用於風寒咳痰多泡沫，伴畏寒，身倦酸痛等症。

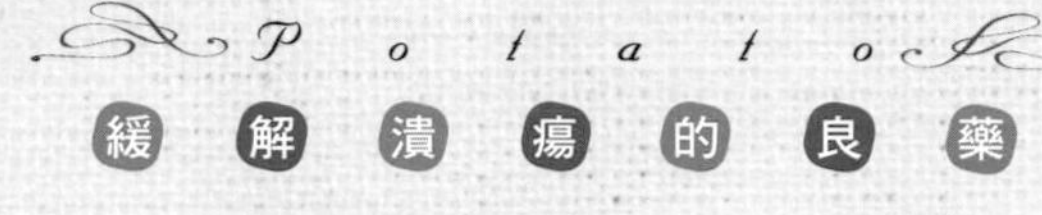

馬鈴薯

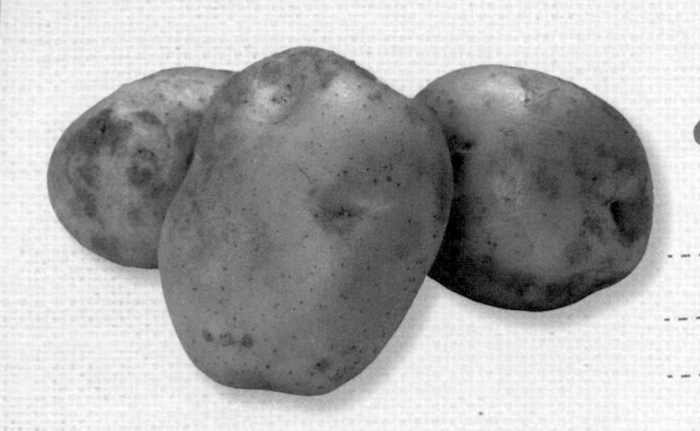

| 性味 |

味甘，性平。

入胃、大腸經。

| 主要營養成分 |

維生素B_6、維生素C、鉀、鈣、磷、蛋白質。

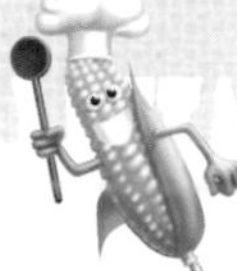

分解根莖葉

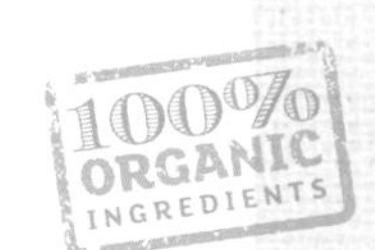

♣ 食用部分→**塊莖**。

清熱解毒，益氣健脾，緩急止痛，通利大便。

♣ 藥用部分→**塊莖**。

主治習慣性便祕，胃潰瘍，十二指腸潰瘍，腹痛，脾胃虛弱，消化不良，急性胃腸炎，腮腺炎，脅痛，心悸，妊娠泄瀉，扁桃體炎。

Food value 營養保健室

1 馬鈴薯中適量的**「龍葵素」**能緩解胃腸平滑肌痙攣，減少胃液分泌，治療胃潰瘍、便祕等症，但**如果食用大量的「龍葵素」將引起中毒**。

2 由於**發芽馬鈴薯所含的「龍葵素」高，所以不能食用**。誤食後輕者噁心嘔吐、腹痛、腹瀉，嚴重者可能會出現脫水、血壓下降、呼吸困難、抽搐、昏迷、心肺麻痺而死亡等危險。

3 馬鈴薯爲治療胃病、心臟病、糖尿病等病症的優質保健食物。

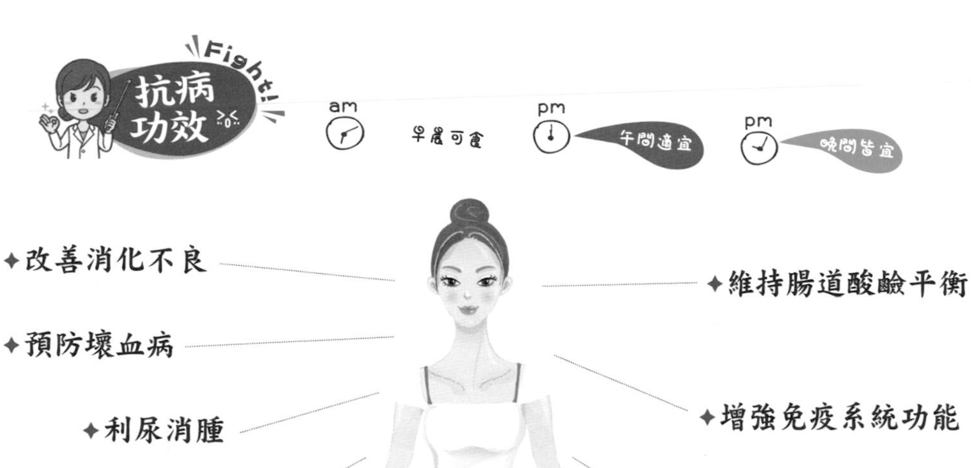

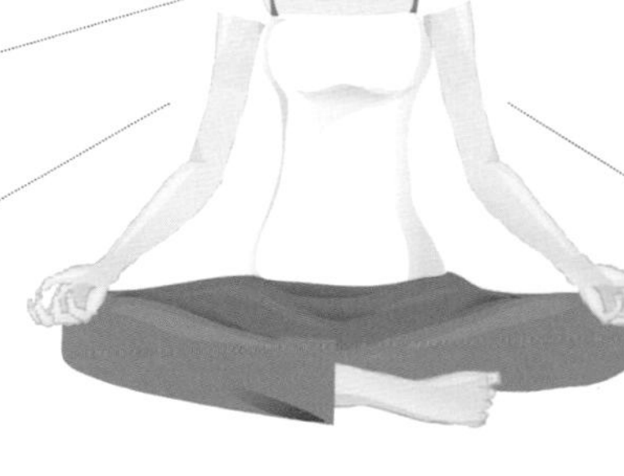

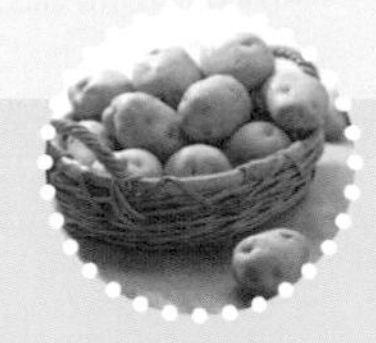

對症食療處方

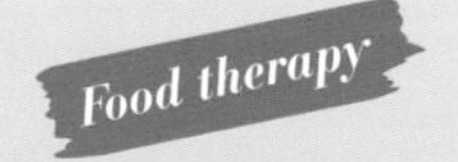

單位換算

1兩＝10錢　1錢＝10分＝3.75公克　1分＝0.375公克

便祕

|配方|馬鈴薯1～2兩、蓮藕3兩。

|做法|將馬鈴薯與蓮藕洗淨，一起搗爛，擠汁服用，每天1次。

胃、十二指腸潰瘍

|配方|馬鈴薯3兩、蜂蜜適量。

|做法|將馬鈴薯洗淨，切碎搗爛再絞汁，每次服用2湯匙，加蜂蜜調勻，以開水沖服。

反胃嘔吐

|配方|馬鈴薯2兩半、橘子汁30毫升、生薑3錢。

|做法|先將馬鈴薯洗淨，生薑榨汁，再加入橘子汁拌勻，倒入杯中用熱水加溫，飯前服1～2匙。

腮腺炎

|配方|馬鈴薯1顆、食用醋少許。

|做法|將馬鈴薯洗淨後切碎，用醋磨汁塗在患處，1日數次。

青春痘

|配方|馬鈴薯半顆。

|做法|將馬鈴薯切成薄片，直接貼在痘痕上，15分鐘後取下洗淨即可。

Sweet potato

高纖優質又防癌

地瓜

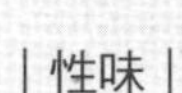

｜性味｜

味甘，性平。

入脾、胃、大腸經。

｜主要營養成分｜

維生素B_6、維生素C、維生素E、類胡蘿蔔素、鉀、鈣、膳食纖維。

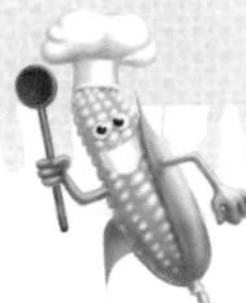

分解根莖葉

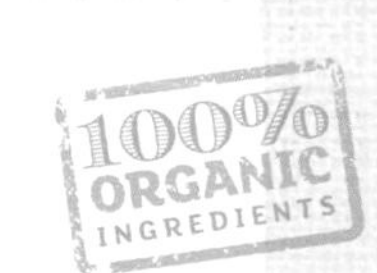

♣ 食用部分→**地下塊根、莖葉。**

補脾益氣，健胃，清腸通便。

♣ 藥用部分→**藤、莖葉。**

藤：治吐瀉，便血，血崩，乳汁不通。

莖葉：主治霍亂，吐瀉，便血，血崩，抽筋。

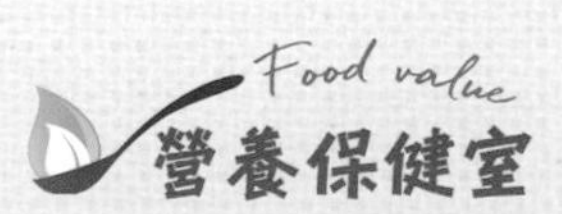

營養保健室

1 地瓜可以健脾胃，強腎陰，通便，涼血止血，解毒。

2 地瓜鮮品或乾品能**利肝潤肺，滋陰補脾，補氣通便**，而地瓜粉適用於中暑、發熱、咳嗽、音啞等症，地瓜葉可以清熱解毒，利腸胃，通便。

3 **胃酸過多者不宜多吃地瓜**，而脹滿者食後易導致脹氣，所以勿食或少食。

4 生地瓜含有**腸胃消化酵素抑制劑**，吃下肚後容易產生腹脹、打嗝等症狀，因此不適合生食。

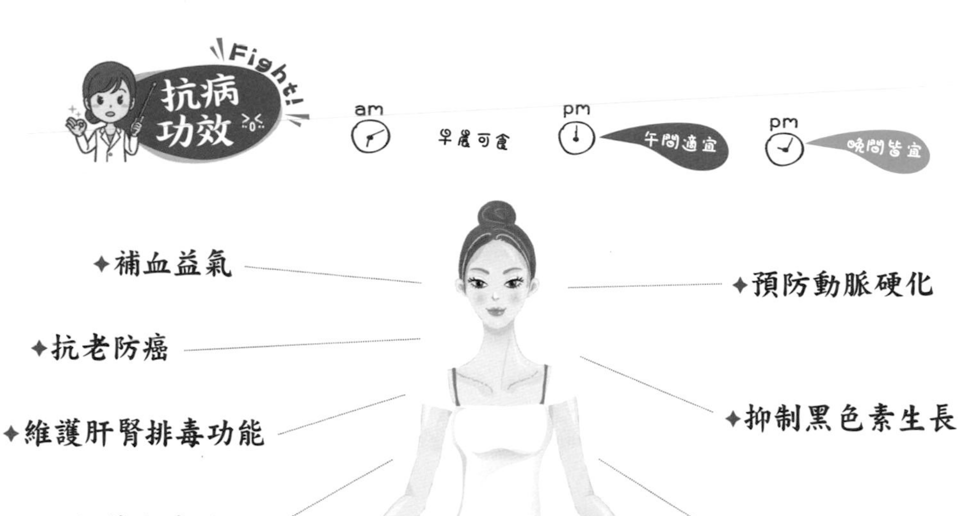

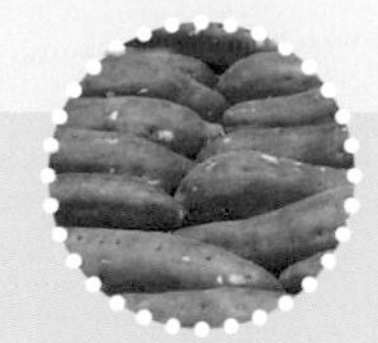

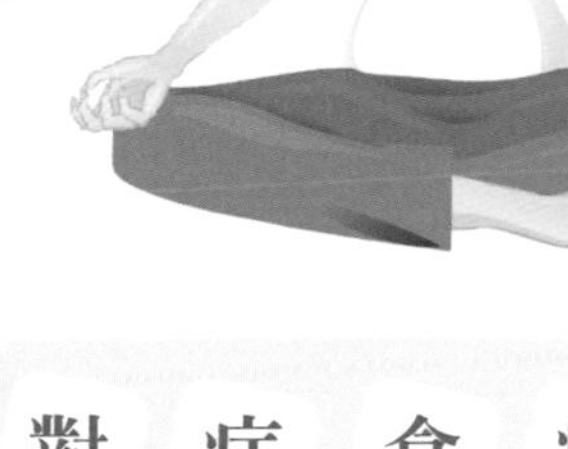

對症食療處方

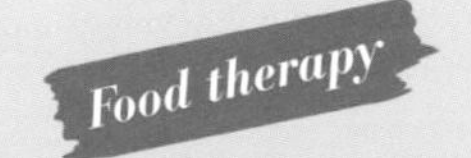

單位換算

1兩＝10錢　1錢＝10分＝3.75公克　1分＝0.375公克

夏暑吐瀉

|配方|地瓜莖葉2兩。

|做法|將地瓜莖葉洗淨，加水煎服即可。

腹瀉

|配方|地瓜藤3兩、食鹽少許。

|做法|將地瓜藤洗淨，切段，加食鹽一起炒成黃色，再加水煎服。

糖尿病

|配方|地瓜葉1兩半、冬瓜3兩。

|做法|將二者一起燉爛服用，分成早晚2次服用。

濕熱黃疸

|配方|地瓜適量。

|做法|將地瓜洗淨切塊後，煮熟食用，黃疸將會自行消退。

便祕

|配方|地瓜5兩，蜂蜜適量。

|做法|先將地瓜去皮切小塊，倒入適量的水煮至熟爛，再加蜂蜜調勻服用。

Lotus root

清 肺 利 氣 消 雀 斑

蓮藕

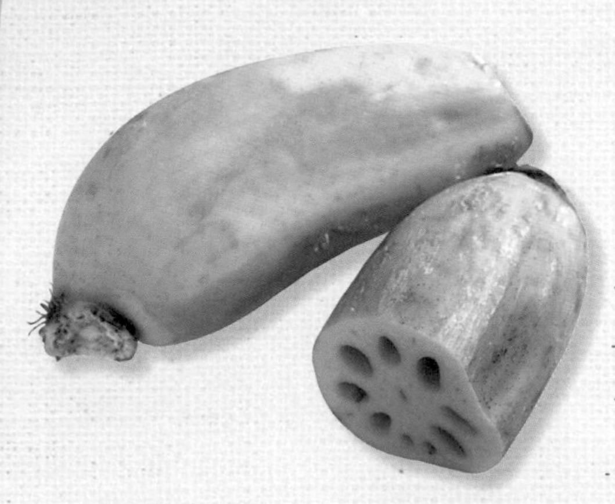

| 性味 |

味甘，性寒。

入心、脾、胃經。

| 主要營養成分 |

維生素B_1、維生素C、黏蛋白、鉀、鐵、磷、單寧。

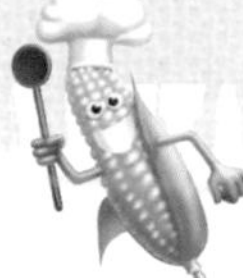

分解根莖葉

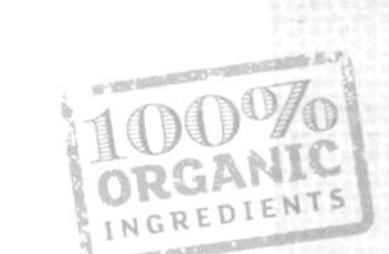

♣ 食用部分→**根莖**。

生藕：清熱生津，涼血止血，益氣醒酒，健胃。
熟藕：健脾益胃，止瀉，養血生肌，開胃消食。

♣ 藥用部分→**根莖**。

主治肺熱咳血，慢性胃炎，暑熱口渴，感冒不癒，肺結核咳嗽，肝炎，貧血，結腸炎，便祕，盜汗，慢性腎炎，痛經，遺精，痔瘡。

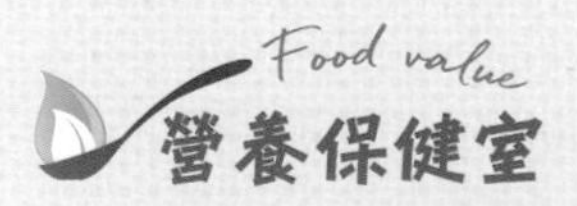

營養保健室

Food value

1 蓮藕含有黏蛋白，並能**預防心血管沉積脂肪**，保持血管的彈性。

2 蓮藕生用，**滋潤肺脾，生津止渴**。針對熱病傷津、煩渴者能清熱除煩、益胃生津，對血熱引起出血者也有療效。

3 蓮藕性寒，單獨食用能清熱解煩；若蓮藕與熱性食材搭配料理，則可發揮補血功效。

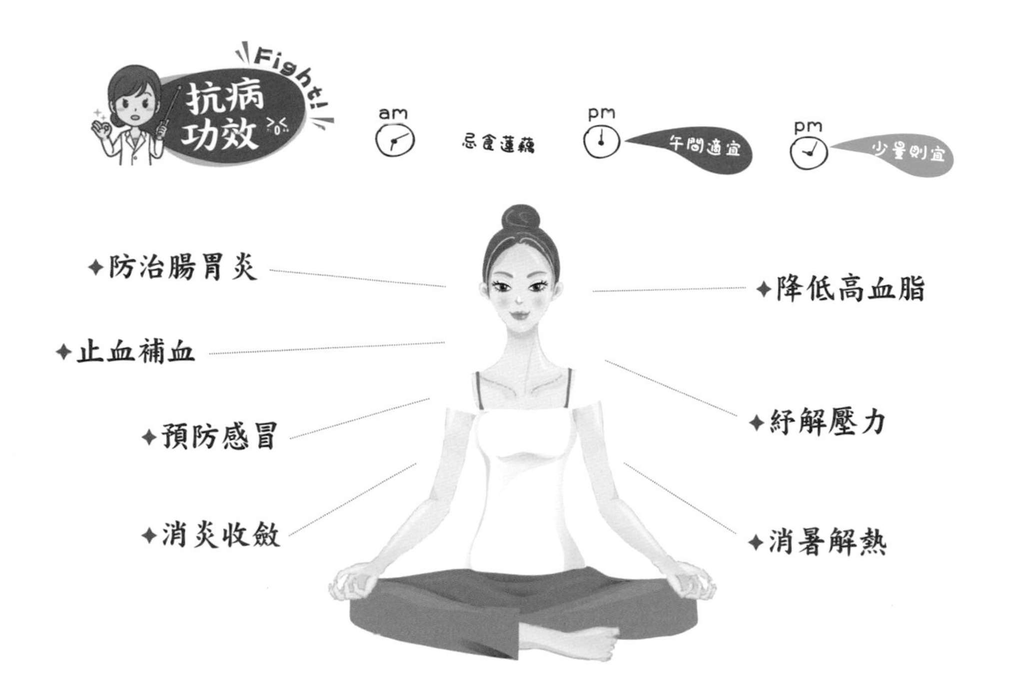

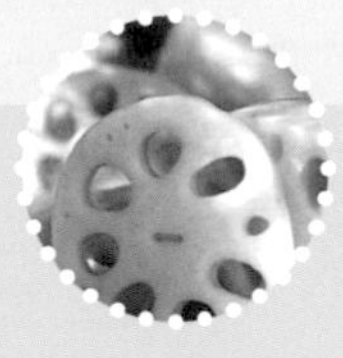

對症食療處方

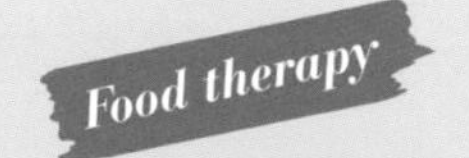

單位換算
1兩＝10錢　1錢＝10分＝3.75公克　1分＝0.375公克

嘔血

|配方|蓮藕2兩半、黃瓜3兩、白茅根3兩。

|做法|將三種材料洗淨，切碎，搗爛，榨取原汁，分2次服用。

肺熱咳血

|配方|蓮藕1兩半、白茅根1兩。

|做法|將兩種食材加水煎煮，分2次服用。

慢性胃炎

|配方|藕節5錢、芡實5錢。

|做法|將兩種材料加水煎服即可。

嘔吐

|配方|蓮藕6兩、生薑1兩半。

|做法|將二種食材洗淨，榨取原汁後服用。

解酒

|配方|蓮藕適量。

|做法|將蓮藕洗淨切片後，絞汁50毫升服用。

流鼻血

|配方|藕節4錢、白茅根4錢、仙鶴草4錢。

|做法|將前述三種材料加水煎，分午、晚2次服用。

Ginger

活血祛寒促循環

薑

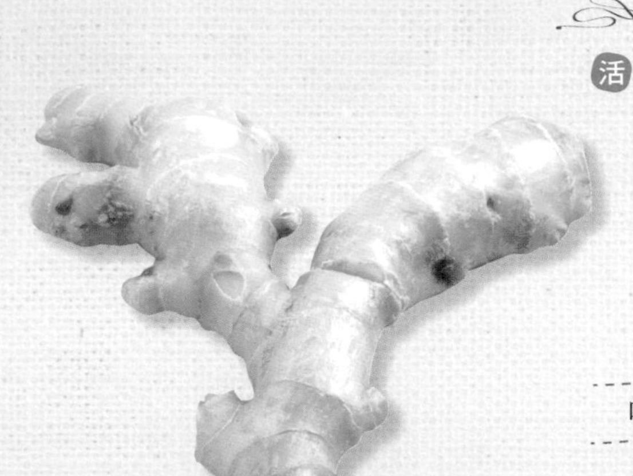

|性味|

味辛，性溫。

入肺、胃、脾經。

|主要營養成分|

維生素B_2、維生素C、鈣、磷、鐵、鉀、菸鹼酸。

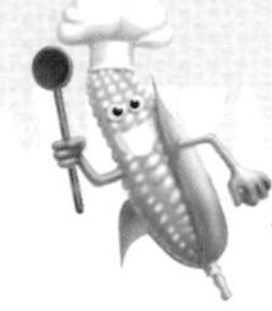

分解根莖葉

100% ORGANIC INGREDIENTS

♣ 食用部分→根莖。

開胃止嘔，發汗解表，散寒止咳，解毒。

♣ 藥用部分→皮、根莖。

皮：利水消腫。

根莖：感冒風寒，虛寒性咳嗽，胃痛，咳嗽痰白，腹瀉，嘔吐。

Food value 營養保健室

1 薑辣素可以刺激消化道黏膜，增進食慾，促進消化。

2 薑中的揮發油、薑辣素、胺基酸等，可以**興奮呼吸中樞和心臟**，升高血壓，並有發汗、止吐等作用。

3 薑能**增強血液循環，刺激胃液分泌**，興奮腸道，促進消化，通常生吃用於發散，熟食則用於溫中。

4 **痔瘡患者不宜用；高血壓病者勿多吃**；肺熱燥咳、胃熱嘔吐者忌用。

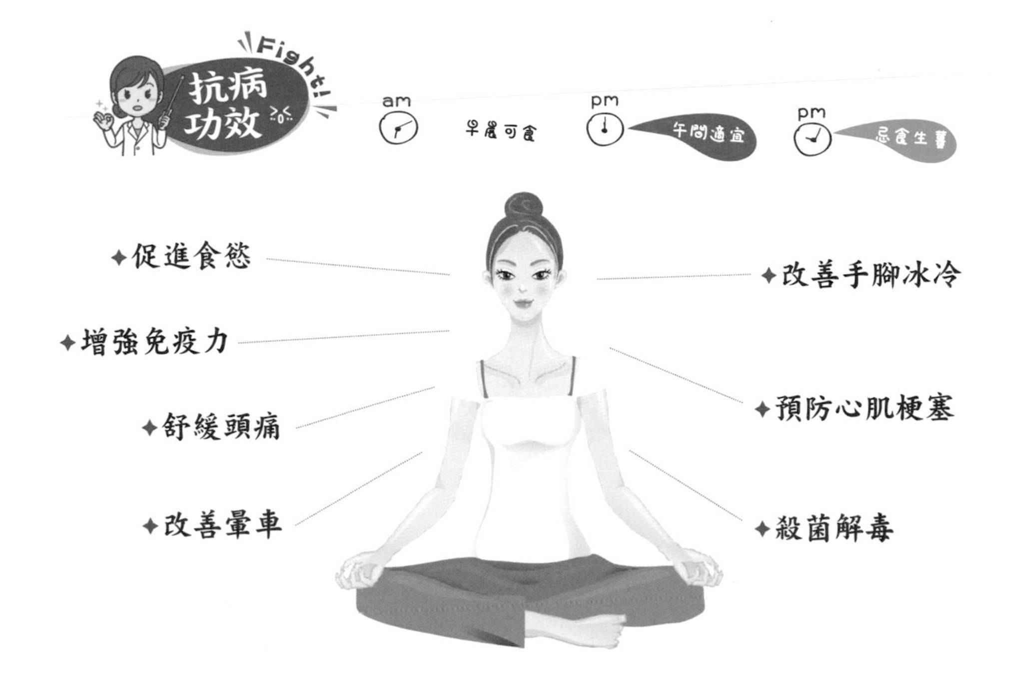

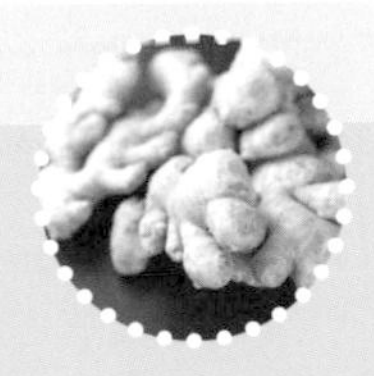

對症食療處方

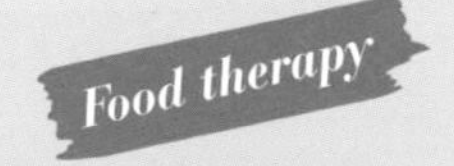

單位換算

1兩＝10錢　1錢＝10分＝3.75公克　1分＝0.375公克

腹瀉

|配方|乾薑3錢、香椿樹皮1兩、蜜草2錢。

|做法|將前述三者一起研成細末，每次服用3公克，每天3次。

慢性腰痛

|配方|生薑3兩、香椿葉3兩。

|做法|將前述二者一起搗爛，外敷在腰部。

打嗝

|配方|生薑1兩、蜂蜜適量。

|做法|將生薑搗汁，取汁去渣，再加入蜂蜜適量調勻，用開水沖服，每天2～3次。

胃寒嘔吐

|配方|薑4錢、橘子帶皮2兩半。

|做法|將前述食材加水煎煮，在飯前溫服，連服5～7日，早晚各1次。

傷風咳嗽

|配方|薑5錢、紅棗1兩、紅糖1兩。

|做法|在裝有薑和紅棗的碗內加入3碗水煎湯，再加入紅糖調勻溫服，切記出汗時不要吹風，等汗自行乾燥即可。

Water chestnut

化痰生津兼解毒

荸薺

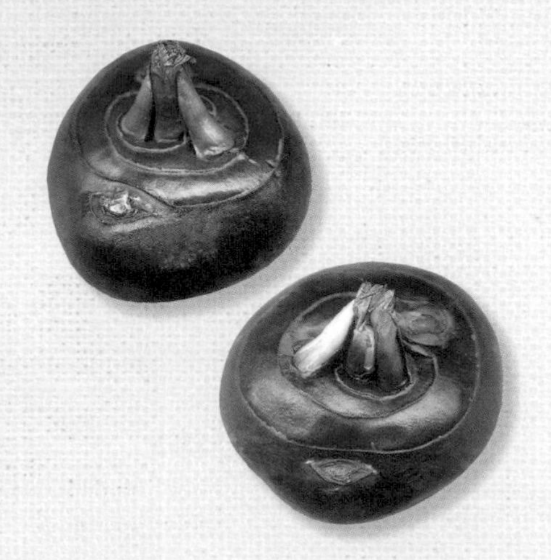

|性味|

味甘，性寒。

入肺、胃經。

|主要營養成分|

鉀、鈉、鎂、磷、維生素A、維生素C。

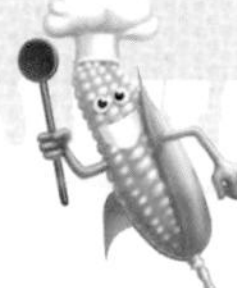

分解根莖葉

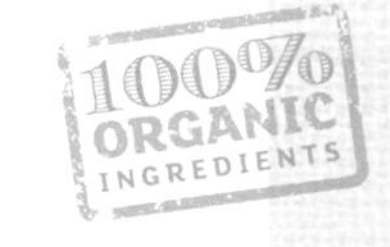

♣ 食用部分→球莖。

球莖：清熱生津，潤肺化痰，降壓，利尿，解渴，助消化。

♣ 藥用部分→地上莖（通天草）。

地上莖：清熱利尿，主治全身浮腫，打嗝，小便不利，淋病。

Food value 營養保健室

1 荸薺富含**黏液質**，故具有潤肺化痰、生津作用，其所含的**澱粉及粗蛋白**，能促進大腸蠕動，而內含的**粗脂肪**，加強了**滑腸通便**的功效。

2 無論是**生吃荸薺或煮食都可以**，飯後生吃開胃下食，除胸中實熱，消宿食。製粉食用有明耳目，消黃疸，解毒的作用。

3 荸薺含有不耐熱的抗菌成分，對於**金黃色葡萄球菌、大腸桿菌等均有抑制作用**，而荸薺還含有抗病毒物質，可抑制流感病毒。

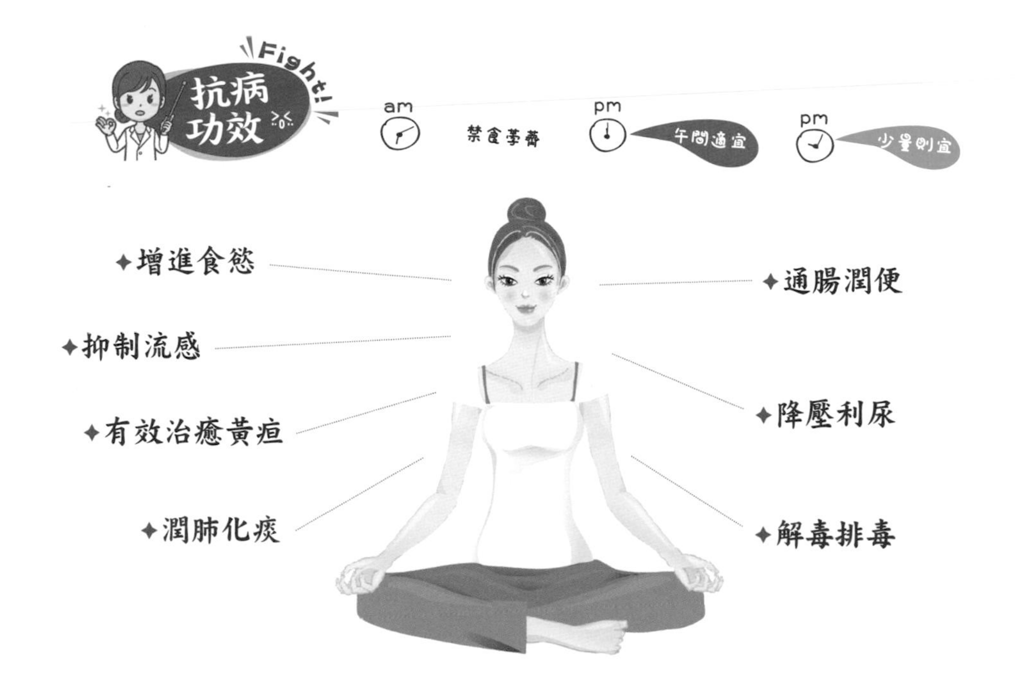

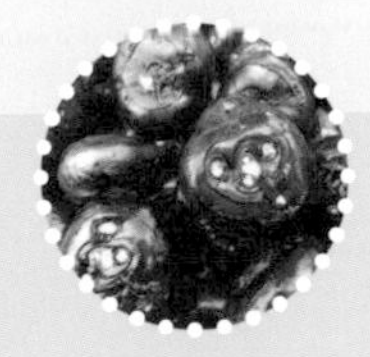

對症食療處方

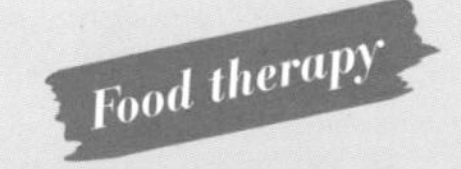

單位換算
1兩＝10錢　1錢＝10分＝3.75公克　1分＝0.375公克

咽喉腫痛

|配方| 荸薺2兩。

|做法| 除去外皮，早晚各嚼食1次。

濕熱黃疸

|配方| 荸薺汁1杯、地耳草5錢、五根草5錢。

|做法| 先將地耳草及五根草洗淨，加入3碗水後煎剩1碗，去渣，再將煎湯1碗加荸薺汁1杯服用，午晚各1次。

高血壓

|配方| 荸薺1兩半、橘子皮8錢。

|做法| 將前述材料用3碗水煎至1碗服用，早晚各1次。

小便不利

|配方| 通天草（荸薺地上莖）1兩半、鮮蘆根1兩。

|做法| 將以上材料用水煎，分成幾次服用。針對全身浮腫，小便不利時，有清熱利水的作用。

痔瘡出血

|配方| 荸薺13兩、紅糖2兩半。

|做法| 將荸薺洗淨削皮，切片後，加水煎1小時，每天1劑，1次或分次服用。

Onion

控制血糖護血管

洋蔥

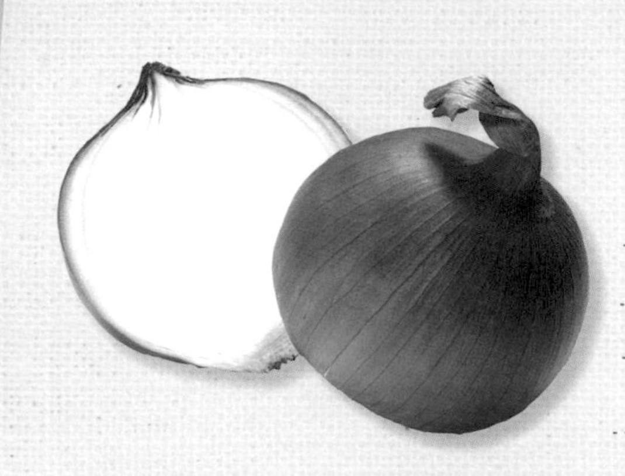

|性味|

味辛，性溫。

入心、脾、胃經。

|主要營養成分|

維生素C、鈣、硒、硫化合物、類黃酮素。

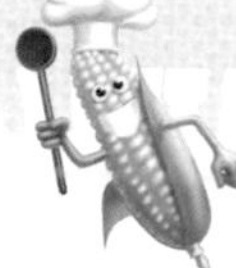

分解根莖葉

100% ORGANIC INGREDIENTS

♣ 食用部分→**鱗片葉**。

發散風寒，溫中通陽，消食化肉，提神健體，散瘀，解毒。

♣ 藥用部分→**全株**。

主治外感風寒無汗、鼻塞，宿食不消，高血壓，高血脂，腹瀉痢疾等症，還可殺蟲除濕，溫中消食，化肉消谷，提神健體。

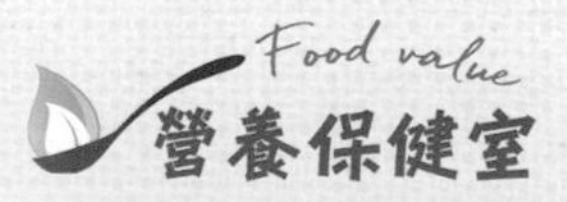

Food value 營養保健室

1 洋蔥鮮品適量，切去根部，剝去老皮，洗淨泥沙，生、熟食均有益健康。

2 洋蔥具有**發散風寒**的作用，是因爲洋蔥鱗莖和葉子含有一種稱爲**硫化丙烯的油脂性揮發物**，它能抵禦流感病毒，並有較強的殺菌作用。

3 經常食用洋蔥對**高血壓、高血脂和心腦血管疾病患者**都有保健作用。

4 洋蔥有一定的提神作用，它能幫助細胞利用葡萄糖，同時降低血糖，供給腦細胞熱能，是**糖尿病患者的食療佳蔬**。

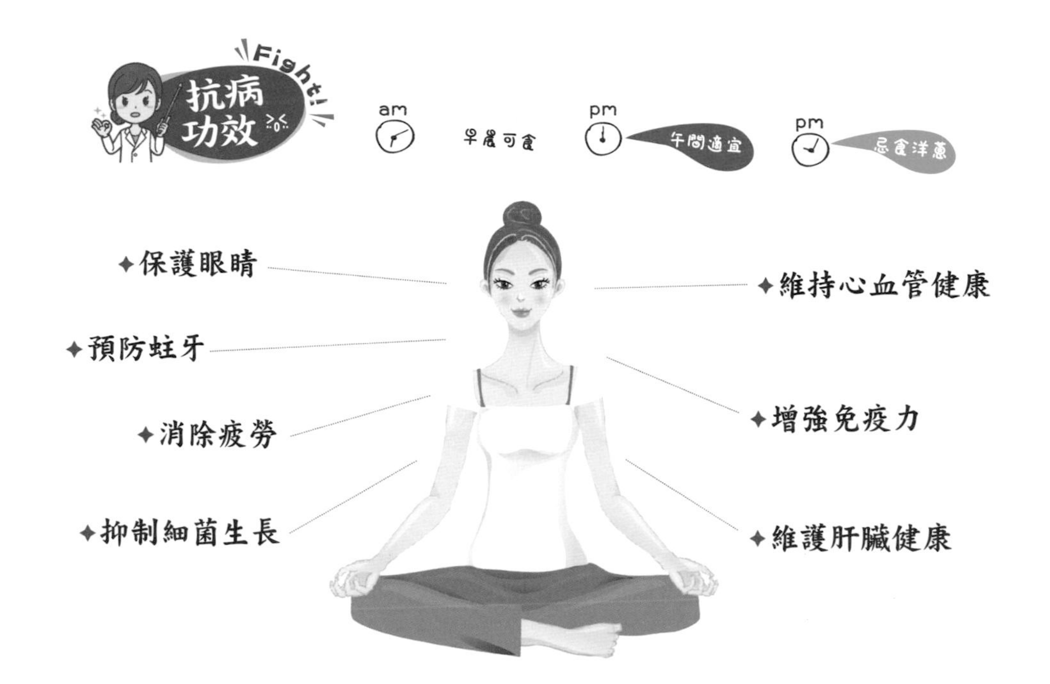

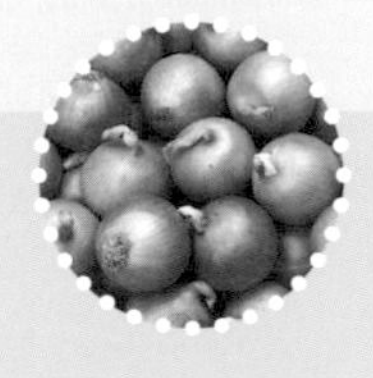

對症食療處方

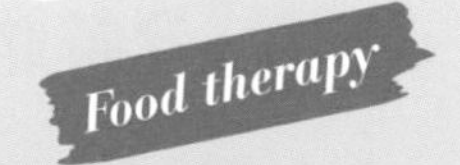

單位換算

1兩＝10錢　1錢＝10分＝3.75公克　1分＝0.375公克

感冒咳嗽

|配方|洋蔥8錢、蔥白4錢、薑片2錢。

|做法|將以上材料加水煎服，每天1次(盡量別在晚上服用)。連服3～5天，有袪痰止咳的功效。

降低血糖

|配方|洋蔥1顆、醋適量。

|做法|將洋蔥剝去外皮，切成薄片，放到微波爐加熱，再將洋蔥放到容器裡，加入5大湯匙食用醋，然後放進冰箱。第二天早晨即可食用。

便祕

|配方|洋蔥1顆、萵筍葉適量、蘋果醋適量。

|做法|將洋蔥洗淨切成薄片，再加幾片萵筍葉，然後倒入蘋果醋，高度只要高於洋蔥即可。

高血壓

|配方|豬瘦肉1兩2錢、洋蔥6兩4錢。

|做法|將洋蔥、豬瘦肉洗淨切片，用調味料醃漬。起油鍋，下洋蔥炒香後調味，再下豬瘦肉炒熟，隨量食用。

Lilii bulbus

清心安神解潤燥

百合

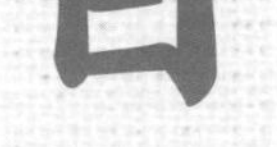

｜性味｜

味甘、微苦，性微寒。

入心、肺經。

｜主要營養成分｜

生物素、葉酸、維生素C、磷、鎂、鉀、鈣。

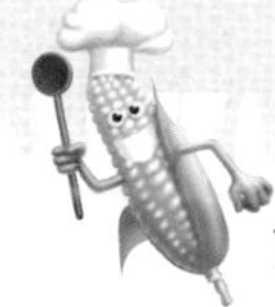

分解根莖葉

♣ 食用部分→**鱗莖**。

潤肺止咳，清心安神，補中益氣，清熱利尿，涼血止血，健脾和胃。

♣ 藥用部分→**鱗莖**。

主治肺癆久嗽，咳唾痰血，心悸，失眠多夢，煩燥不安，心痛，二便不利，腹脹，陰虛咳血，神志恍惚，腳氣浮腫等症。

100% ORGANIC INGREDIENTS

Food value 營養保健室

1 百合含有**生物素**等多種生物鹼和營養物質，特別是針對**病後體弱、神經衰弱等症**大有助益。

2 支氣管不好的人食用百合，可以改善病情，因爲百合能**解溫潤燥**。若是經常食用，則有潤肺、清心、調中之效，可止咳、止血、開胃、安神。**適用於體虛肺弱、肺氣腫、肺結核、咳嗽、咯血等症**。

3 百合性微寒，故虛寒出血、脾虛便溏者不宜選用。

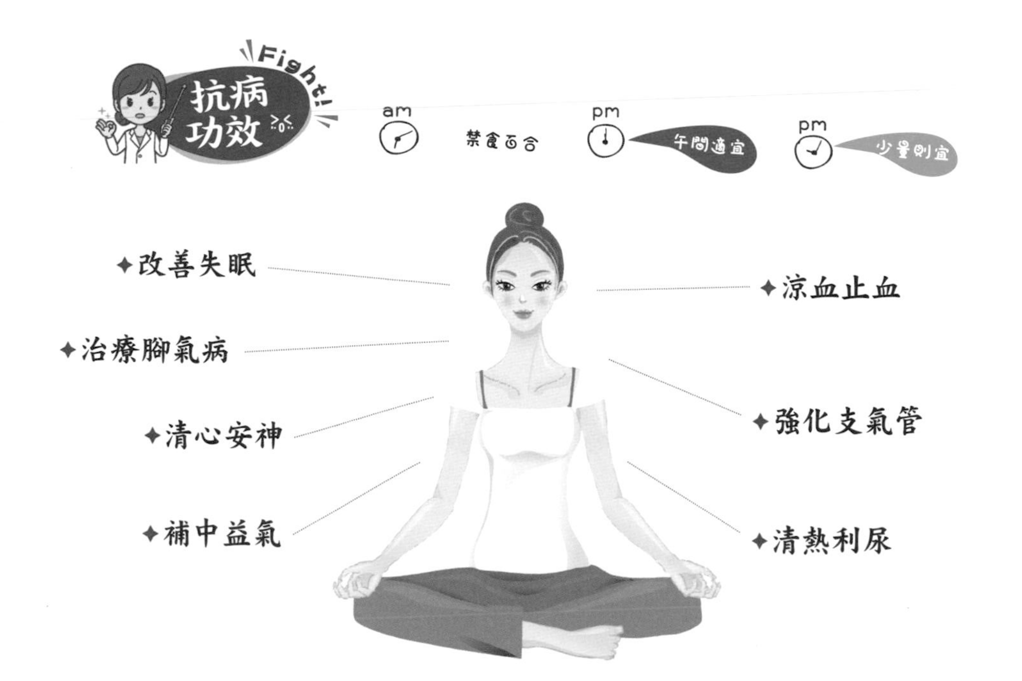

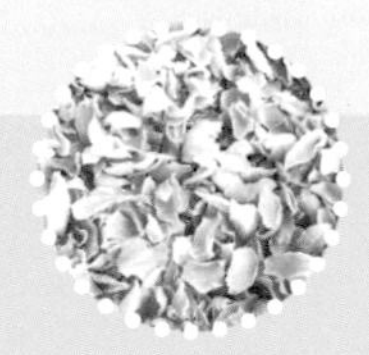

對症食療處方

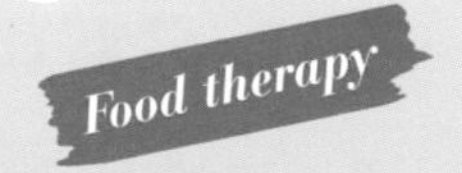

單位換算

1兩＝10錢　1錢＝10分＝3.75公克　1分＝0.375公克

肺燥乾咳

|配方|百合、冰糖各1兩2錢、款冬花3錢。

|做法|將百合洗淨後，一瓣瓣撕開，與款冬花一起放入瓦鍋內，加水適量。以文火燉，快熟時，加入冰糖，燉至百合熟爛即可服食。

祛熱解暑

|配方|百合1兩、冬瓜8兩、雞蛋1顆。

|做法|將百合洗淨撕片，冬瓜切薄片，加水煮沸後，倒入雞蛋清，加入少量油、鹽拌勻熬湯，至湯呈乳白色時即可裝碗。

慢性胃炎

|配方|百合6錢、烏藥、木香各2錢。

|做法|以水煎服前述三種食材，此處方用於胃陰損傷者。

補心安神

|配方|百合6錢、蓮子5錢、糯米2兩、紅糖適量。

|做法|將前述的所有食材共煮粥食。

Garlic

抗癌抗老兼壯陽

大蒜

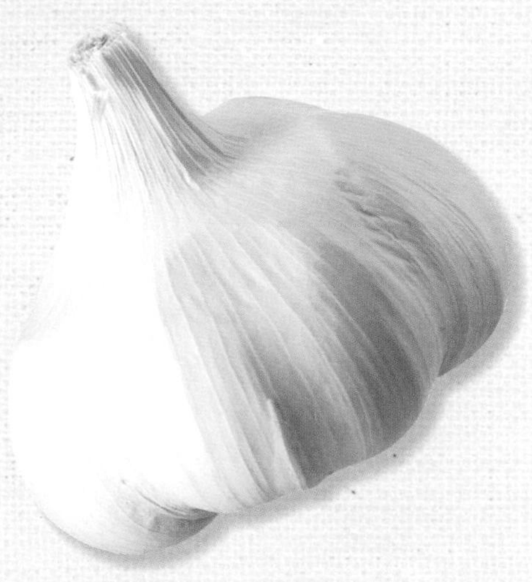

|性味|

性溫，味辛。

入脾、肺、胃經。

|主要營養成分|

維生素B_1、維生素B_2、維生素C、維生素E、蒜素、類胡蘿蔔素、鈣、磷、硒、鍺。

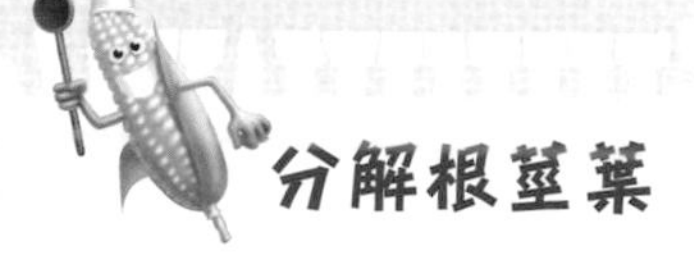

分解根莖葉

100% ORGANIC INGREDIENTS

♣ 食用部分→**蒜瓣**。

溫中行滯，解毒，殺蟲，行滯氣，暖脾胃，解毒，殺蟲。

♣ 藥用部分→**鱗莖**。

專治飲食積滯，脘腹冷痛，水腫脹滿，泄瀉，痢疾，瘧疾，百日咳，白禿癬瘡，蛇蟲咬傷。

Food value 營養保健室

1 大蒜揮發油所含的**大蒜辣素**等具有明顯的抗炎滅菌作用，尤其對於上呼吸道和消化道感染、黴菌性角膜炎有顯著的功效。

2 大蒜能顯著**降低高血脂**，因此大蒜具有**抗動脈粥樣硬化**的作用。而大蒜還含有「**硫化丙烯**」，對寄生蟲有良好的滅殺能力。

3 大蒜素能有效地**抑制癌細胞活性，使之不能正常生長代謝**，促使癌細胞死亡；而大蒜中的鍺和硒等元素有良好的抑制癌瘤或抗癌作用。

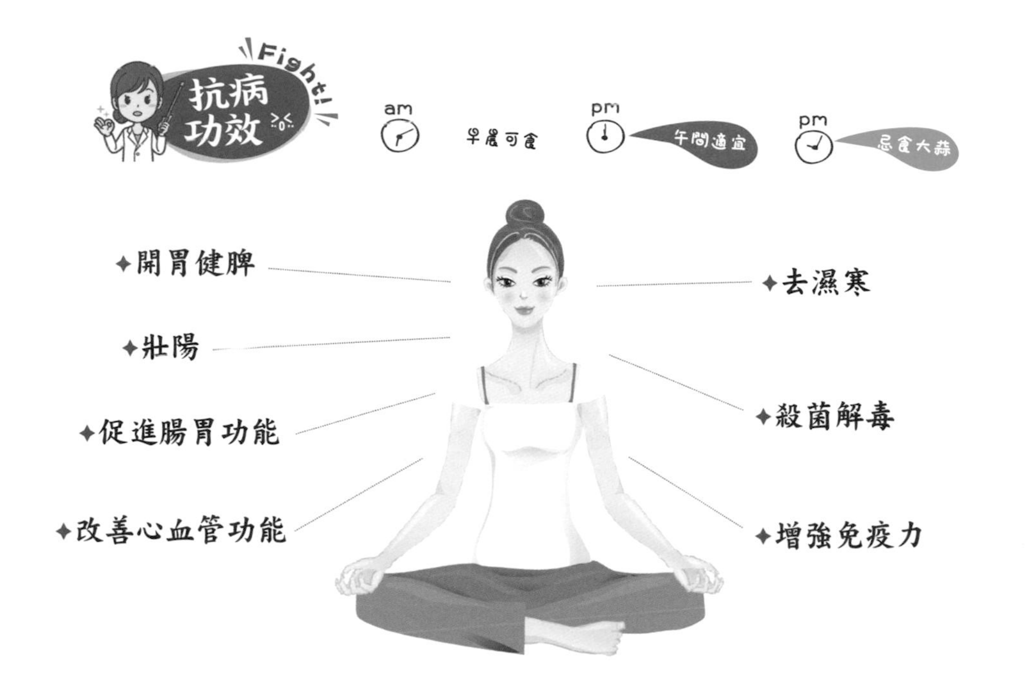

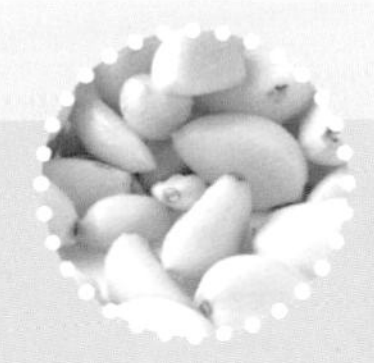

對症食療處方

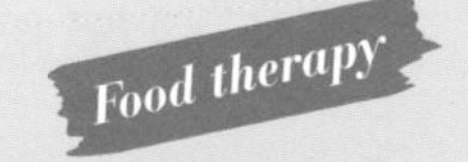

單位換算
1兩＝10錢　1錢＝10分＝3.75公克　1分＝0.375公克

下氣健胃

|配方|紫皮大蒜6錢、粳米2兩。

|做法|將大蒜去皮，放在沸水中煮1分鐘撈出，然後取粳米，放入煮蒜水中煮成稀粥，再將蒜放入（若為結核患者食用，可另加白及粉5公克），一起煮成粥。

食慾不振

|配方|青蒜苗、豬肉各半斤。

|做法|將豬肉洗淨切片，用醬油、料酒、太白粉拌好；把青蒜洗乾淨，切成小段；將鍋燒熱，再倒入豬肉煸炒，加鹽巴、白糖和少量水煸炒至肉熟透，加青蒜繼續炒到入味即成。

止咳解毒

|配方|大蒜2錢、白糖適量。

|做法|將大蒜去皮搗爛，加開水50毫升，除去大蒜泥，再加白糖適量即成。

感冒

|配方|大蒜15公克、生薑15公克，紅糖適量。

|做法|將大蒜、生薑切成片，加水1碗，煮至半碗時放入適量紅糖，睡前服用1次。

Tremella

補腎健腦兼養血

銀耳

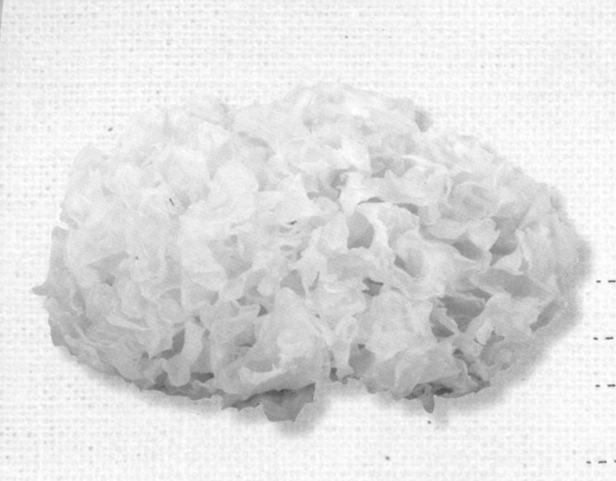

| 性味 |

味甘，性平。

入肺、胃經。

| 主要營養成分 |

維生素B群、維生素D、葉酸、鉀、鈣、磷、鎂、鋅。

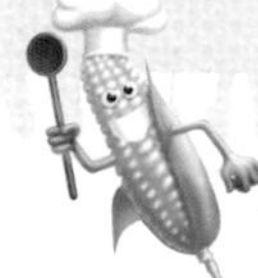

分解根莖葉

100% ORGANIC INGREDIENTS

♣ 食用部分→**乾燥的子實體。**

潤肺化痰，益胃生津，滋補強壯，止血，止咳。銀耳內含的糖漿有增強巨噬細胞的吞噬能力，具有保護放射性損傷的作用。

♣ 藥用部分→**子實體全體**

主治肺熱咳嗽，咽乾口渴，低熱出汗，大便燥結，胃陰虛，病後體虛，痰中帶血，高血壓，血管硬化。

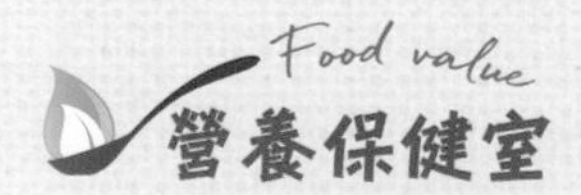

Food value 營養保健室

1 銀耳有**潤肺化痰，養陰生津**的作用。銀耳糖漿能增強巨噬細胞的吞噬能力，對於放射性傷害有保護作用，且適用於高血壓、血管硬化等症。

2 銀耳可以**促進造血功能，保護肝細胞，抗凝血，抑制血栓，降血脂，降血糖，延緩衰老，抗癌。**

3 銀耳能益氣養血，補腎健腦，補脾安神，增進食慾。

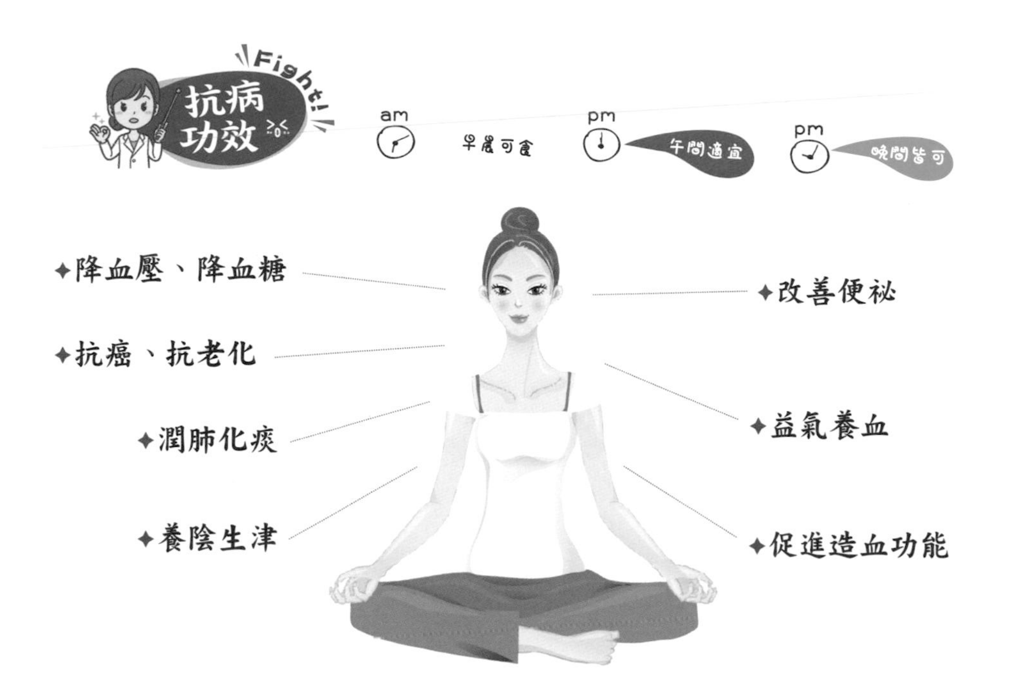

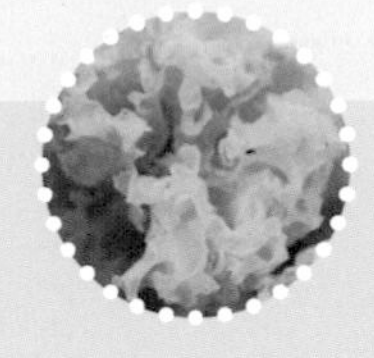

對症食療處方

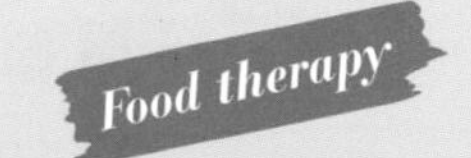

單位換算

1兩＝10錢　1錢＝10分＝3.75公克　1分＝0.375公克

高血壓、動脈硬化

|配方|銀耳2錢、生首烏5錢、黑芝麻8錢。

|做法|先將銀耳、生首烏加適量水煎煮，去渣後，再加炒後研末的黑芝麻，用煎湯沖服。

乾咳無痰

|配方|銀耳8錢、白茅根8錢、枇杷葉4錢、白糖（或蜂蜜）1兩。

|做法|將枇杷葉刷去毛，與木耳、白茅根用水煎去渣，加白糖（或蜂蜜），早晚各服用1次。

白內障

|配方|銀耳8錢、白菜葉1兩半、茶葉8分（或加枸杞3錢）。

|做法|將上述材料加水煎服，每天分成早晚2次服用。

預防肺癌

|配方|銀耳3錢、冰糖適量（或加蓮藕5錢）。

|做法|將銀耳用溫水浸泡1小時，再加熱燉煮成糊狀，加冰糖後即可服用。

Jew's Ear Fungus

滋 補 健 身 兼 益 智

黑木耳

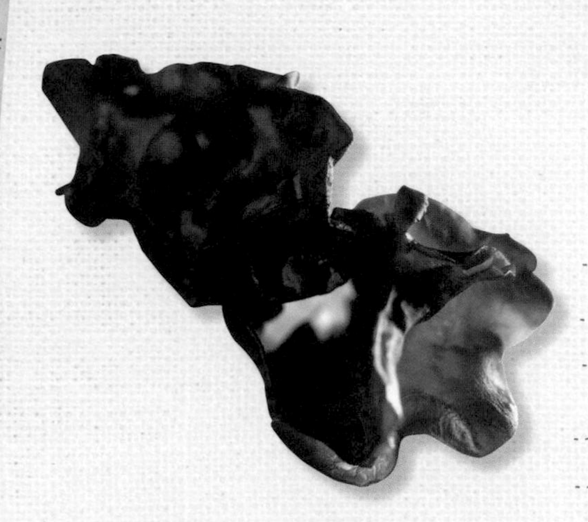

| 性味 |

味甘，性平。

入胃、大腸經。

| 主要營養成分 |

維生素B_1、維生素B_2、維生素B_{12}、維生素D、鈣、磷、鐵、菸鹼酸。

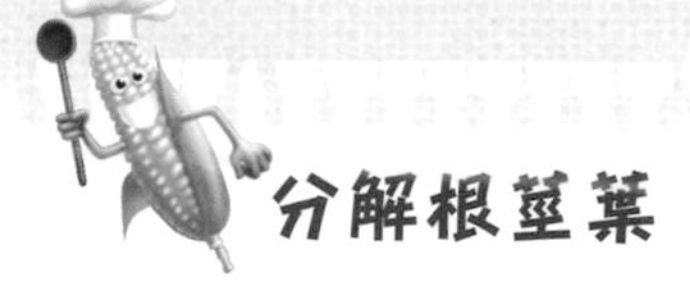

分解根莖葉

100% ORGANIC INGREDIENTS

♣ 食用部分→**子實體**。

不僅可以抗癌，還有顯著的止血作用。

♣ 藥用部分→**子實體**。

主治痔瘡出血，婦女崩漏，吐血，高血壓，便祕，氣虛血虧，貧血，月經過多，赤白帶，眼底出血，肺虛咳嗽，慢性肝炎。

Food value

營養保健室

1 黑木耳可以促進免疫力，還能**抗血栓形成，降血糖，降血脂，抗動脈粥樣硬化及抗癌**，此外，黑木耳還適用於高血壓，血管硬化等症。

2 黑木耳與銀耳內含成分大致相近。不過黑木耳還具有滋養益胃，潤肺養陰，止血等作用。適用於**血痢，崩漏，痔瘡出血，高血壓，便祕，眼流冷淚**等症狀。

3 黑木耳有活血抗凝作用，故罹患出血性疾病者、孕婦不應食用或少食。

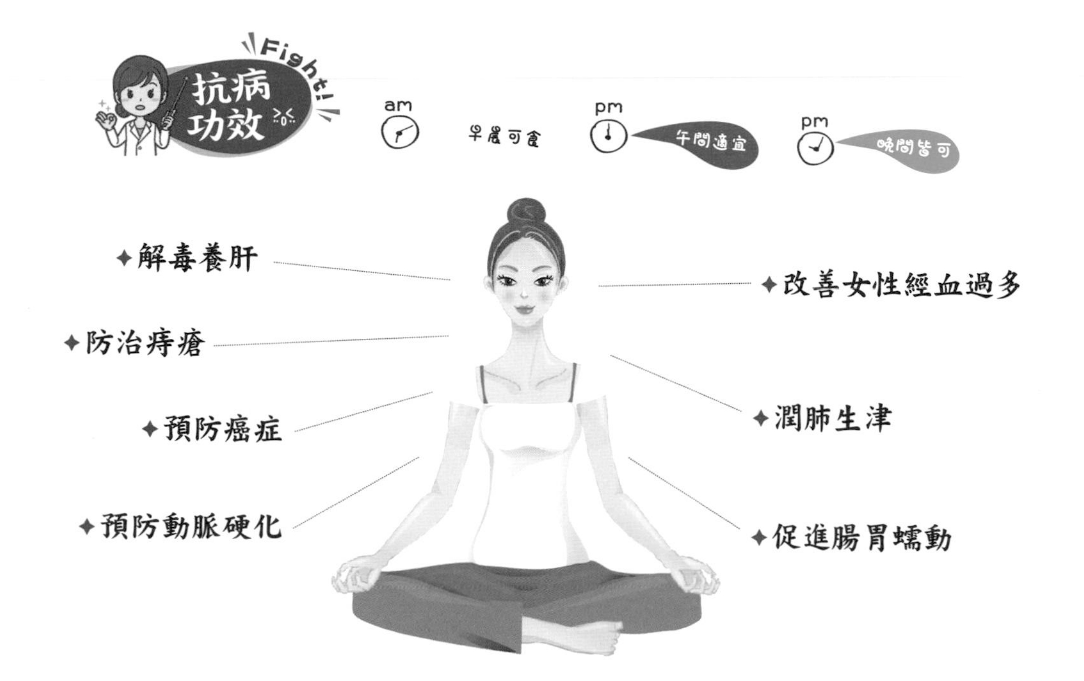

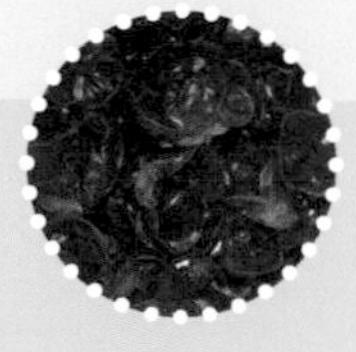

對症食療處方

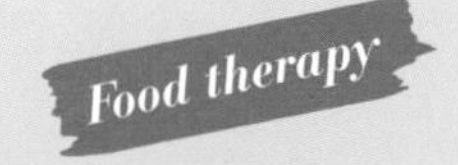

單位換算
1兩＝10錢　1錢＝10分＝3.75公克　1分＝0.375公克

大便燥結

|配方|黑木耳1錢半、柿餅7錢。

|做法|將黑木耳用清水浸泡洗淨，與柿餅一起煮爛服用。

腹痛

|配方|黑木耳1兩、食鹽、食用醋少許。

|做法|先將黑木耳用清水浸泡洗淨，在放有黑木耳的鍋中加入2碗半水並煮熟，接著放入食鹽及醋調味，吃黑木耳飲湯，每天服用2次。

慢性肝炎

|配方|黑木耳2錢、柿餅8錢、糖適量。

|做法|先將黑木耳浸泡洗淨，再與柿餅一起煮爛後加糖調服。

腰肌勞損

|配方|黑木耳3錢、銀耳3錢、冰糖8錢（或加靈芝2錢）。

|做法|先將黑木耳、銀耳洗淨，加清水煮沸，再放入冰糖服用即可。

Mushroom

滋 潤 皮 膚 兼 保 肝

蘑菇

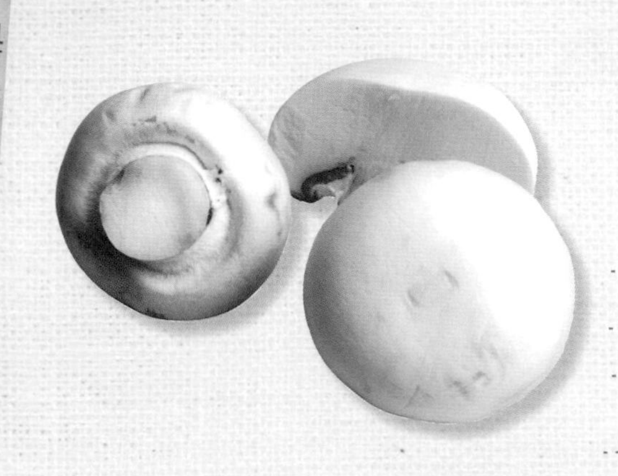

| 性味 |

味甘，性平。

入腸、胃、肺經。

| 主要營養成分 |

蛋白質、維生素B_1、維生素B_2、維生素D、鉀、磷、鈣、菸鹼酸、寡糖。

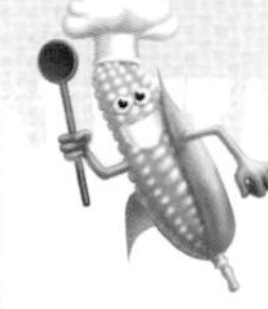

分解根莖葉

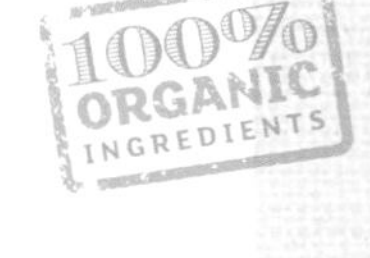

♣ 食用部分→**子實體**。

補脾益氣，潤燥化痰，平肝提神，開胃解毒，透發痲疹。

♣ 藥用部分→**子實體**。

主治脾虛氣弱，食慾不振，倦怠，哺乳期乳汁分泌減少，高血壓，白血球減少症，子宮頸癌，胃癌，或者諸癌手術後可持續服用。

Food value

營養保健室

1 蘑菇含有多糖，可以**提高免疫力及抗腫瘤**，而它對於傷寒桿菌，大腸桿菌均有抑制作用，並能降低血糖。蘑菇爲腫瘤手術、化療後脾胃虛弱，氣血不足，貧血，食慾不振，白血球減少等病症的調補佳品。

2 蘑菇爲藥食兩用品，爲**脾胃虛弱，胃納不開**者的調補食品，經常食用蘑菇可補充營養，強壯體質，還可降血壓、降血糖，爲慢性疾病患者的食療良品。

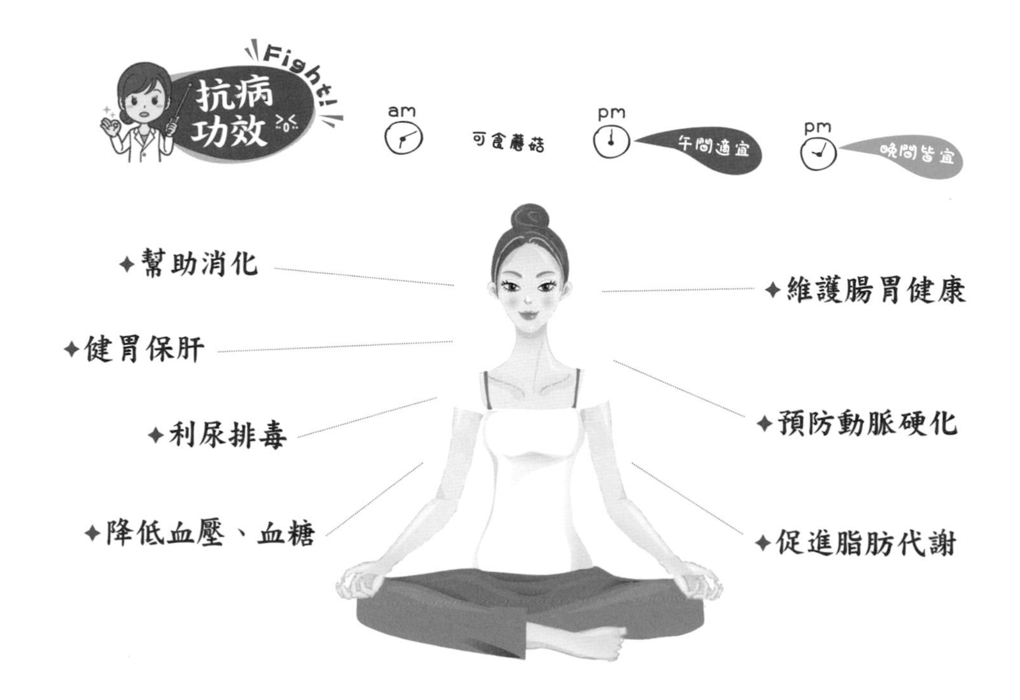

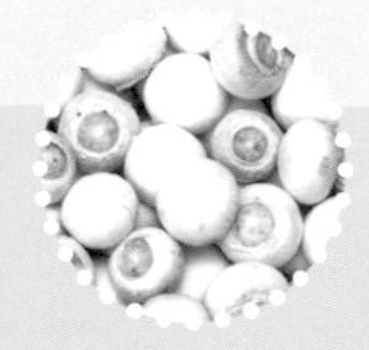

Fight!
抗病功效
am
可食蘑菇
pm
午間適宜
pm
晚間皆宜
✦幫助消化
✦健胃保肝
✦利尿排毒
✦降低血壓、血糖
✦維護腸胃健康
✦預防動脈硬化
✦促進脂肪代謝

對症食療處方

Food therapy

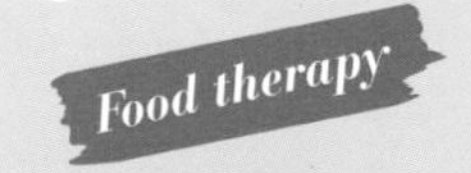

單位換算

1兩＝10錢　1錢＝10分＝3.75公克　1分＝0.375公克

甲狀腺機能亢進症

|配方|蘑菇4兩、調味料適量。

|做法|將蘑菇、水、調味料一起煮湯服用。

開胃健脾、補益強身

|配方|蘑菇1兩、豬瘦肉2兩、酒、鹽、蔥、薑、胡椒等各少許。

|做法|將蘑菇、豬瘦肉切片，再加入調味料炒食即可。

肩周炎

|配方|蘑菇半斤、豬瘦肉半斤、黃酒30毫升、花椒適量。

|做法|先將花椒熬水沖入黃酒內，再把豬肉切片，和蘑菇、黃酒拌勻，蒸熟後即可，分成早晚2次服用。

食慾不振

|配方|蘑菇2兩、食油、食鹽少許。

|做法|將蘑菇切成小塊，蘑菇柄切成斜片，以食油、食鹽炒至熟，再加適量水煮湯服用。

糖尿病

|配方|蘑菇1兩、黑木耳2錢、薑2錢、食鹽適量。

|做法|將前述材料加水煎煮，飲湯吃蘑菇與黑木耳。

Shitake Mushroom

抗三高天然聖品

香菇

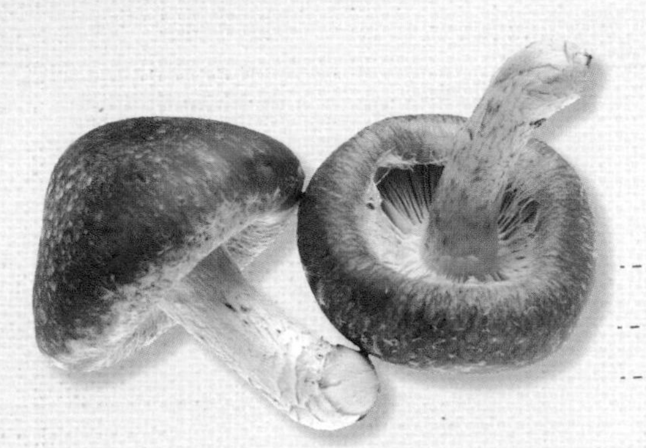

| 性味 |

味甘，性平。

入肝、胃經。

| 主要營養成分 |

蛋白質、維生素B_1、維生素B_2、鉀、鎂、鋅、鈉。

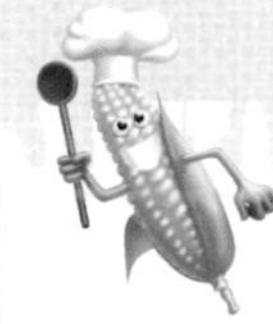

分解根莖葉

♣ 食用部分→**子實體**。

香菇有降低血脂，抑制人體血清膽固醇上升，並能增強身體免疫力，促進鈣的吸收及抗癌等作用。

♣ 藥用部分→**子實體**。

補脾益氣、和中益胃、理氣化痰、抗癌。

Food value

營養保健室

1 香菇味甘，性平。其具有**補脾胃，促進免疫功能，抗肝炎，抗腫瘤，抗病毒**等作用。

2 **香菇腺嘌呤可以降低血液清膽固醇、防止動脈硬化及血管病變**。其內含香菇多糖等營養素具有抗氧化作用。

3 **腹脹胸悶者須慎用香菇**，而香菇容易膩滯，故產後、病後及胃寒有滯者須忌服。脾胃寒濕氣滯者不宜食用。

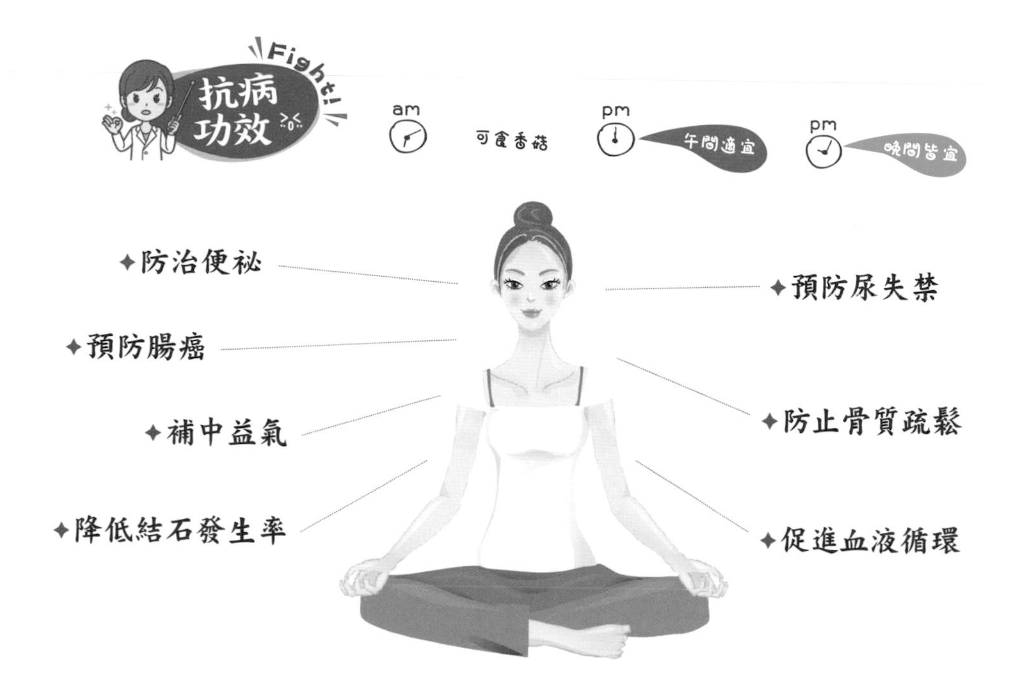

對症食療處方

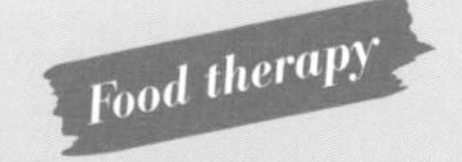

單位換算

1兩＝10錢　1錢＝10分＝3.75公克　1分＝0.375公克

脾胃虛弱

|配方|香菇5錢、豆腐2塊、少許豬瘦肉。

|做法|先將香菇用清水浸泡發變軟，切成片絲；豆腐洗淨切成小塊，一起放入鍋中，倒入適量的水和調味料燉煮，也可以加少許豬瘦肉，燉30分鐘即可食用。

咳嗽

|配方|香菇3錢、砂糖或蜂蜜適量。

|做法|將香菇用清水煎煮，再以砂糖調服。

益脾胃、補肝腎

|配方|香菇8錢、鱸魚1條、生薑4錢、食鹽少許。

|做法|先將香菇用清水泡發後洗淨，再處理鱸魚，並將生薑切片，三者一起放鍋內，加清水、食鹽燉服。

食慾減退

|配方|香菇4錢、紅棗4錢、花生4錢、雞肉3兩。

|做法|先將香菇用清水浸泡發開，紅棗洗淨，雞肉切塊，花生洗淨，再把食材一起放在鍋內，加水、食鹽、生薑片，燉熟服用。

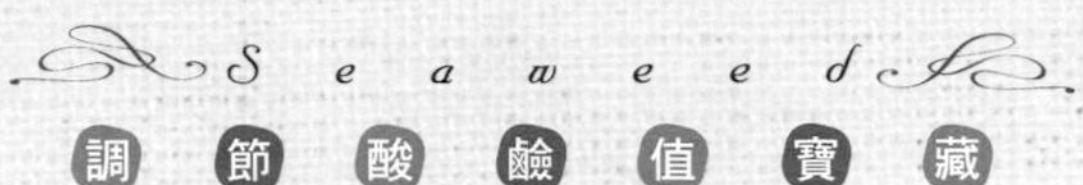

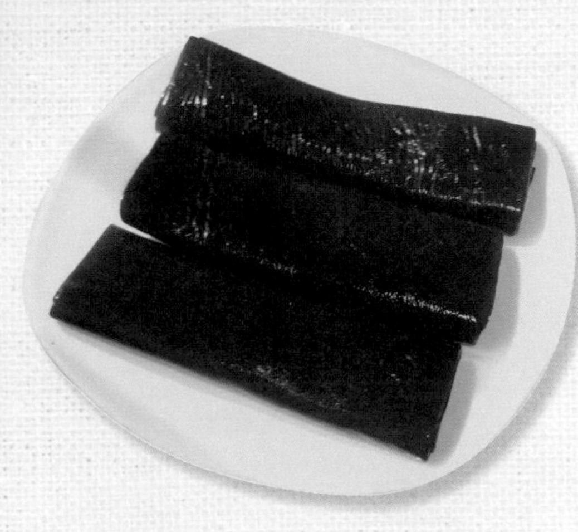

海帶

|性味|

味鹹，性寒。

入肝、腎經。

|主要營養成分|

碘、鉀、鐵、鈣、磷、硒、葉酸、維生素B_1、維生素B_2。

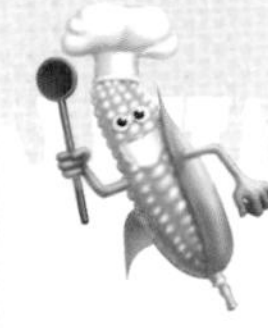

分解根莖葉

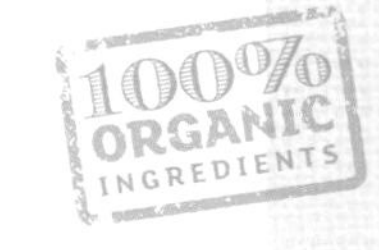

♣ 食用部分→**海帶**。

軟堅行水，破積去濕。

♣ 藥用部分→**海帶**。

主治睪丸腫痛，痰飲水腫，缺碘性甲狀腺腫大。

Food value 營養保健室

1 懷孕、哺乳的婦女不宜大量食用海帶，以免它所含的碘經由血液循環，從胎盤或母乳進入胎兒及幼兒體內，導致甲狀腺功能障礙。

2 海帶中含有豐富的**碘**，是甲狀腺素的主要成分，因此可防治甲狀腺腫大，它內含褐藻胺酸，具有降壓作用，可使血液中的膽固醇含量降低，而且對於**高血壓**、**動脈硬化**、**脂肪過多症**均有預防和輔助治療作用。

3 值得注意的是，因為海帶**有降壓**作用，故**低血壓者須慎用**。

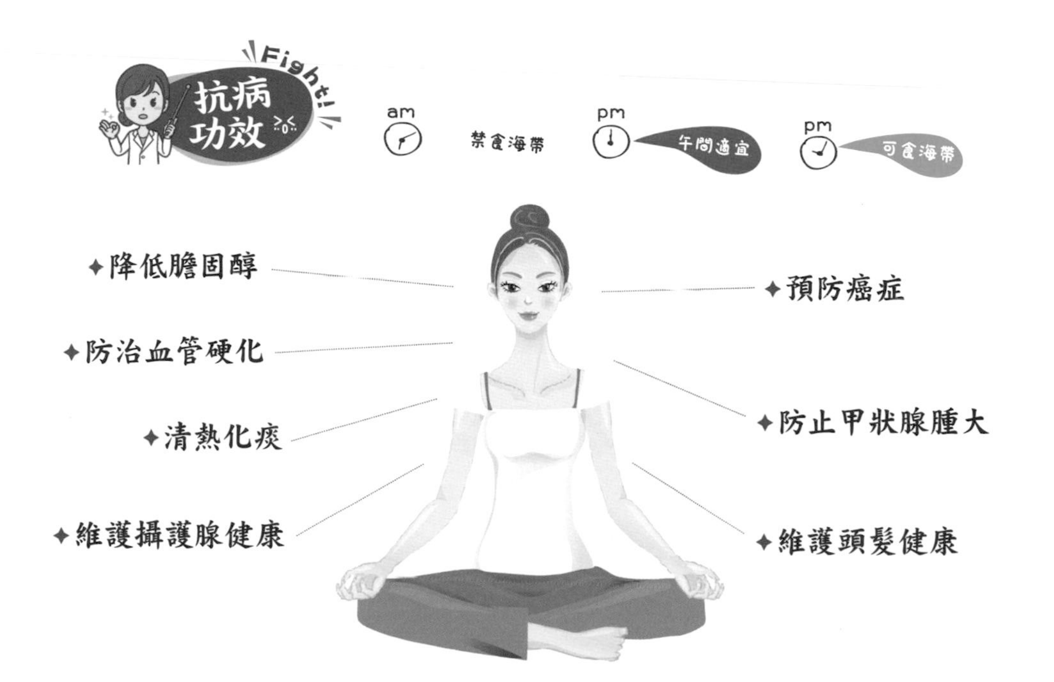

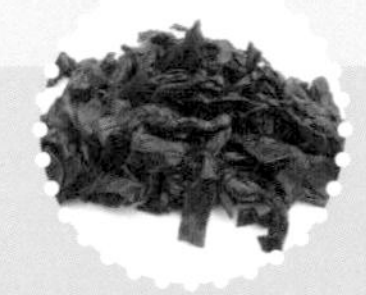

對症食療處方

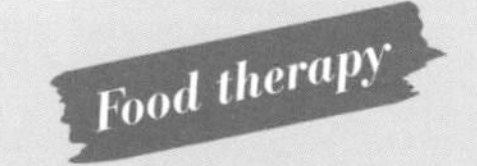

單位換算

1兩＝10錢　1錢＝10分＝3.75公克　1分＝0.375公克

甲狀腺腫大

|配方|海帶、昆布、紫菜、海藻、玉米鬚各5錢。

|做法|將以上各材料加水煎，代茶服用，具有消堅散結的作用。

頸淋巴結腫大

|配方|海帶5錢、夏枯草5錢、海藻3錢、白芥子3錢。

|做法|將上述材料加水煎2次，再分成午晚2次服用。

急性腎炎

|配方|海帶8錢、玉米鬚8錢、草決明4錢。

|做法|將前述三項食材加適量水煎煮，取湯分午晚2次服用。

護髮

|配方|海帶粉末4兩、黑芝麻9兩、蜂蜜少許。

|做法|先將黑芝麻炒香，同海帶粉末拌勻，再加蜂蜜，每次服用1匙半，宜經常服用。

Broccoli

抗凝血兼護眼睛

花椰菜

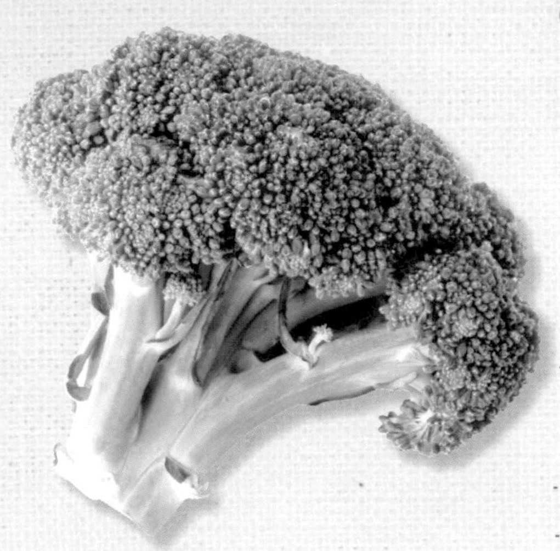

|性味|

味甘，性平。

入腎、脾、胃經。

|主要營養成分|

維生素C、維生素K、類胡蘿蔔素、鈣、磷、膳食纖維。

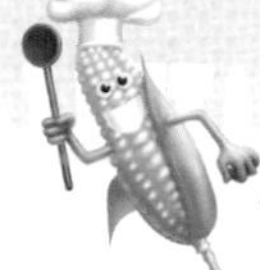

分解根莖葉

100% ORGANIC INGREDIENTS

♣ 食用部分→**頭狀花**。

益腎健腦，明目利水，清血健身，抗毒，抗癌利水，潤肺，止咳。

♣ 藥用部分→**頭狀花、莖葉**。

頭狀花：預防牙周痛，便祕，阻止膽固醇氧化，預防血小板凝結。
莖葉：潤肺止咳。

Food value 營養保健室

1 花椰菜又名花菜，其富含維生素C，不僅能清熱，通利大小便，且適宜痛風患者經常食用。

2 花椰菜是富含**類黃酮素**的蔬菜之一，它同時也是最好的**清血劑，能阻止膽固醇氧化，防止血小板凝結成塊，並且減少心臟病和中風的風險。**

3 花椰菜含有多種維生素和礦物質，故能防治消化道潰瘍，健腦，利內臟，補氣。**它所含的維生素K，對於皮膚損傷有很大的益處。**

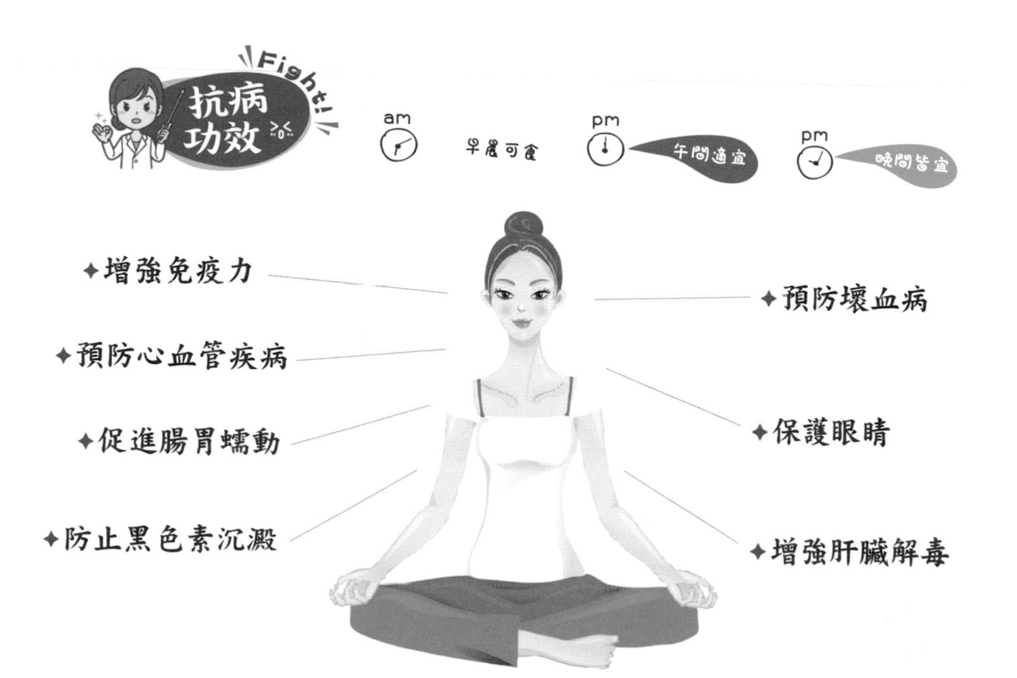

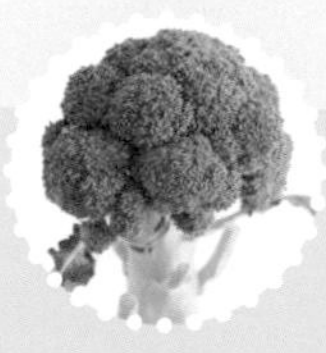

對症食療處方

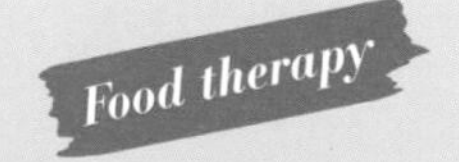

單位換算
1兩＝10錢　1錢＝10分＝3.75公克　1分＝0.375公克

咳嗽

|配方|花椰菜莖葉2～4兩、蜂蜜適量。

|做法|將花椰菜莖葉洗淨榨汁，然後煮沸，待稍溫後加入蜂蜜調勻服用。

高血脂病

|配方|花椰菜適量、香菇適量。

|做法|將花椰菜洗淨切開，香菇切片，可以炒食或者煮湯服用。

慢性胃炎、消化不良

|配方|花椰菜適量、土雞蛋2顆。

|做法|將花椰菜洗淨後切開，與雞蛋一起煮熟食用。

提升免疫力

|配方|花椰菜適量、土雞肉適量。

|做法|將花椰菜洗淨切開，雞肉切塊，一起炒食或煮食。

貧血

|配方|花椰菜適量、雞蛋1～2個。

|做法|先將花椰菜切開洗淨，與雞蛋一起煮湯服用。

倦怠

|配方|花椰菜適量、蠔油適量。

|做法|將花椰菜切開洗淨，再以蠔油炒熟食用。

Daylily

消炎解毒又止痛

金針花

| 性味 |

味甘，性微寒。

入心、肝經。

| 主要營養成分 |

維生素A、維生素C、維生素E、葉酸、鉀、鈣、鎂、鈉、鋅、磷。

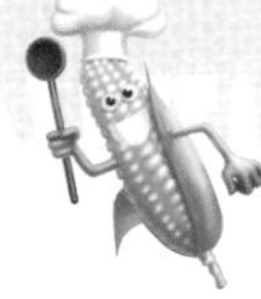

分解根莖葉

100% ORGANIC INGREDIENTS

♣ 食用部分→花。

清熱涼血，安神明目，利濕，開胸利膈。

♣ 藥用部分→花、根、嫩苗。

花：利濕，解鬱，涼血。**嫩苗：**可以清熱利濕，也具有抗氧化作用。
根：治療關節炎。

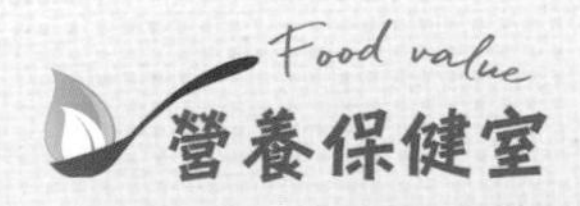

1 金針花爲營養食品，由於它所含有的膳食纖維較多，故能刺激腸胃蠕動，增進食慾，且具有幫助消化的作用。

2 金針根有**利水消腫，消炎解毒，止痛**的功效，故常吃金針菜對高血壓病、腎臟病患者相當有益。

3 **生吃金針根有毒**，過量食用可能會損壞視力，甚至導致手足發冷並伴有麻木感，故不宜食用。

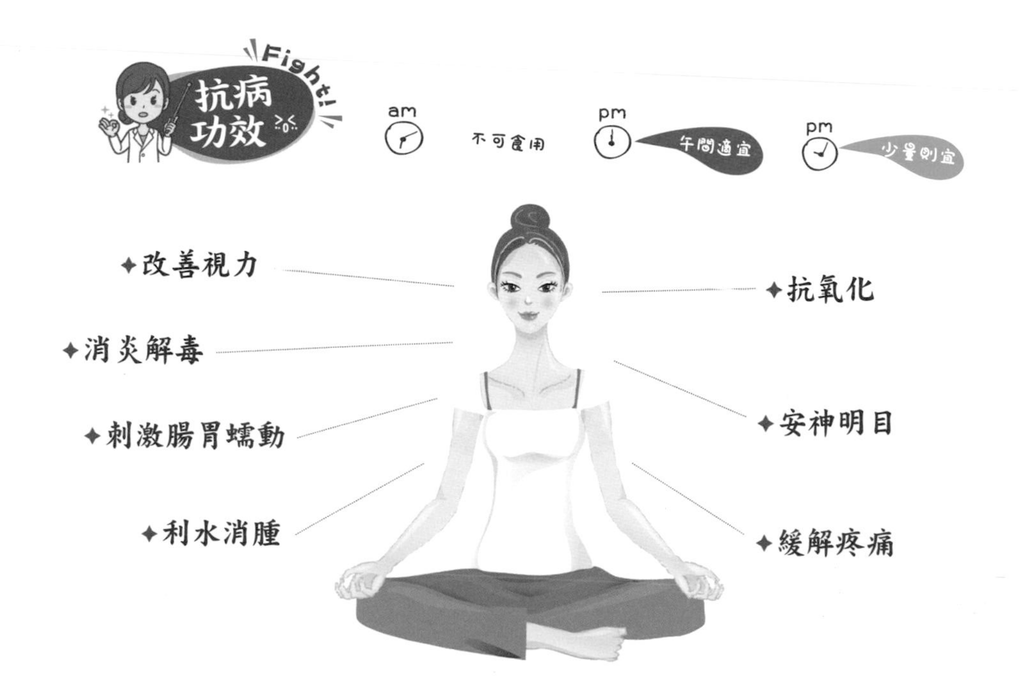

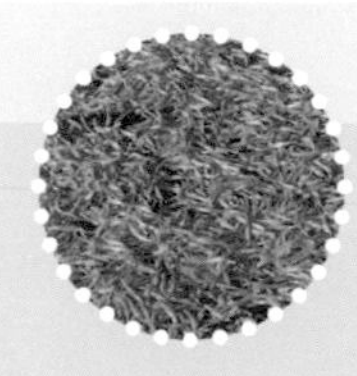

對症食療處方

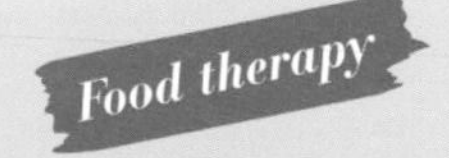

單位換算
1兩＝10錢　1錢＝10分＝3.75公克　1分＝0.375公克

神經衰弱性失眠

|配方|金針花8錢、 合歡花2錢半、蜂蜜適量。

|做法|將前兩種藥材洗淨，倒入適量的水煎30分鐘，然後去渣，加蜂蜜再煎3分鐘即可，於睡前飲服。

痔瘡出血

|配方|金針花8錢、紅糖適量。

|做法|將金針菜加水煎煮，放入紅糖調味，在晚餐之前1小時服用，連服4天。

月經不調

|配方|金針花4錢、乾芹菜8錢。

|做法|將兩種食材洗淨後，加適量水煎湯服用。

眩暈

|配方|金針花4錢、忍冬花3錢（或加蒼耳子3錢，菊花2錢）。

|做法|將前述材料加水煎服，每天服用1次即可。

體虛

|配方|金針根4錢、當歸4錢、豬瘦肉6兩、食鹽少許。

|做法|先將豬瘦肉切塊煮至半熟，再加金針根、當歸及少許鹽一起煮，喝湯吃肉。

Eggplant

防治慢性病良藥

茄子

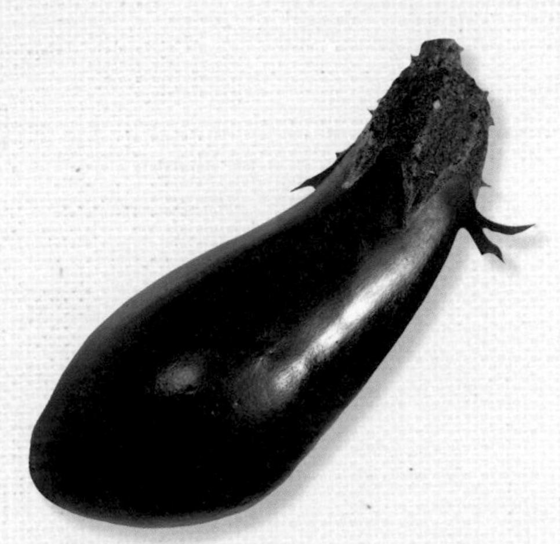

| 性味 |

味甘，性涼。

入胃、腸經。

| 主要營養成分 |

維生素A、維生素B_2、維生素D、維生素P、磷、鉀、菸鹼酸。

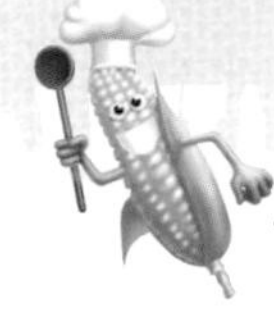

分解根莖葉

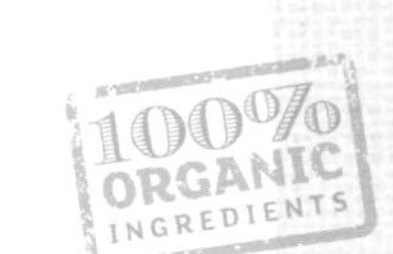

♣ 食用部分→**果肉**。

清熱涼血，消腫止痛，活血化瘀，利尿，利大便。

♣ 藥用部分→**根莖、葉**。

根莖：清熱利濕，驅風通絡，止痛，止血。

葉子：散血消腫，止痛解毒。

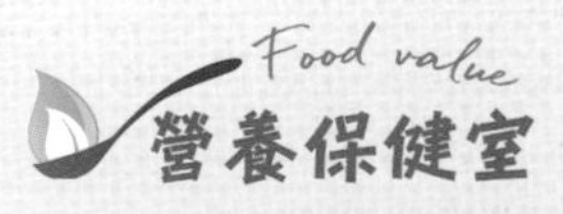

Food value 營養保健室

1 茄子富含維生素P，能增強人體細胞間的黏著力，以及強化微血管的彈性，防止破裂出血，使血小板維持正常功能。

2 茄子纖維中所含的皀素，可以有效降低膽固醇。

3 茄子中含有豐富的**「龍葵素」**，「龍葵素」可以抑制消化道腫瘤細胞的增殖，特別是針對胃癌、盲腸癌有較好的抑制作用。

4 若是經常食用茄子，能維持血液中膽固醇的平衡，並減少老年斑。

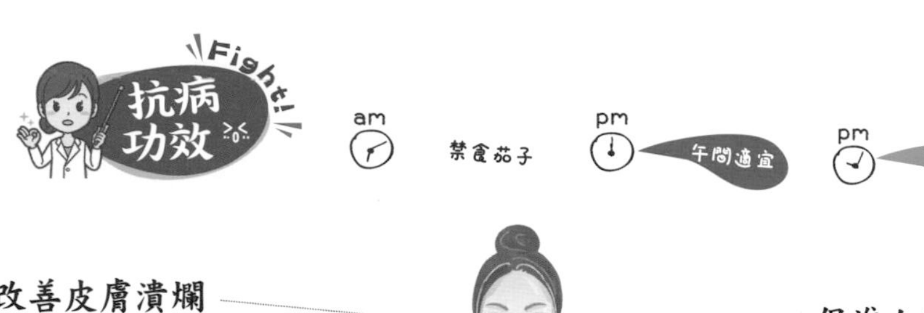

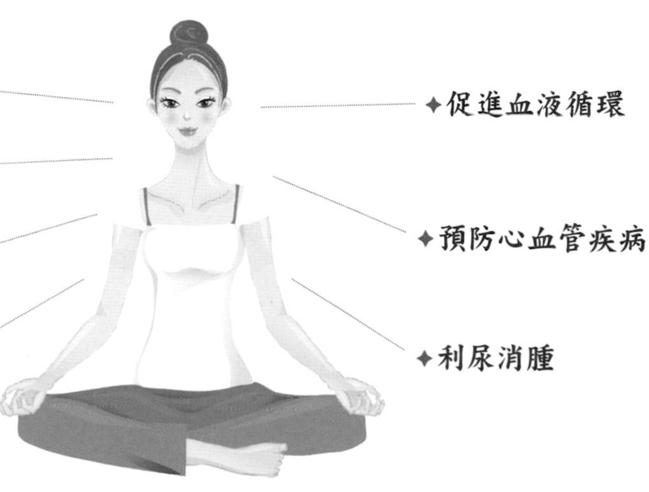

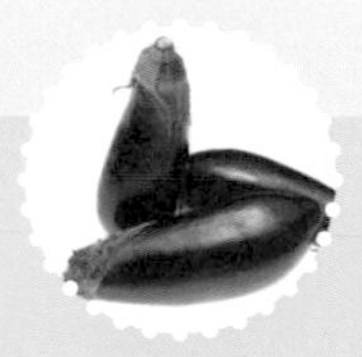

對症食療處方

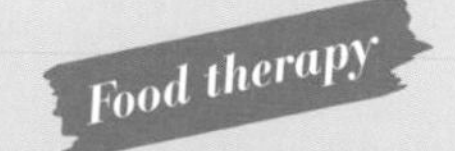

單位換算
1兩＝10錢　1錢＝10分＝3.75公克　1分＝0.375公克

痔瘡

|配方|茄子2個、食鹽、油少許。

|做法|將茄子洗淨，放入鍋中一起蒸熟服用。

跌打損傷

|配方|茄子1個、米酒適量。

|做法|茄子洗淨，切厚片焙乾，研成細末，每次服用3～5公克，以溫米酒送服。

肺虛咳嗽、年久咳嗽

|配方|白茄子3兩、蜂蜜6錢。

|做法|加入4碗水(最好要蓋過茄子)，等水煎至剩2碗即可，然後去渣，加蜂蜜調勻，分午晚2次服用。

流鼻血

|配方|老茄子皮1兩、側柏葉3錢、白茅根3錢。

|做法|將前述三者加適量水煎煮2次，午晚各服用1次。

蛀牙

|配方|茄子根適量。

|做法|將茄子根搗汁，頻繁塗抹於患處。

Bell Pepper

美膚抗老除疲勞

青椒

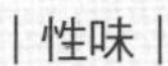

| 性味 |

味辛，性熱。

入心、脾經。

| 主要營養成分 |

維生素C、維生素E、維生素K、類胡蘿蔔素、鉀、鈣、磷、硒、葉酸。

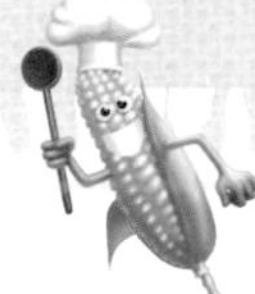

分解根莖葉

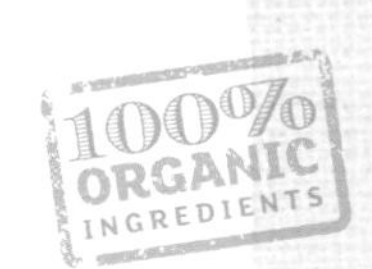

♣ 食用部分→**果實**。

具有溫中散寒，開胃消食的功效。

♣ 藥用部分→**根**、**根皮**。

根：驅風散寒。用於風濕麻木，風寒咳嗽；外用治跌打損傷。

根皮：理氣止痛。用於胃氣痛，腹痛。

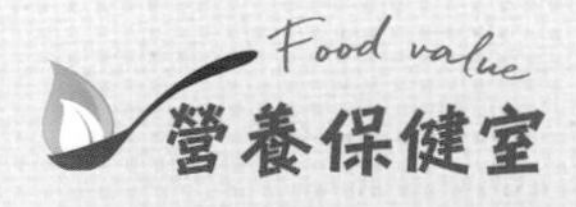

1 青椒具有**幫助消化**、**促進脂肪新陳代謝**、**養顏美容**等功效，能**預防動脈血管硬化**、**高血壓**、**糖尿病**、**雀斑**、**黑斑等症狀**。

2 青椒中含有豐富的硒元素，經常食用可強化指甲、滋養髮根。

3 青椒含有大量的營養素，其**維生素C**含量比茄子、番茄還高。

4 青椒還有豐富的**維生素K**，不僅可以防治壞血病，對於牙齦出血也有輔助治療效果。

抗病功效

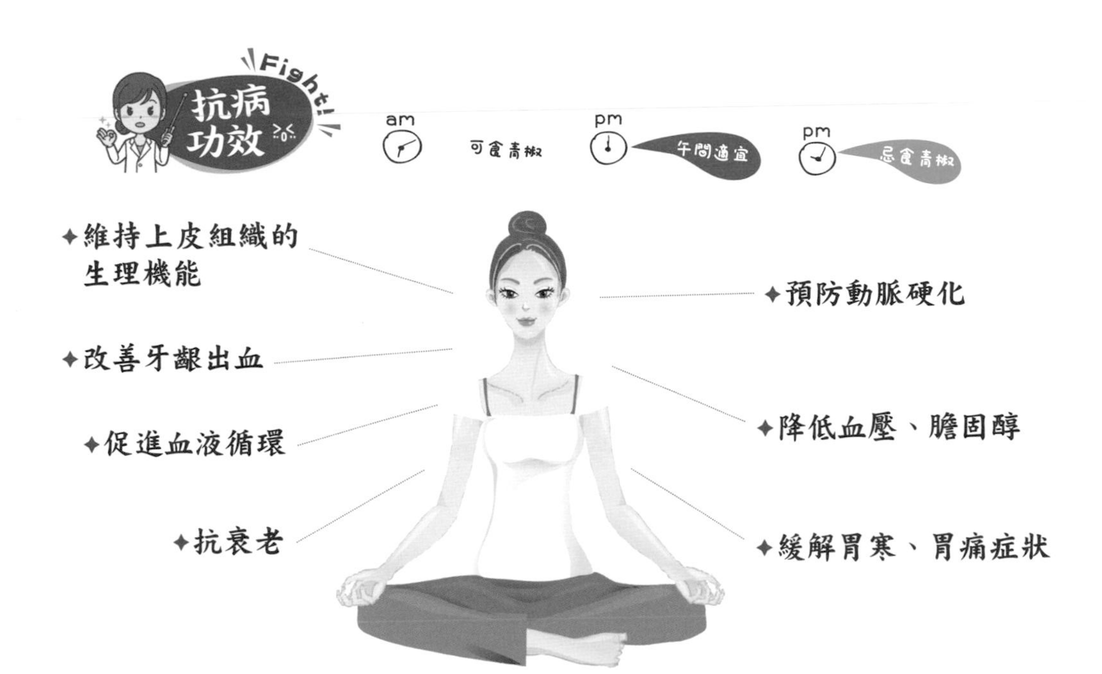

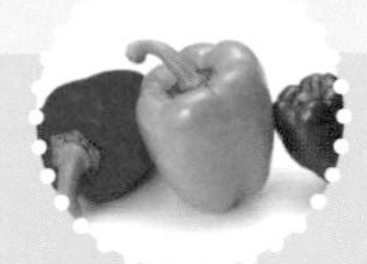

對症食療處方

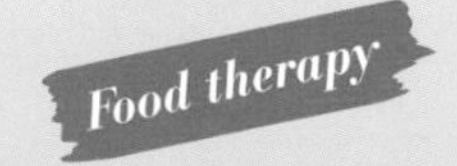

單位換算

1兩＝10錢　1錢＝10分＝3.75公克　1分＝0.375公克

皮膚乾燥

|配方|青椒、鴨肝、番茄適量。

|做法|將青椒切成小塊，配切塊的鴨肝、番茄和調味料一起爆炒即可。

生津潤燥

|配方|豆腐1塊、青椒3個、香菜2錢、香油、鹽適量。

|做法|豆腐用開水燙透，撈出放涼，切成1公分小丁。青椒用開水汆燙，切碎，並將香菜切末。把豆腐、青椒、香菜及香油、鹽等攪拌均勻，盛入盤內即可。

過敏性皮膚病

|配方|番茄3兩、青椒3兩6錢、蜂蜜2錢、水300毫升。

|做法|將番茄和青椒分別搗碎取汁，與蜂蜜一起放入熱水中飲用。

口腔潰瘍

|配方|肉厚、色澤深綠的青椒適量。

|做法|將青椒洗淨蘸醬或涼拌，每餐吃2、3個，連續吃3天以上。

Bamboo

滋 陰 涼 血 消 水 腫

竹筍

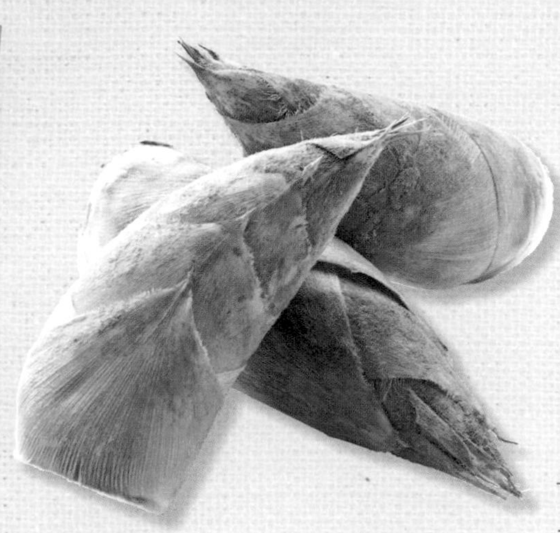

|性味|

味甘、微苦，性微寒。

入肺、胃、大腸經。

|主要營養成分|

維生素B_2、維生素C、維生素E、蛋白質、鈣、磷、菸鹼酸。

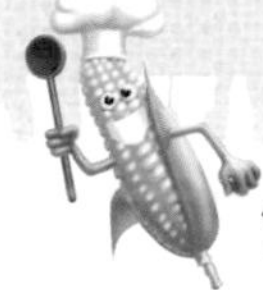

分解根莖葉

100% ORGANIC INGREDIENTS

♣ 食用部分→**嫩芽筍**。

清熱化痰，健胃消食，開脾爽胃，解酒，解油膩，利水，潤腸通便。

♣ 藥用部分→**鮮筍**。

主治熱痰咳嗽，心胃有熱，煩熱口渴，大小便不暢，胃腸脹滿，故患有高血壓、糖尿病患者可經常食用。

Food value 營養保健室

1 竹筍具有**低脂肪、高營養、高纖維**的特徵。經常食用或與肉同食都能預防高血壓、脂肪肝、冠心病、動脈硬化、老年性疾病、便祕、糖尿病、咳嗽痰稠黃等症，且竹筍還含有抗癌的微量元素。

2 本品粗纖維較多，故**脾胃氣虛、消化性潰瘍、胃出血、慢性腹瀉、肝硬化、皮膚過敏者最好不要食用**。竹筍所含的草酸，會影響人體對鈣質的吸收，所以尿路結石患者及兒童，應少吃或不吃較好。

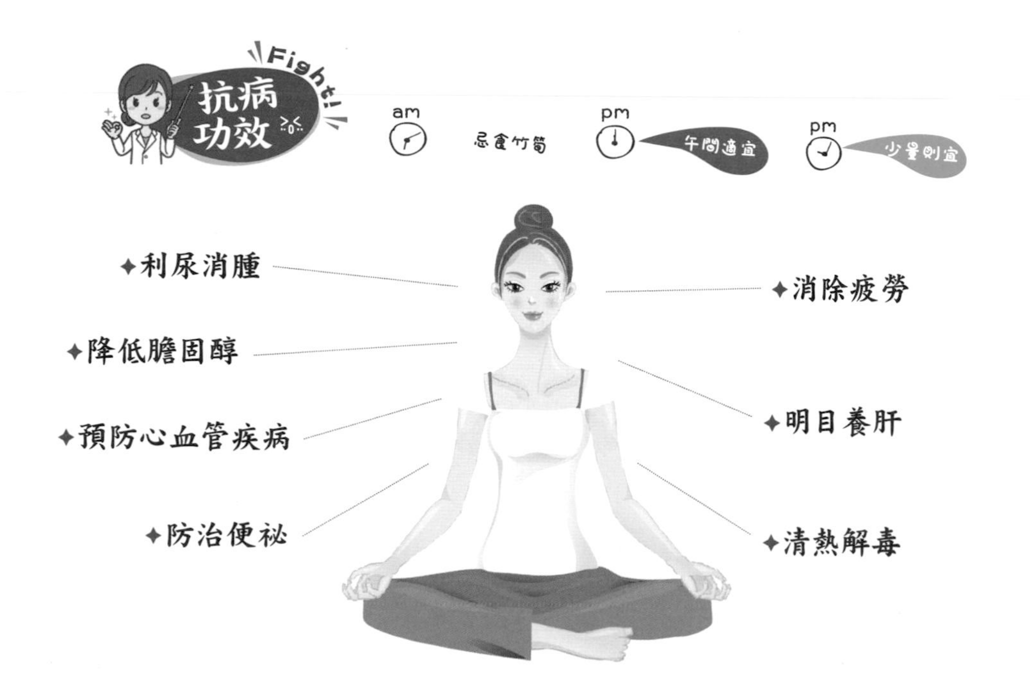

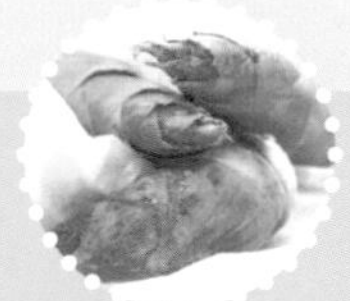

對症食療處方

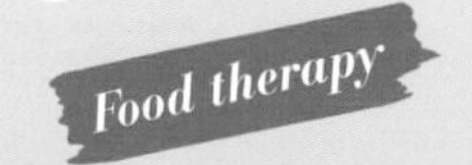

單位換算

1兩＝10錢　1錢＝10分＝3.75公克　1分＝0.375公克

久瀉久痢

|配方|竹筍1支、粳米2兩半。

|做法|將竹筍去除外皮後，切成片或刨絲，再加入粳米一起煮成粥，分2次食用。

清熱利尿

|配方|竹筍1兩半、薏仁8錢、粳米1兩半。

|做法|先將竹筍去除外皮洗淨，切細，再加入薏仁、粳米以及清水適量，一起煮成粥服用。

大便燥結

|配方|竹筍1兩半、粳米1兩半、豬油、食鹽調味。

|做法|將竹筍去皮洗淨後切片，加適量水，一起煮成粥，再放入豬油，食鹽調味後即可服用。

肥胖

|配方|竹筍適量、瘦豬肉適量、調味料各少許。

|做法|先將竹筍切塊，並將豬肉切片，共煮或炒食。此處方也適用於積痰、咳嗽、便祕、水腫等病症。

Waternut

除煩止渴又消暑

菱角

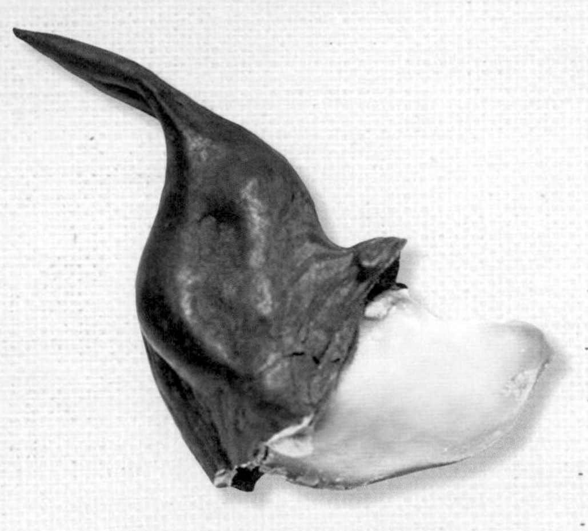

| 性味 |

味甘，性涼。

入大腸、胃經。

| 主要營養成分 |

維生素B_2、維生素C、磷、鉀、鈣、鐵、菸鹼酸、蛋白質。

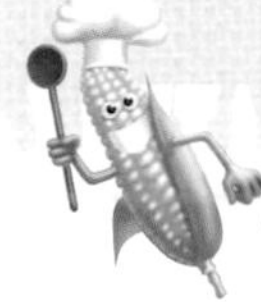

分解根莖葉

100% ORGANIC INGREDIENTS

♣ 食用部分→果實。

可治療遺精，白帶，月經過多，並能解酒毒，積熱。

♣ 藥用部分→果殼、果實、莖葉。

果殼：止瀉，收斂，消腫解毒，止血。**莖葉：**清熱利濕。

果實：胃潰瘍，瀉痢，便血，痔瘡，疔瘡。

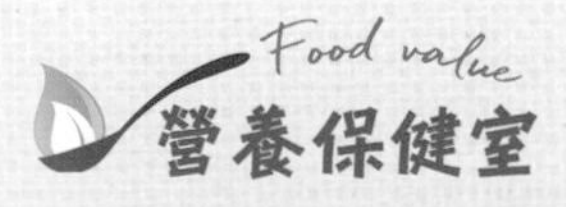

營養保健室

Food value

1 菱角殼和菱葉也是中醫認為可食用的藥材之一。剝下來的菱角殼將它加熱至焦再磨成粉，其所含的**天然單寧酸成分**就能收斂傷口，尤其外敷於痔瘡出血的患部，相當具有療效。

2 菱角熟食能**補中益氣**，故年老體弱及脾胃氣虛的病症患者均可食用。

3 菱角有**抗癌**、**防癌**等功效，可做**防治癌症**的輔助食品。

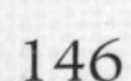

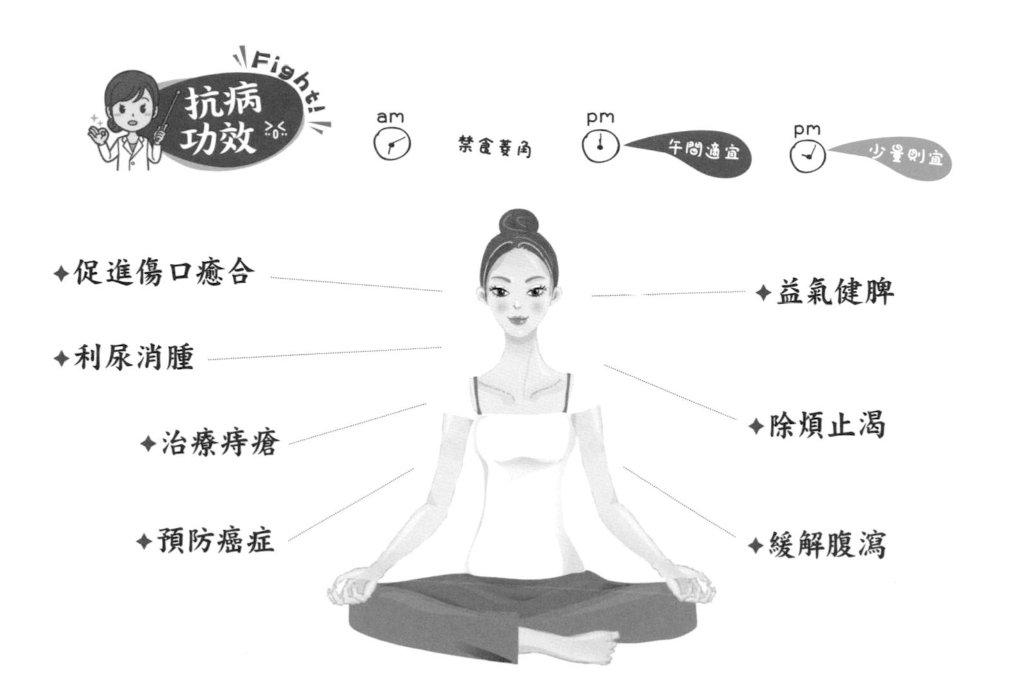

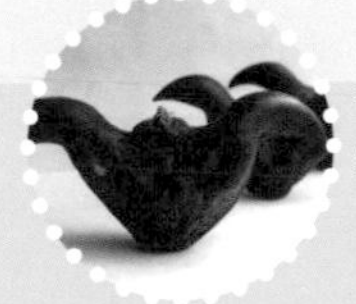

對症食療處方

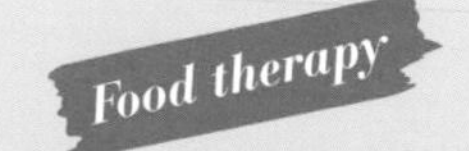

單位換算

1兩＝10錢　1錢＝10分＝3.75公克　1分＝0.375公克

中暑乏力

|配方|菱粉3錢、白糖適量。

|做法|將菱粉及白糖放進碗中，先用冷開水調勻，再用沸水沖泡成糊狀食用。

胃潰瘍

|配方|菱角殼8錢、烏甜仔菜5錢、陳皮3錢、黃花地丁4錢。

|做法|將前述材料用清水煎，分成午晚2次服用。

酒毒宿醉

|配方|菱角莖3兩。

|做法|將菱角莖去除鬚根及葉，洗淨後，用水煎服。

痢疾、便血

|配方|菱角殼4～6兩。

|做法|將菱角殼洗淨，用水煎服即可。

胃潰瘍

|配方|菱角蒂1兩、薏仁8錢。

|做法|將兩種食材用水煎當茶服，連續服用4天即可。

慢性子宮頸炎

|配方|菱角1兩半、薏仁8錢。

|做法|將菱角、薏仁一起煮粥服用。

Lotus seed

改善失眠兼抗壓

蓮子

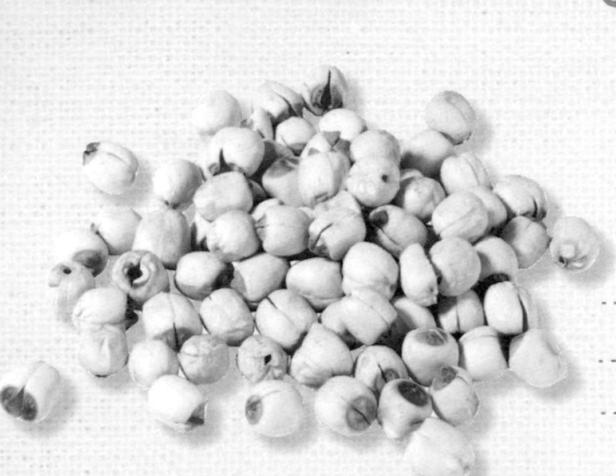

| 性味 |

味甘、澀，性平。

入心、脾、腎經。

| 主要營養成分 |

蛋白質、醣類、維生素B群、鈉、鉀、鈣、鎂、磷、鐵、鋅。

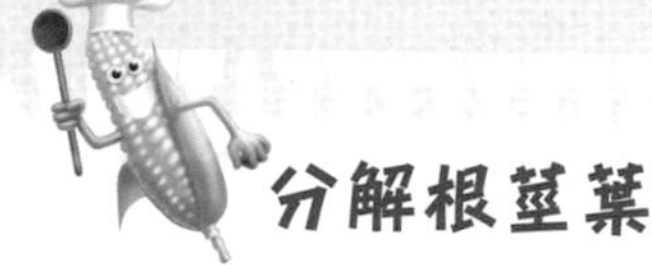

分解根莖葉

100% ORGANIC INGREDIENTS

♣ 食用部分→**果實**。

除濕熱，開胃進食

♣ 藥用部分→**果實**。

主治失眠多夢，健忘，遺精，久痢虛瀉，脾虛，食慾不振，心煩口渴，腰膝軟痛。

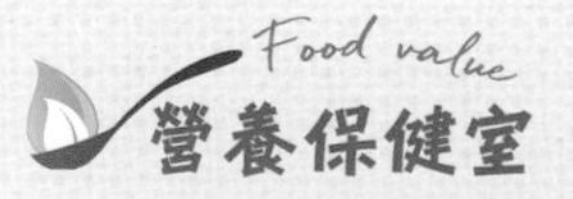

Food value 營養保健室

1 蓮子主治心腎不交引起的心悸，失眠多夢，尿頻腎虛，遺精，脾虛泄瀉，久痢，食慾不振，帶下等症狀。

2 **蓮子心含有蓮子鹼結晶，具有短暫降血壓的作用，若轉化為季銨鹽則會有持久的降血壓作用**。此外，它還有抗癌、抗心律不整等功效。

3 值得注意的是，大便燥結者須慎用蓮子；而腹脹者，不宜食用蓮子。

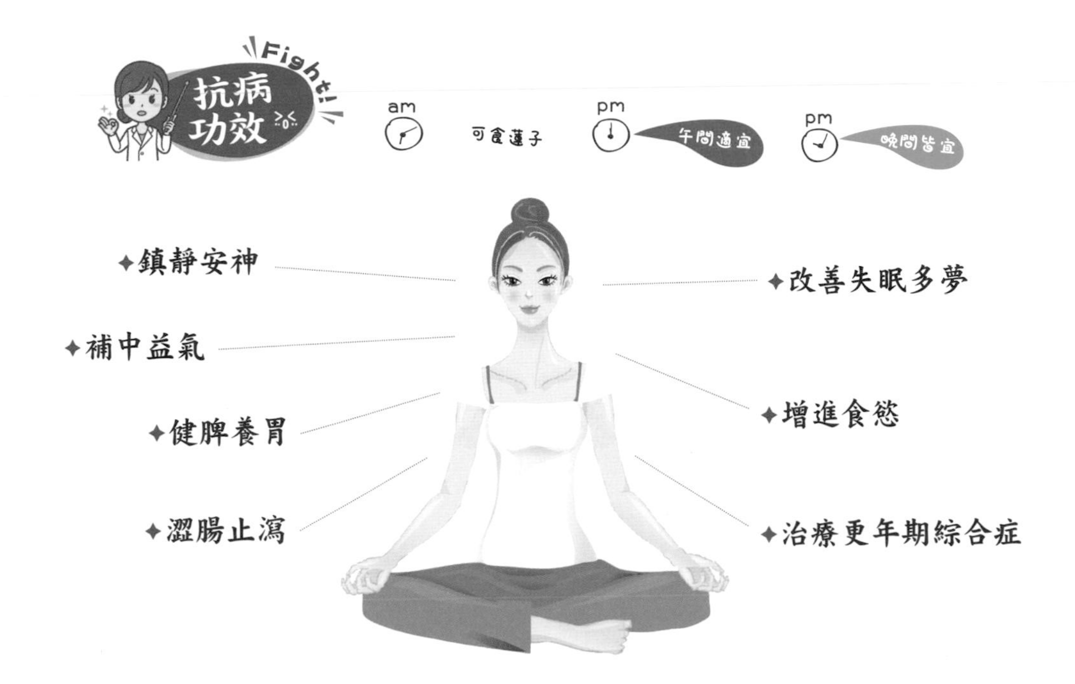

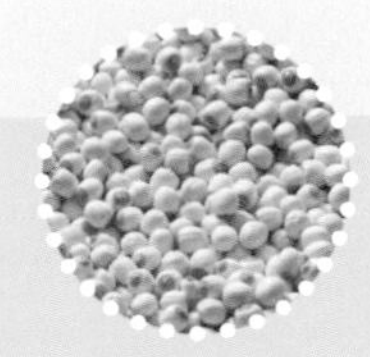

對症食療處方

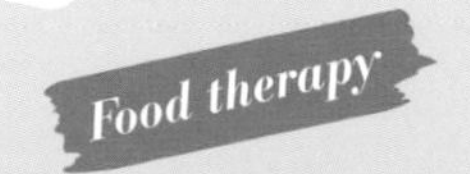

單位換算

1兩＝10錢　1錢＝10分＝3.75公克　1分＝0.375公克

小兒遺尿

|配方|蓮子1兩半、山藥5錢、豬腰子1副。

|做法|以3碗水將前述材料一起燉煮即可。

脾虛泄瀉

|配方|蓮子1兩半、薏仁5錢、白肉豆5錢、紅棗10顆。

|做法|將前述材料加入5碗水煎煮，等到水煎煮至2碗時即可，然後分2次飲湯。

氣血兩虛

|配方|蓮子適量、豬肚1個。

|做法|將食材加入適量的水燉食。

補養氣血

|配方|蓮子1兩半、桂圓1兩、冰糖適量。

|做法|蓮子去皮留心，磨成粉後，以水調成糊狀，放入沸水中，同時也放入桂圓及冰糖，煮成糊，每晚睡前服用1小碗即可。

潮熱盜汗

|配方|蓮子8錢、百合8錢、豬瘦肉5兩、鹽巴適量。

|做法|將蓮子、百合、豬瘦肉加水煲熟，最後以鹽巴調味即可。

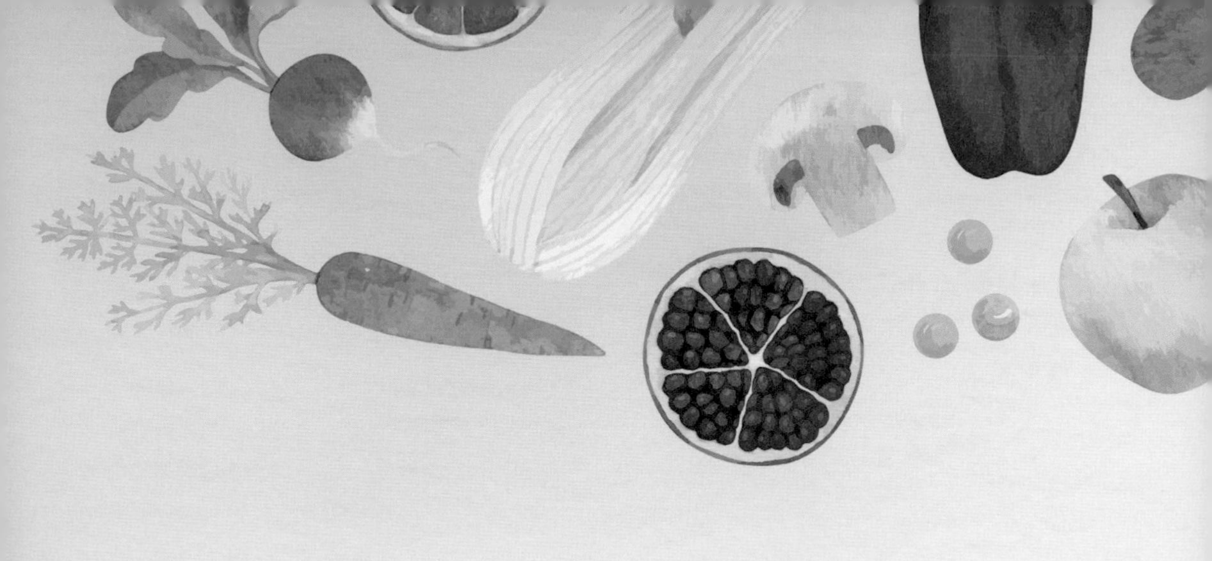

瓜果類

核果類

仁果類

柑橘類

漿果類

其他類

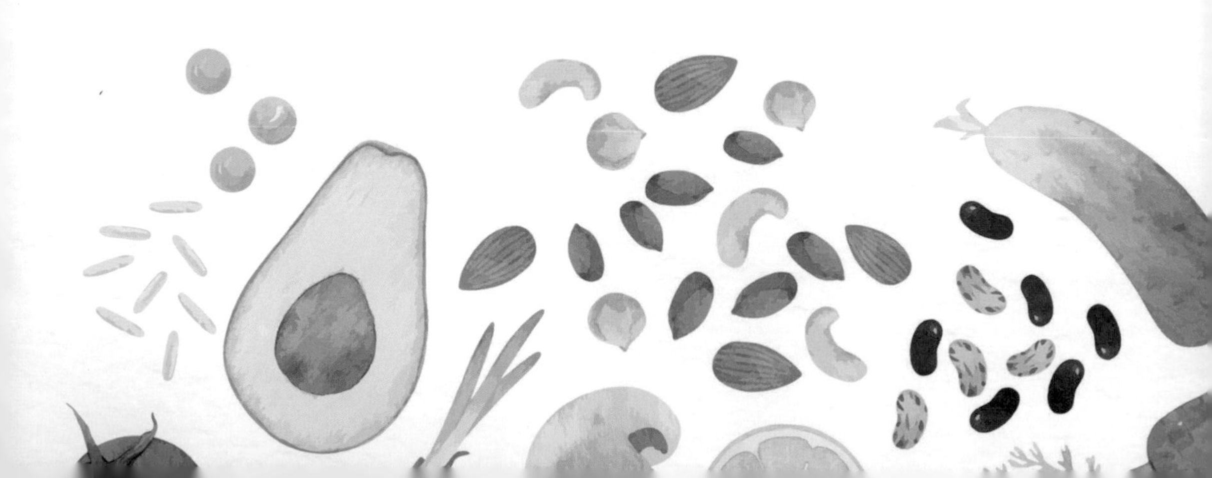

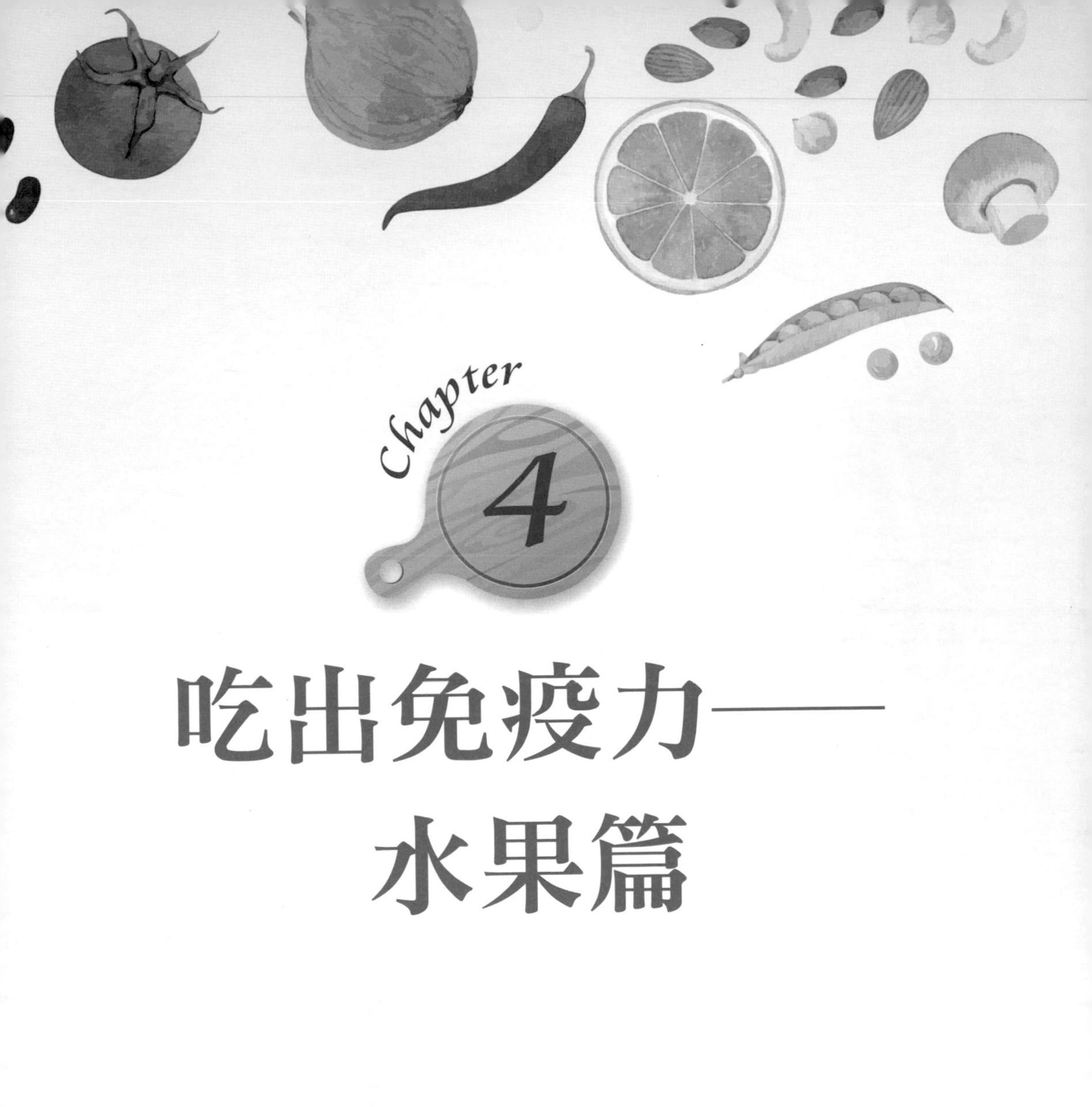

吃出免疫力——水果篇

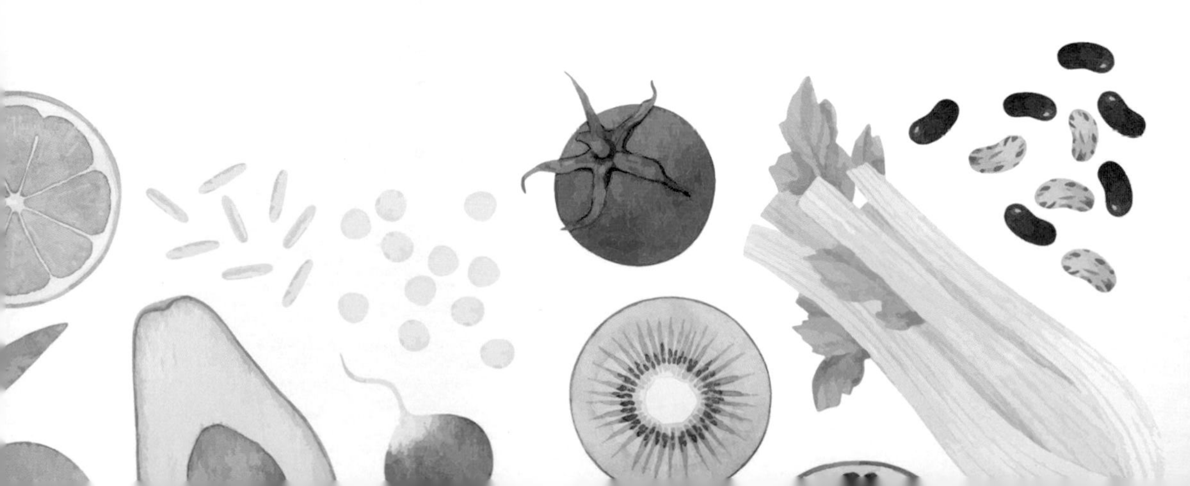

Papaya

健脾益胃助消化

木瓜

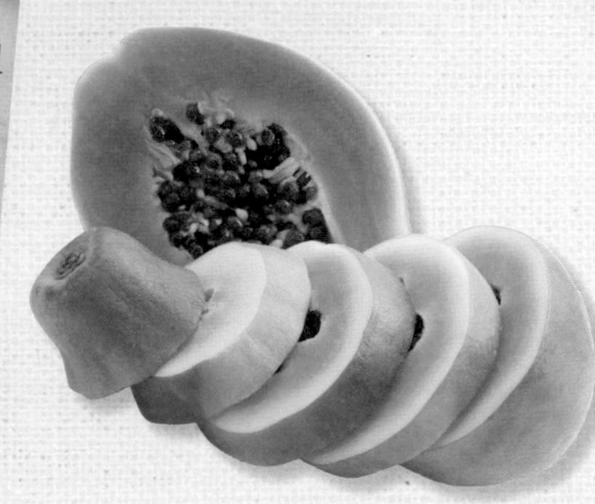

|性味|

味甘，性平。

入脾、胃經。

|主要營養成分|

醣類、木瓜酵素、類胡蘿蔔素、維生素B_2、維生素C、鈣、鉀。

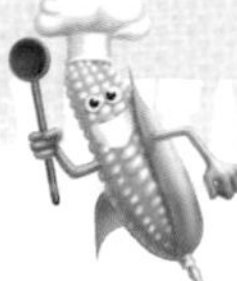

分解根莖葉

100% ORGANIC INGREDIENTS

♣ 食用部分→**果實**。

木瓜能平肝舒筋，和中祛濕，健脾益胃，通便利尿，清暑解渴，解毒消腫，降血壓，助消化。主治高血壓、高血脂、心臟病、胃炎、缺乳汁、肥胖症、消化不良等症。

♣ 藥用部分→**葉**。

葉：適宜外用，取汁外塗或絞成碎片，以治療經絡不通而引起的四肢疼痛、麻木、屈伸不利，並有舒筋消腫的作用。

Food value 營養保健室

1 木瓜**不宜與中藥的大黃、石膏一起服用，因為同食會使藥物的副作用增強，引發不適症狀**。

2 **木瓜酵素**能幫助蛋白消化，**可用於消化不良、胃炎**等症。而它對於多種病原菌均有抑制作用。此外，木瓜酵素、木瓜鹼還有殺滅寄生蟲的作用。

3 木瓜對於治療**痔瘡和便祕**均有很好的成效。

am 可食木瓜

pm 晚間可食

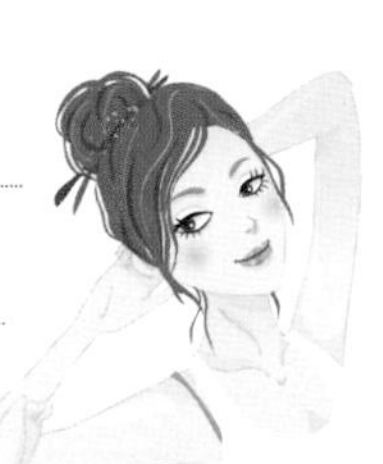

✦幫助消化
✦改善腳氣病
✦舒緩平滑肌與肌肉痙攣
✦防止肌膚氧化
✦健脾益胃
✦解毒消腫
✦舒緩感冒不適症狀

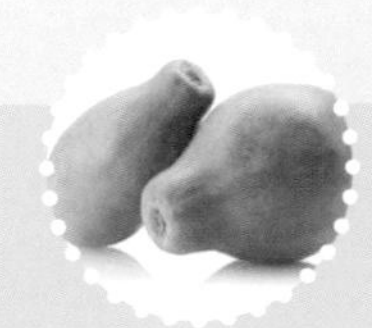

對症食療處方

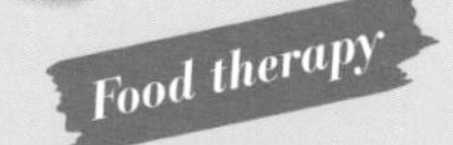

單位換算
1兩＝10錢　1錢＝10分＝3.75公克　1分＝0.375公克

乾渴、久咳

|配方|木瓜半斤至1斤。

|做法|隔水燉爛服用，每日1次。

胃、十二指腸潰瘍疼痛

|配方|木瓜2～4兩。

|做法|鮮食即可。

助消化、健胃

|配方|木瓜1顆、鳳梨4兩、牛奶100毫升、蜂蜜1小匙。

|做法|將木瓜、鳳梨洗淨，而木瓜削皮去種子，鳳梨削皮去心，加入牛奶和蜂蜜，一起放入果汁機混合均勻再飲用。

腰痛

|配方|未成熟木瓜1顆、優質白酒適量。

|做法|將木瓜對切，去除種子，倒白酒進木瓜內，照木瓜形狀封蓋好，放入鍋內煨熟後，取白酒內服及外擦。

濕疹

|配方|乾燥未成熟的木瓜適量。

|做法|將乾燥未成熟的木瓜研磨成細粉，撒於患處，每日2～3次。

Watermelon

解暑利尿療效好

西瓜

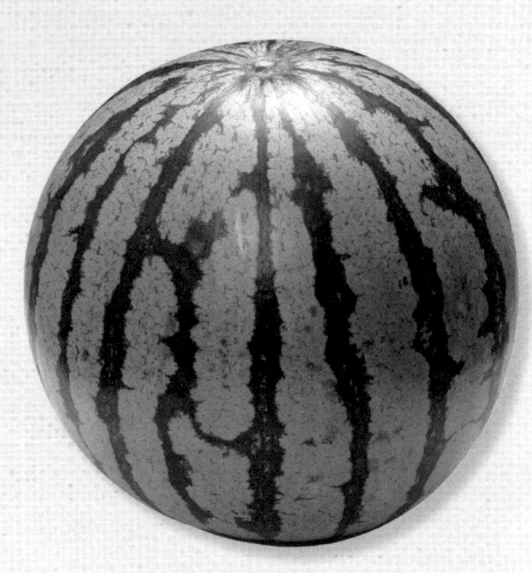

|性味|

味甘，性寒。

入心、胃、膀胱經。

|主要營養成分|

維生素A、維生素C、蛋白酶、鉀、茄紅素、配醣體。

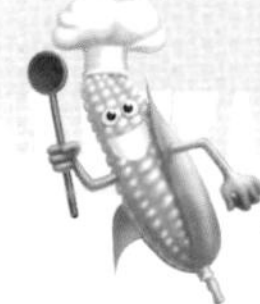

分解根莖葉

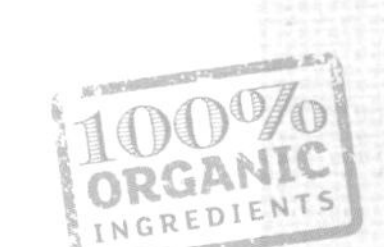

♣ 食用部分→果肉。

清暑解熱，除煩止渴，瀉火利尿，潤肺解毒，降血壓。

♣ 藥用部分→皮、種子。

皮：主治急性腎炎，水腫，肝硬化腹水，高血壓。
種子：防治便祕。

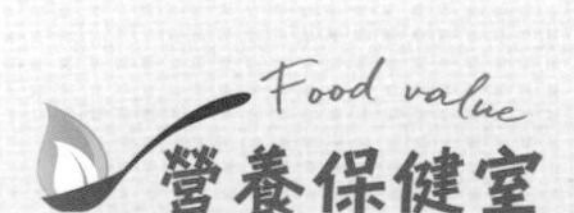

營養保健室

Food value

1 西瓜所含鉀具有**利尿消腫**，**改善腎炎**的功效；其內含**蛋白酶**能把不溶性蛋白質轉為可溶性蛋白質，增加腎炎病患的養分。

2 **西瓜皮**甘涼，不僅能**消暑止渴**，還能**解熱利尿**。常用於暑熱煩渴，小便短赤，水腫，腎炎水腫，高血壓，糖尿病，口舌生瘡等症。

3 若為口腔潰瘍，糖尿病，腸胃潰瘍，體質寒濕者，勿吃太多西瓜。

4 **脾胃虛寒**，**貧血**，**全身浮腫**，**排尿功能障礙**等病患，不宜食用西瓜。

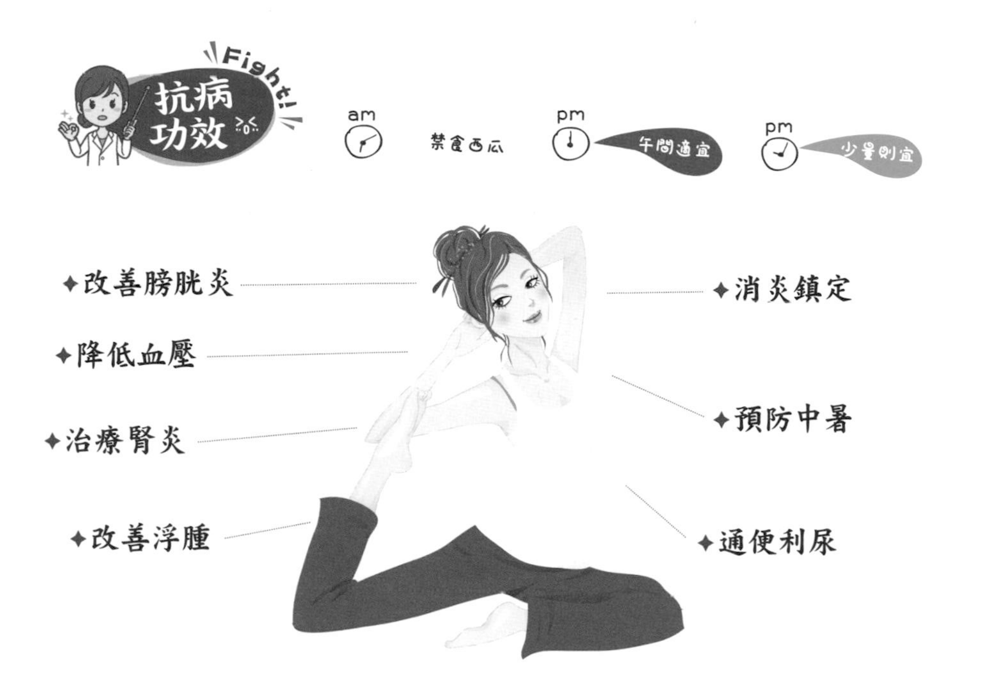

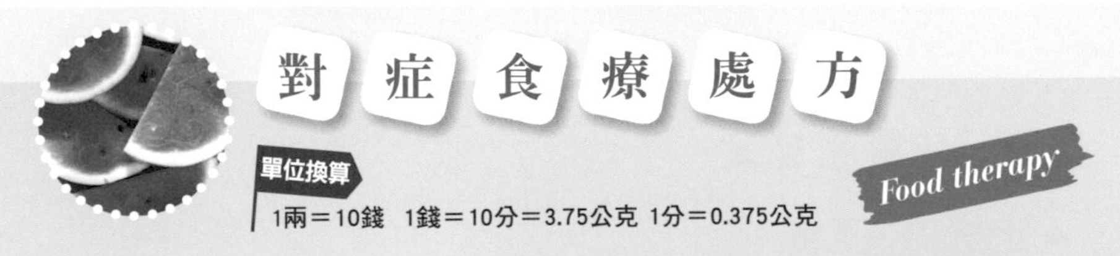

吐血、便血

|配方|西瓜翠衣（果皮、果肉間的白肉）2兩、冰糖1兩。

|做法|在裝有西瓜翠衣的鍋內加適量的水煎湯，去渣，再加冰糖調服。

急性腎炎、水腫

|配方|西瓜翠衣（果皮、果肉間的白肉）1兩、紅豆8錢、鮮茅根1兩半。

|做法|在前述材料中加入5碗水，待水煮成2碗即可，午晚各服1次。

高血壓

|配方|西瓜皮1兩、玉米鬚1兩、鉤藤8錢。

|做法|將前述材料放入藥壺內，並加入6碗水，而水煎成3碗即可，分成3次服飲。

老年人便祕

|配方|西瓜子5錢、蜂蜜5錢。

|做法|將西瓜子搗爛，加蜂蜜及適量水，燉30分鐘後飲用，每日1次，連用3天。

健脾胃

|配方|西瓜皮5錢、冬瓜皮5錢、番茄6錢、紅棗1兩半。

|做法|將四種食材洗淨後切塊，再加適量的水煮熟，飲湯吃果菜。

Muskmelon

香甜的解酒果實

香瓜

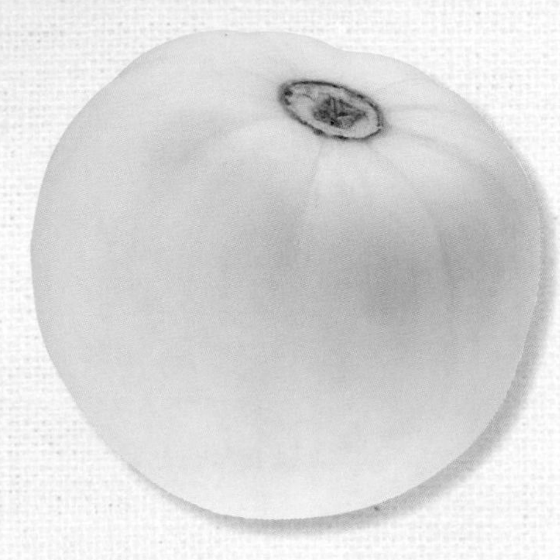

|性味|

味甘，性寒。

入肺、胃、大腸經。

|主要營養成分|

維生素A、維生素B群、維生素C、醣類、葉酸、鉀。

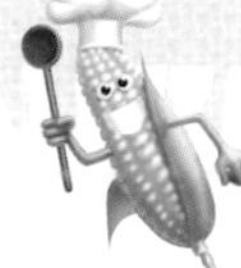

分解根莖葉

100% ORGANIC INGREDIENTS

♣ 食用部分→**果實**。

治暑熱煩渴，下痢腹痛，小便不利。生食可止渴，除煩解熱，利尿，潤肺，淨化血液，除口臭，抗老化。

♣ 藥用部分→**種子**、**皮**。

種子：清肺潤腸，散結，消癰。**皮：**治熱，除煩渴。

Food value 營養保健室

1 香瓜是夏季消暑，解煩渴，利小便的佳品。因此經常用來治療**腎炎水腫，胃熱煩渴，高血壓**。不過，脾胃虛寒，腹脹便溏患者不可食用。

2 香瓜有利於人體**心臟、肝臟以及腸道系統**的活動，並能促進內分泌和造血機能。此外，它還可消除口臭，**但瓜蒂有毒，生食過量，可能會中毒**。

3 香瓜含有蘋果酸、葡萄糖、維生素C等豐富營養素，因此對於感染性高燒等病症具有很好的療效。

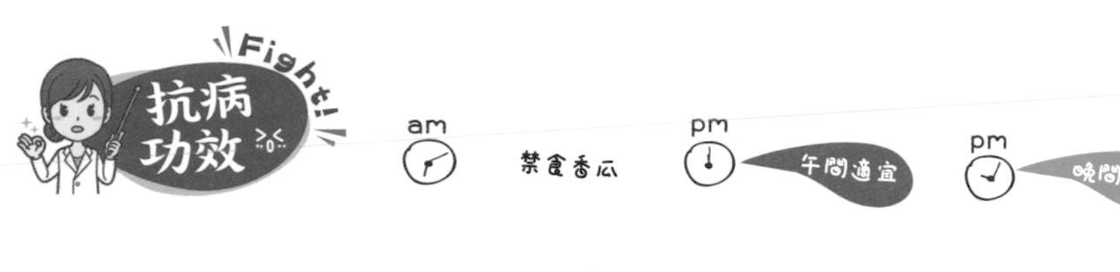

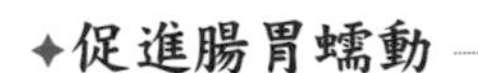
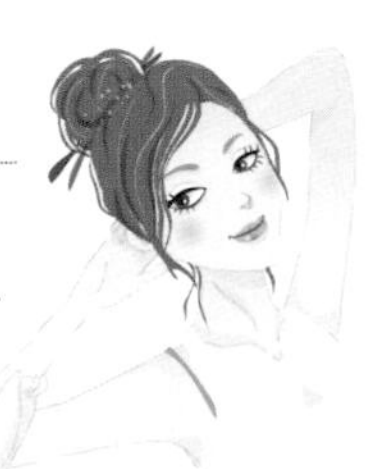

- 促進腸胃蠕動
- 預防白內障
- 止渴解熱
- 解酒利尿
- 預防癌症
- 改善便祕
- 防治高血壓

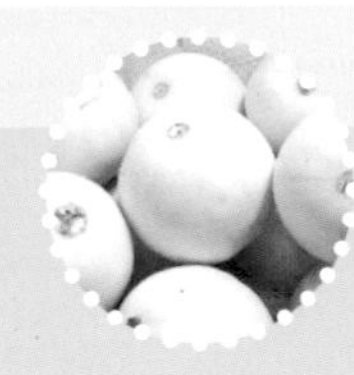

對症食療處方

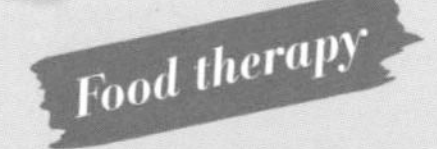

單位換算
1兩＝10錢　1錢＝10分＝3.75公克　1分＝0.375公克

肺結核咳嗽

|配方|香瓜6兩、冰糖適量。

|做法|將香瓜洗淨，切成塊（不去瓤及種子），再加冰糖燉爛，午晚各服用1次。

牙痛

|配方|香瓜皮2錢。

|做法|將香瓜皮用水煎，等水冷後漱口。

大便祕結

|配方|香瓜6兩。

|做法|洗淨香瓜之後，切成塊（不去瓤及種子），午晚各吃1次。

清熱解毒

|配方|香瓜汁15毫升、葡萄汁15毫升、李子汁15毫升。

|做法|將三種果汁調勻，一起服用。

痰中帶血

|配方|香瓜5兩、蓮藕2兩半、冰糖8錢、綠茶少許。

|做法|將香瓜及蓮藕切片，與其他材料加水3碗共煮3分鐘，最後倒入綠茶即可。

Cantaloupe

健胃利尿兼消暑

哈密瓜

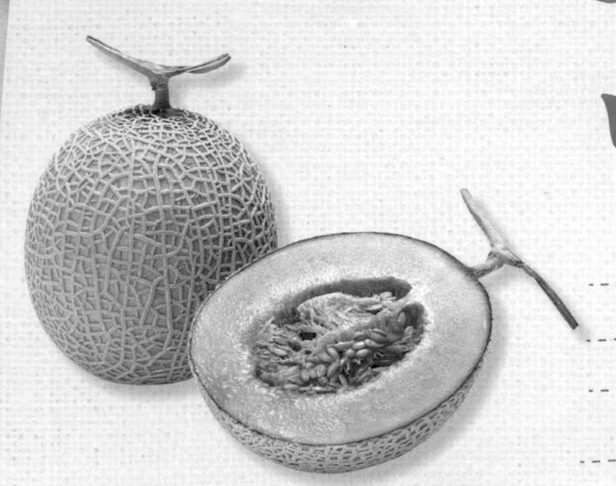

|性味|

味甘，性寒。

入心、胃經。

|主要營養成分|

維生素A、維生素C、類胡蘿蔔素、鉀、葉酸、蘋果酸、鐵。

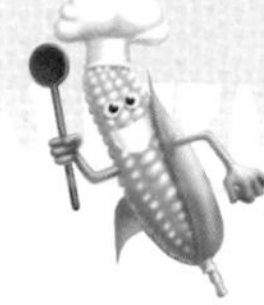

分解根莖葉

100% ORGANIC INGREDIENTS

♣ 食用部分→**果實**。

消炎利尿，清暑解渴，解酒，止血，淨化血液，治五臟虛火，防癌。

♣ 藥用部分→**皮**。

皮：治咳嗽。

Food value

營養保健室

1 哈密瓜有**清熱**，**消腫**，**通便**，**利尿解渴**，**消暑煩**的效果，其種子還能清熱，清痰平喘，清腸潤燥。

2 每天吃哈密瓜，有益於人體健康，且有防病健身的功效。哈密瓜內含的**類胡蘿蔔素**是一種較強的抗氧化物，可預防**白內障及肺癌**、**乳癌**、**子宮頸癌**、**結腸癌等癌症**。

3 值得注意的是，體虛、泄瀉便溏、水腫、腎臟功能衰竭、吐血、咳血、喉嚨癢、痰少寒咳者，不可食用哈密瓜。

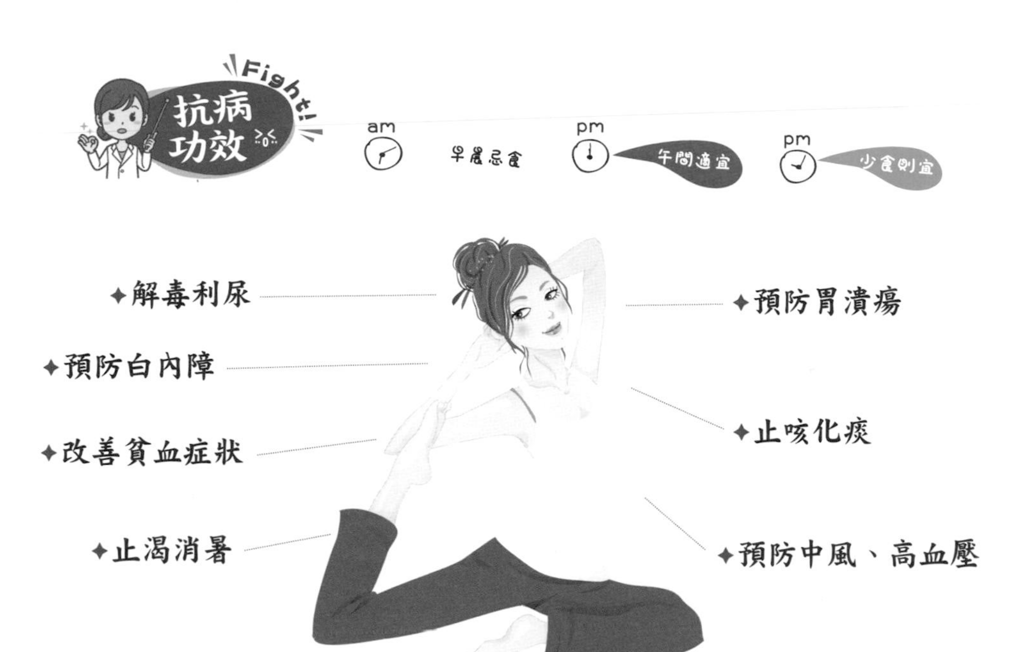

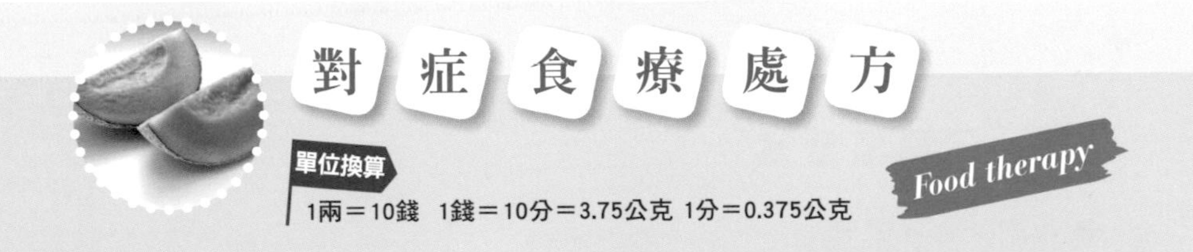

暑熱中暑、小便不利

|配方| 哈密瓜1～2顆、西瓜1斤。

|做法| 將二者去皮，絞汁飲用，每天分午晚2次服用；或生食哈密瓜1～2顆也可。

清熱利尿、健胃

|配方| 哈密瓜1顆、芹菜2兩半、檸檬汁1小匙、蜂蜜1大匙。

|做法| 將哈密瓜去皮及種子，再與芹菜一起放入果汁機榨汁，最後倒入檸檬汁，以蜂蜜拌勻服飲。

預防血管硬化

|配方| 哈密瓜1顆、鳳梨半顆，蜂蜜1小匙。

|做法| 將哈密瓜洗淨去皮及種子，鳳梨削皮去心，一起放入果汁機榨汁，再加蜂蜜拌勻服用。

補充體力、消除疲勞

|配方| 葡萄1兩、哈密瓜1兩2錢、牛奶200毫升。

|做法| 將葡萄洗乾淨，去除外皮，去子備用；將哈密瓜洗乾淨，除去外皮，切成小塊；將材料放入果汁機內榨成汁即可。

Plum

益肝堅腎補血果

李子

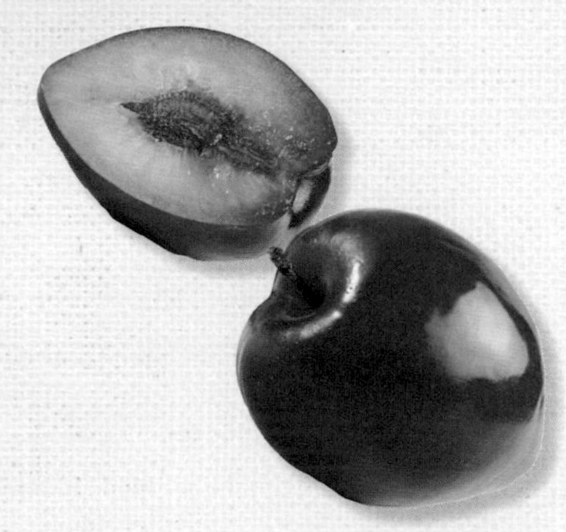

|性味|

味甘、酸，性平。

入肝、腎經。

|主要營養成分|

維生素A、維生素B群、鉀、鐵、胺基酸、醣類。

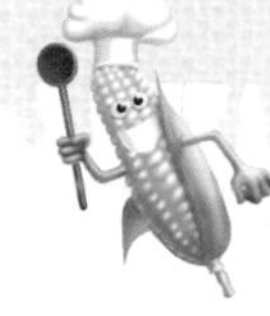

分解根莖葉

100% ORGANIC INGREDIENTS

♣ 食用部分→**果實**。

清肝去熱，生津止渴，消積，利水，活血化瘀，益肝堅腎。

♣ 藥用部分→**核仁、根、根皮**。

核仁：活血散瘀，潤腸，利水。**根：**清熱解毒，利濕止痛。
根皮：清熱，下氣。

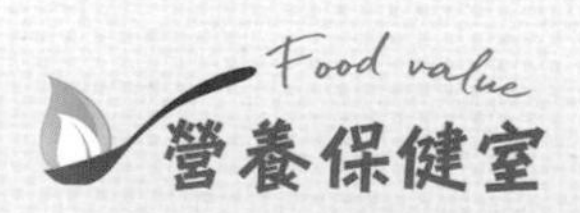

營養保健室

1 李子可以**促進消化酶和胃酸的分泌，並能增進胃腸蠕動**，故適合缺乏胃酸，食後飽脹，大便祕結的人食用。

2 李子有**生津止渴，消食開胃，利水消腫**的作用，故適合消化不良，肝炎腹水，小便不暢者食用的水果。

3 因爲李子有**減肥降脂**的作用，適合肥胖者食用，但是多吃恐傷脾胃，故急慢性胃腸炎及潰瘍患者不宜多吃。

Fight!
抗病功效
am
可食李子
pm
午間適宜
pm
晚間皆宜

✦改善女性生理不適
✦生津止渴
✦預防牙齦出血
✦強化腎臟
✦解酒利尿
✦消除疲勞
✦改善聲音沙啞

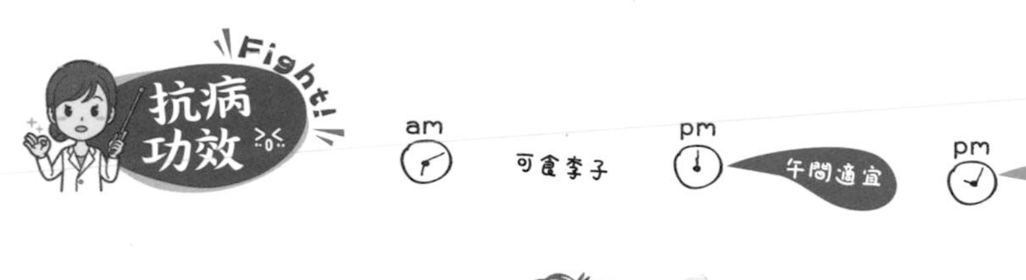

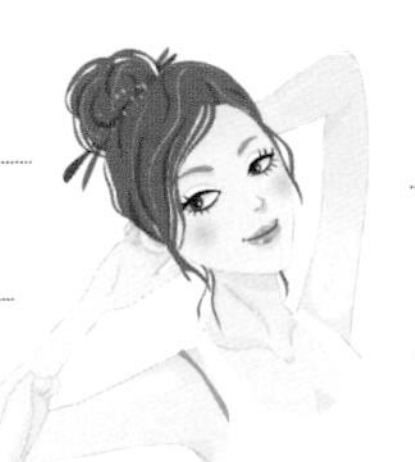

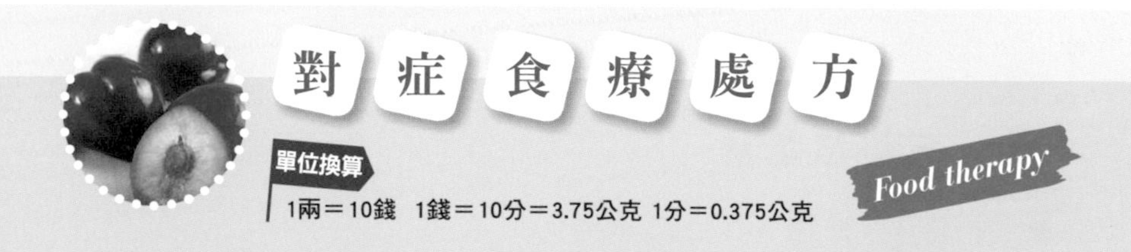

對症食療處方

單位換算

1兩＝10錢　1錢＝10分＝3.75公克　1分＝0.375公克

牙痛

|配方|李子2兩、糖適量。

|做法|將李子與水和糖一起煮，然後含漱，或者每天吃李子1～2顆，皆有成效。

預防中暑

|配方|李子3兩、蜂蜜少許。

|做法|將李子去核後絞汁，再加蜂蜜調服即可。

臉部黑斑

|配方|李子核仁2個、雞蛋清1個。

|做法|將李子核仁研細末，調雞蛋清，在晚上睡前敷患處，起床時用清水洗淨，在治療期間最好不要吹風，連續敷5～7日，黑斑將逐漸淡化。

咳嗽無痰

|配方|李子1顆、蜂蜜1匙。

|做法|單獨生食李子，或加蜂蜜煎膏服用，每日2次。

清熱解毒、生津止渴

|配方|李子汁3錢、葡萄汁3錢、甜瓜汁3錢。

|做法|將三種果汁調勻服用。

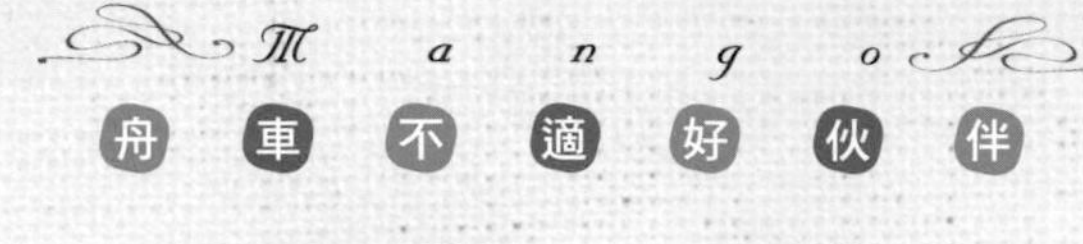

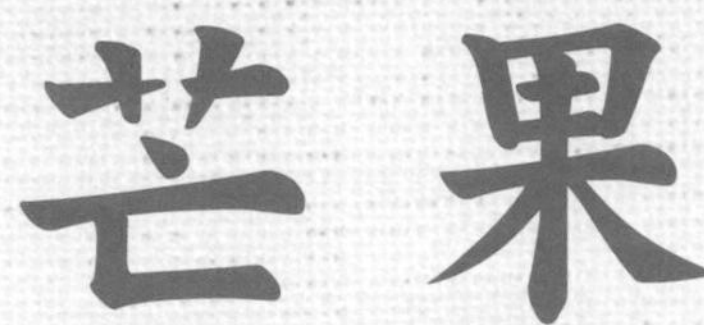

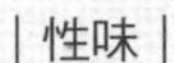

味甘、酸，性微涼。

入肺、脾、胃經。

| 主要營養成分 |

維生素A、維生素C、類胡蘿蔔素、膳食纖維、葉酸、鉀、硒。

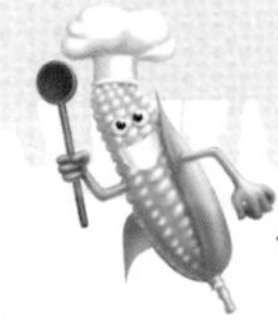

分解根莖葉

100% ORGANIC INGREDIENTS

♣ 食用部分→**果實**。

可以止嘔，利尿，清血降壓，防癌，消炎，理氣健脾，止咳。

♣ 藥用部分→**核仁、葉**。

核仁：行氣止痛，消食積。

葉：氣脹，熱滯腹痛，止癢，止血，消腫。

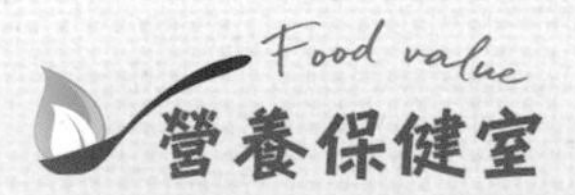

1 芒果味甘、酸，性微涼，且具有健脾開胃，防止嘔吐，增進食慾等功效。

2 芒果可以**祛痰止咳**，且因其富含維生素A、C，可用於治療慢性胃炎，消化不良，嘔吐等症，甚至還有**預防流感和抗腫瘤**作用。

3 **腎炎患者，必須慎食芒果**。因爲吃太多芒果可能會引起**腎炎**。此外，芒果有**澀便**作用，**大便祕結者不宜食用**，須和蜂蜜合用。

Fight!
抗病功效

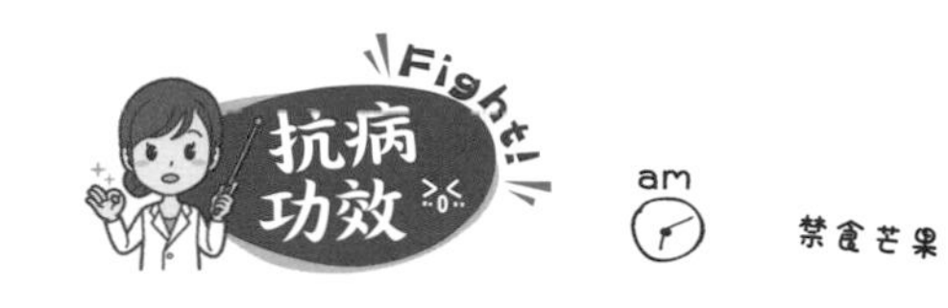

am 禁食芒果　pm 午間適宜　pm 少量則宜

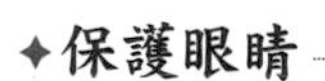

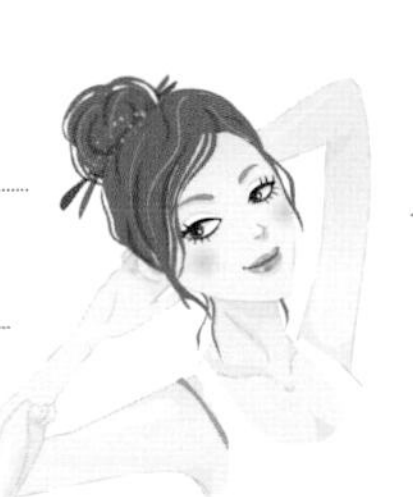

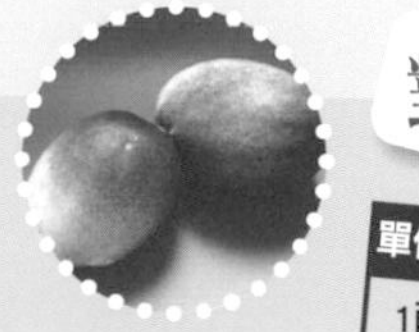

✦保護眼睛
✦降低膽固醇
✦幫助消化
✦抗癌
✦舒緩暈車、暈船不適
✦止吐
✦增強抵抗力

對症食療處方

Food therapy

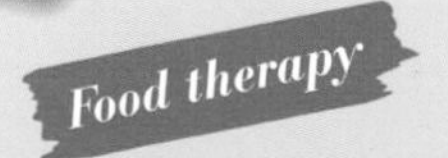

單位換算

1兩＝10錢　1錢＝10分＝3.75公克　1分＝0.375公克

食積不化

|配方|芒果1顆。

|做法|將芒果洗淨去核仁，吃果肉及皮，每日3次，但別在早上食用。

水腫

|配方|芒果皮5錢，芒果核8錢。

|做法|以水煎服，每日服用1次。

胃陰虛

|配方|芒果1～2個，蜂蜜適量。

|做法|將芒果洗淨切片，加蜂蜜、水煎服。

氣逆嘔吐

|配方|芒果8錢、薑5片。

|做法|將芒果與薑一起加水煎煮，分2次服用。

濕疹

|配方|芒果葉適量。

|做法|將芒果葉洗淨，加水煎，外洗或敷在患處。

睪丸炎

|配方|芒果核仁4錢、龍眼核仁4錢、黃耆4錢、紅棗5顆。

|做法|將芒果核仁與龍眼核仁以果汁機絞爛，並裝入過濾袋中封口，再將黃耆、紅棗加水一起煎服。

Persimmon

止咳平喘又開胃

柿子

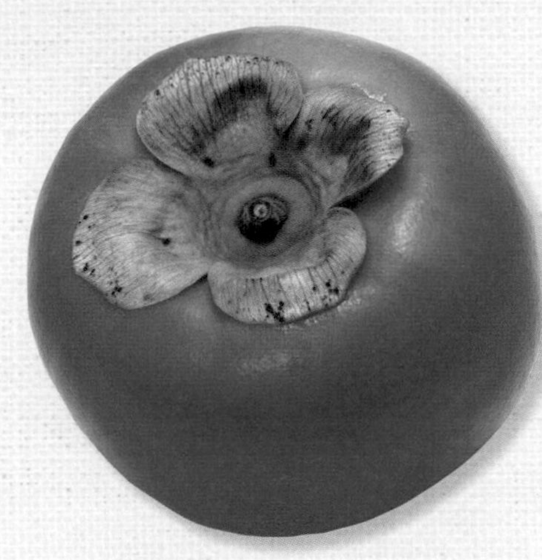

|性味|

味甘、微澀，性寒。

入心、肺、脾、大腸經。

|主要營養成分|

維生素A、維生素C、生物素、葉酸、鈣、鉀、磷、鎂。

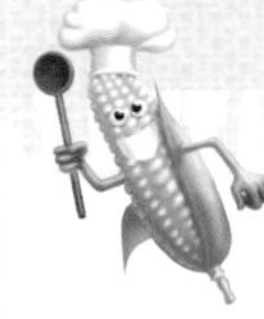

分解根莖葉

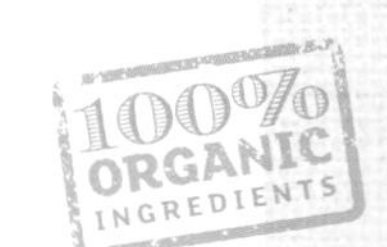

♣ 食用部分→**果實、柿餅**。

果實：清熱潤肺，止咳化痰，生津止渴，健脾開胃，降血壓。
柿餅：潤肺，止血，健脾，澀腸。

♣ 藥用部分→**柿蒂**。

柿蒂：降逆氣，止打嗝，畏寒，夜尿症，反胃。

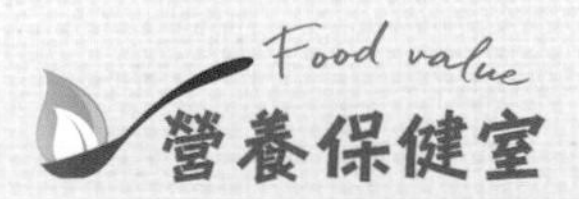

營養保健室

Food value

1 柿子的**含碘量高**，若是經常食用有益於甲狀腺患者。

2 柿蒂具有**抗心律不整及鎮靜作用**，經常用來**治療打嗝、遺尿**等病症。

3 柿葉可製成茶，而常飲柿葉茶有穩定血壓，軟化血管，消炎的功效。

4 吃完柿子後不宜飲用白酒、熱開水及菜湯，這樣容易引起胃柿石症。此外，**柿子和螃蟹不宜同食，將會引發丹毒**。

5 **氣虛體弱、生產後、風寒感冒者**不宜多吃柿子。

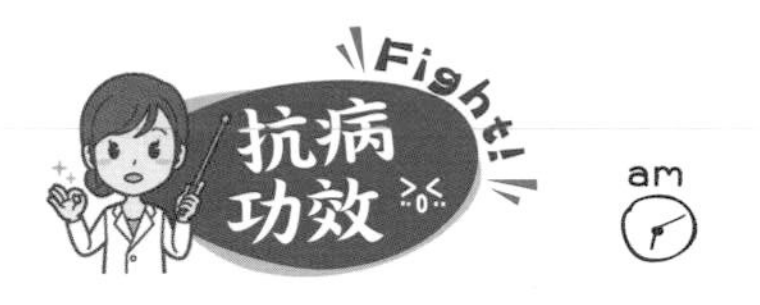

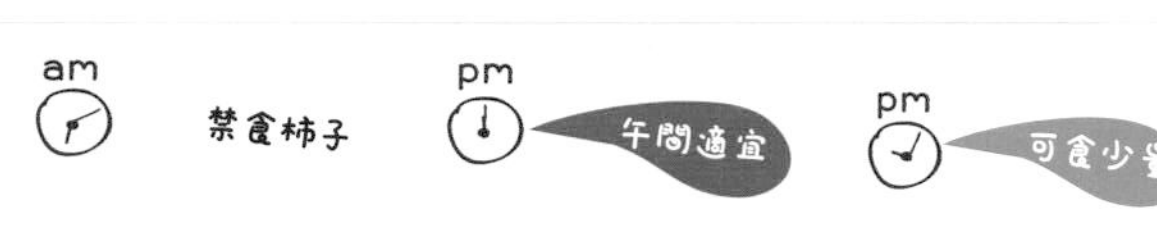

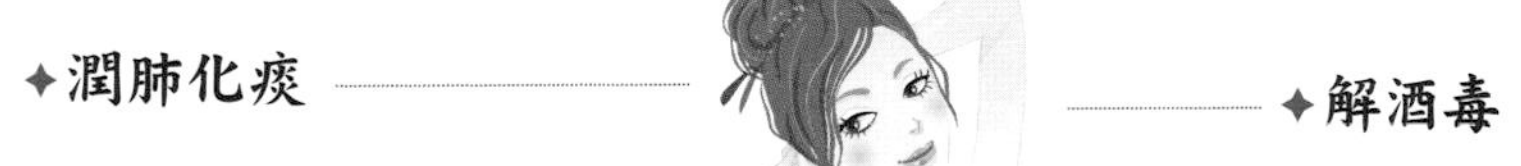

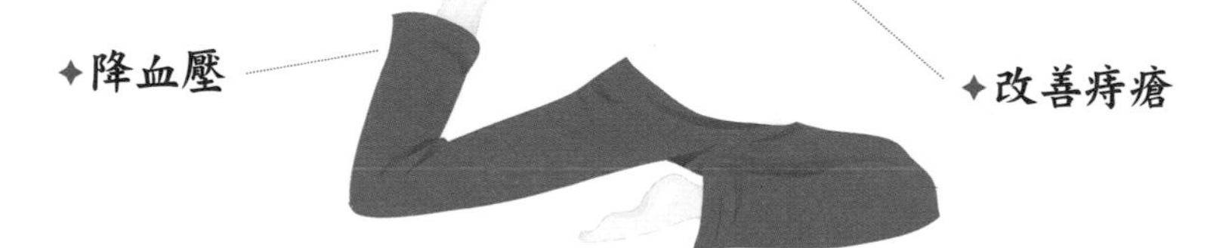

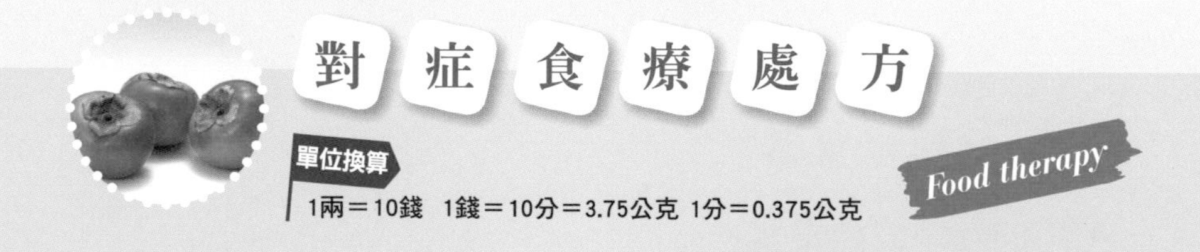

單位換算

1兩＝10錢　1錢＝10分＝3.75公克　1分＝0.375公克

缺碘性甲狀腺腫大

|配方|未成熟鮮柿子6兩。

|做法|先把柿子洗淨，切片搗碎後絞汁，以沸水分2次沖服。

咳嗽

|配方|柿餅6個、茶葉8分、冰糖5錢。

|做法|將前述三種材料放入鍋子內燉爛，拌勻，每天分午晚2～3次服用。

甲狀腺腫大

|配方|柿子1顆、蜂蜜適量。

|做法|將柿子去皮後切塊，再加入蜂蜜，絞汁飲用。

反胃嘔吐

|配方|柿餅1～2個。

|做法|將柿餅搗成泥狀，以開水送服，每次2錢，或蒸熟連食數日。

痔瘡出血

|配方|柿餅2個。

|做法|將柿餅與適量水共同煮爛食用，午晚各服用1次。

Lychee fruit

補 血 健 肺 促 循 環

荔枝

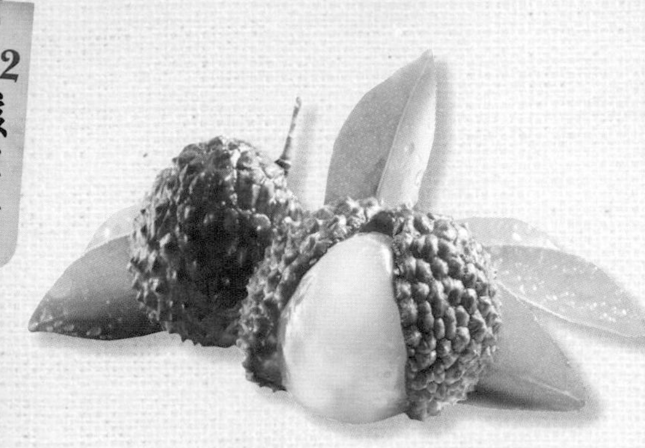

|性味|

味甘、酸，性溫。

入肝、脾經。

|主要營養成分|

維生素A、維生素C、葉酸、生物素、鉀、鈣、磷、鎂。

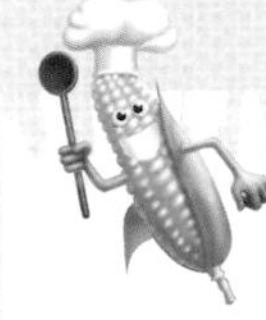

分解根莖葉

100% ORGANIC INGREDIENTS

♣ 食用部分→**成熟果實。**

果實：補脾養血，補血健肺，生津止渴，理氣止痛，解煩渴，促進血液循環，消腫。

♣ 藥用部分→**果殼、根、果核。**

果殼：除濕止痢，清心降火，收斂止血。 **果核：**理氣止痛，行氣散寒。
根：主治胃寒脹痛，疝氣，遺精，咽喉腫痛，小便頻繁。

Food value

營養保健室

1 荔枝**可以抑制B型肝炎**，並能使血糖下降，故時常用於治療糖尿病。而身體虛弱，病後津液不足者，可作爲補品食用。

2 荔枝性溫熱、助火，故**陰虛火旺及胃熱口苦者少食**；痰濕盛者須慎用，因爲**多吃易上火**。

3 荔枝所含的維生素相當充足，不僅可以**促進微血管的血液循環**，還能**防止雀斑的產生**，使得皮膚越來越細緻光滑。

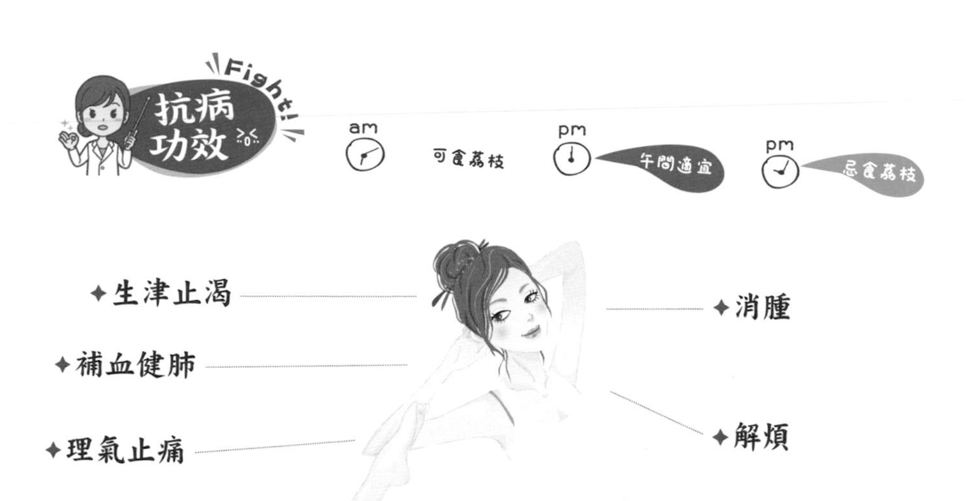

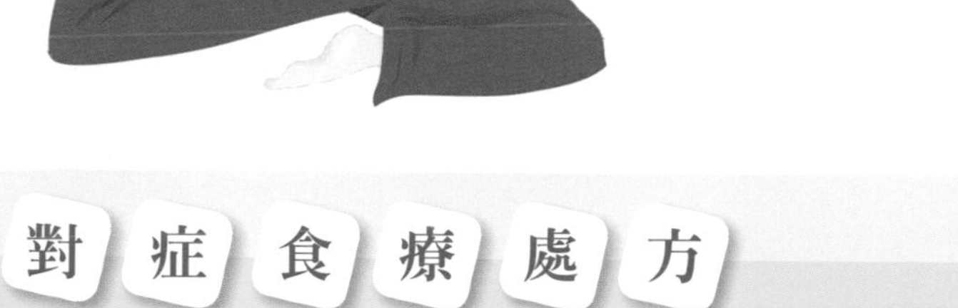

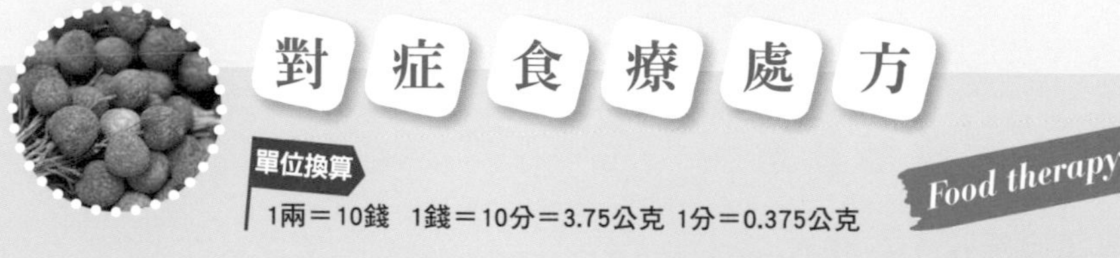

哮喘

|配方|荔枝乾3兩。

|做法|將荔枝乾去除殼與核，取荔枝肉，加水燉爛服用。

小兒遺尿

|配方|荔枝乾10粒、冰糖1錢半。

|做法|將荔枝乾去殼，加入冰糖與適量的水蒸服，每天服用1次，連服3～7天。

胃寒腹痛

|配方|荔枝核1兩、薑2片、陳皮2錢。

|做法|將荔枝核打碎，與薑、陳皮一起加水煎煮2次，早午各服用1次。

打嗝不停

|配方|7份剝除果肉的荔枝皮、果核。

|做法|將荔枝皮及核炒炭存性，研成細末，用開水送服。

心悸自汗

|配方|乾荔枝肉4錢、蓮子4錢、紅棗3錢。

|做法|將前述材料與適量的水混合，以文火煎湯，早午各服用1次。

4-2 核果類

Peach

補血補虛補元氣

桃子

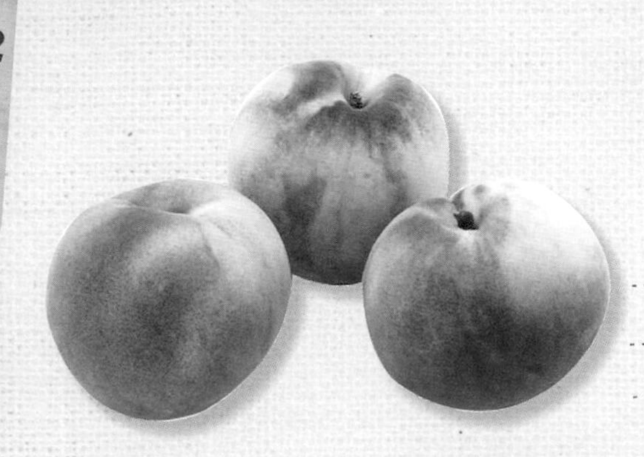

| 性味 |

味甘、酸，性溫。

入胃、肺、大腸經。

| 主要營養成分 |

維生素C、鉀、鐵、膳食纖維、醣類、檸檬酸、蘋果酸。

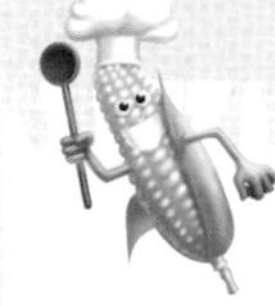

分解根莖葉

♣ 食用部分→**果實**。

潤腸，活血，清血散瘀，利水消腫，祛痰止咳，平喘，通便。主治水腫，咳嗽，婦女閉經，消化不良，高血壓，津少口渴，腸燥便祕。

♣ 藥用部分→**核仁、花**。

核仁：活血祛瘀，潤腸通便。

花：利水通便，活血化瘀。

100% ORGANIC INGREDIENTS

Food value

營養保健室

1 **桃子核仁可減少血管通透性，促進炎症滲出物的吸收，**消除血液濃黏凝聚的作用。不過，**桃子核仁有小毒，所以千萬不要生吃，**而無瘀滯者及孕婦，禁服桃子核仁。

2 桃子含鐵，因此**對於缺鐵性貧血者有輔助治療的作用，**其含有機酸和纖維素，能促進消化液的分泌，增進腸胃蠕動。桃子的鉀含量多於鈉，所以**水腫病患可多吃桃子，有助於利尿消腫。**

am 早晨可食

pm 忌食桃子

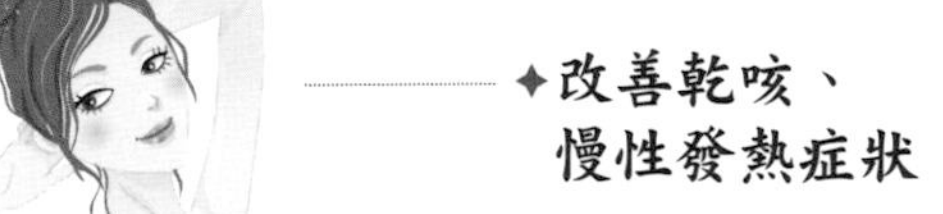

- 改善貧血
- 幫助消化
- 促進食慾
- 活血補氣
- 改善乾咳、慢性發熱症狀
- 潤腸
- 預防便祕

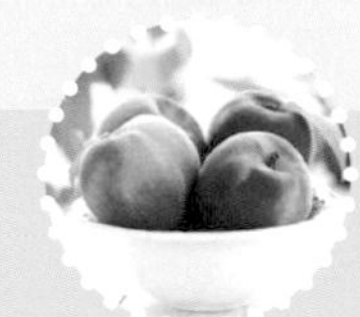

對症食療處方

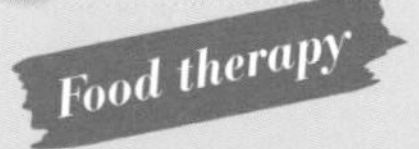

單位換算

1兩＝10錢　1錢＝10分＝3.75公克　1分＝0.375公克

便祕

|配方|桃子核仁4錢、蜂蜜8錢。

|做法|將桃子核仁搗爛，水煎去渣，加蜂蜜調勻服用。

高血壓

|配方|桃子乾8錢。

|做法|將桃子乾以水煎當茶服飲，或者將桃子去除外皮，每天吃2粒。

自汗

|配方|桃子乾8錢、紅棗8錢。

|做法|先將桃子乾炒至微焦時，加水及紅棗煎服，每日在睡前服用1次即可。

腸熱便燥

|配方|桃子5顆。

|做法|去除桃子的皮與核仁，壓汁後，一次飲完。

淡化痘疤

|配方|冬瓜子、桃子核仁、蜂蜜適量。

|做法|將冬瓜子和桃子核仁曬乾後研末成粉，再加入適量蜂蜜調成膏狀，每晚睡前清潔皮膚後，塗抹在痘疤上，即能淡化痘疤。

Mei

澀腸止瀉治頭痛

青梅

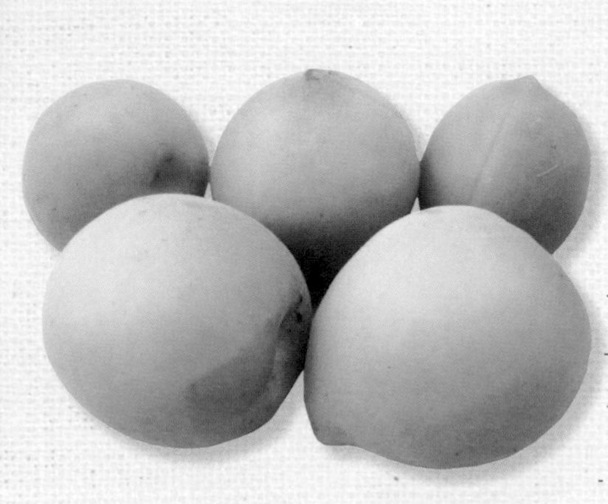

| 性味 |

味酸，性平。

入肝、脾、肺、大腸經。

| 主要營養成分 |

維生素A、生物素、葉酸、鈣、鉀、鎂、磷。

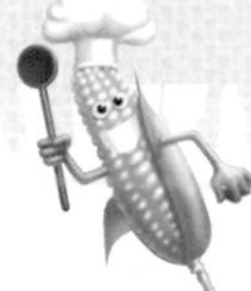

分解根莖葉

100% ORGANIC INGREDIENTS

♣ 食用部分→**果實**。

利咽，生津，澀腸止瀉，利筋脈。

♣ 藥用部分→**核仁、葉**。

核仁：清暑除煩，明目。
葉：止痢，止血，解毒。

Food value
營養保健室

1 青梅能夠**分解、排除殘留在血管內的毒素**，使身體回復正常狀態。此外，促進食物的消化吸收也是青梅的效用之一。

2 **烏梅是利用青梅加工製作而成，能使膽囊收縮，促進膽汁分泌，並有抗蛋白過敏的作用**。烏梅對於大腸桿菌、痢疾桿菌、傷寒桿菌、霍亂弧菌等均有顯著的抗菌作用。

3 青梅能維持**血液的弱鹼性，保持腸道內部的酸鹼均衡**。

am 可食青梅

pm 午間適宜

pm 晚間皆宜

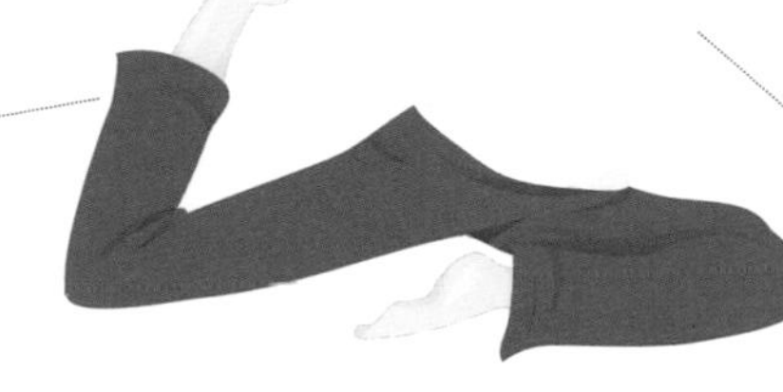

✦增強抵抗力

✦強化細胞

✦維持腸道酸鹼均衡

✦分解體內毒素

✦促進消化與吸收

✦預防癌症

✦促進新陳代謝

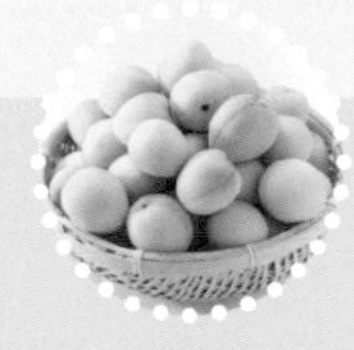

對症食療處方

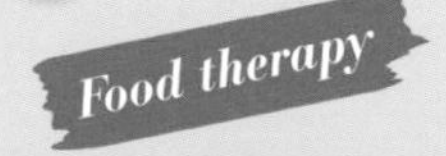

單位換算

1兩＝10錢　1錢＝10分＝3.75公克　1分＝0.375公克

厭食

|配方|青梅2顆、白糖少許。

|做法|將青梅搗爛，加白糖，以開水沖服。

膽囊炎

|配方|烏梅8顆、金錢草1兩、五味子1兩。

|做法|將前述三種食材加水煎煮，分數次服用。

脾胃虛弱、噁心嘔吐

|配方|烏梅適量、冰糖適量。

|做法|加水適量，將前述兩項食材共煎，代茶飲。

嘔吐

|配方|梅花3錢。

|做法|洗淨，用滾水沖泡當茶飲。

十二指腸潰瘍

|配方|梅花6公克、橘餅2個、水一碗。

|做法|將梅花與橘餅用水共煎，煎至湯剩半碗即可。每日服用3次。

Jujube

增進免疫助消化

棗子

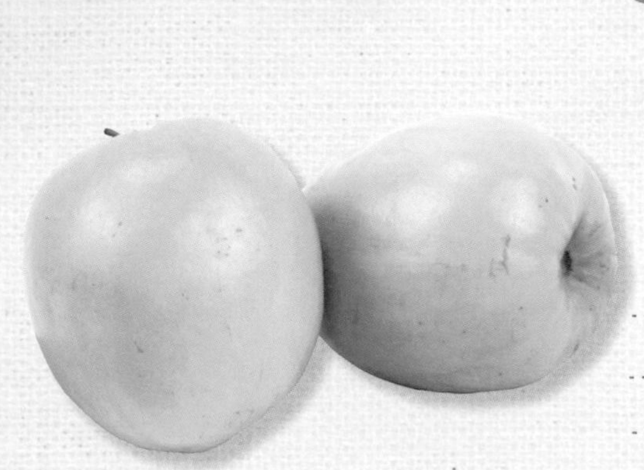

| 性味 |

味甘，性微溫。

入脾、胃經。

| 主要營養成分 |

維生素A、維生素B群、維生素C、鉀、鐵、膳食纖維。

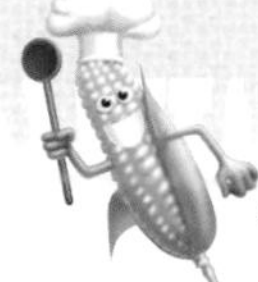

分解根莖葉

♣ 食用部分→**果實**。

補脾益氣，養血安神，護膚美容，緩和藥性。

♣ 藥用部分→**根、核仁**。

根：可以主治腹瀉，發燒。

核仁：寧心安神，養肝，斂汗。

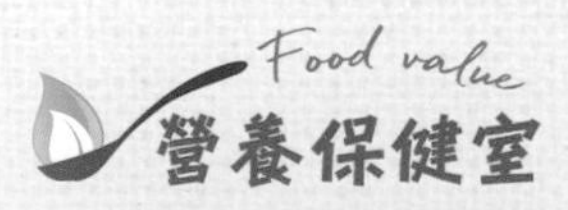

營養保健室

1 棗子的營養素含量豐富，富含多種維生素，尤其是**維生素C，為西瓜的5倍，水梨的9倍，蘋果的20倍，堪稱為「維生素C果」**。

2 棗子含有豐富的鉀、鈣、鎂、磷等礦物質，是極具營養的優質水果。現代醫學證實棗子可**降低膽固醇，提升人體免疫功能，並能促進食慾**。

3 中醫認爲棗子具有**健脾養顏、安神寧心、通便利尿**之效。

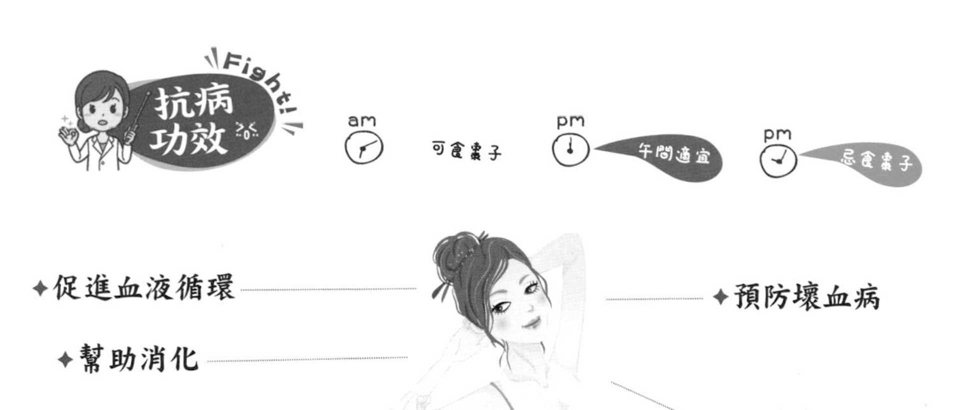

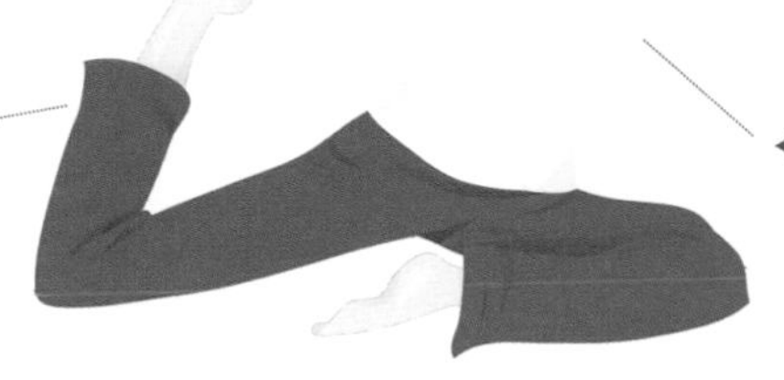

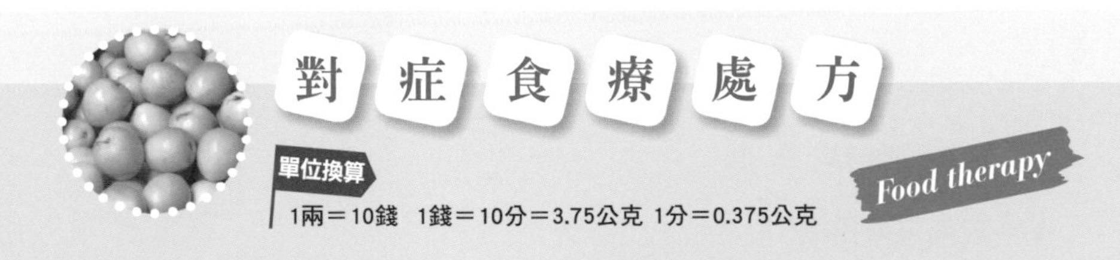

1兩＝10錢　1錢＝10分＝3.75公克　1分＝0.375公克

補心養血

|配方| 棗子8顆、枸杞8錢、雞蛋1顆。

|做法| 將棗子與枸杞加水煎，雞蛋熟後去蛋殼再放進湯內即可。

心悸、多夢、健忘

|配方| 棗子7顆、小麥8錢、生地2錢。

|做法| 將食材用水煎，分2次服用。

更年期脾氣暴躁

|配方| 棗子8錢、小麥4錢、炙甘草4錢、山藥4錢。

|做法| 將前述藥材加3碗水煎至1碗，然後再加入2碗半水煎至1碗，早午各服用1次。

鼻咽發炎

|配方| 棗子5顆、石上柏1兩半、豬瘦肉2兩。

|做法| 將前述藥材加入8碗水煎至1碗服用，每日1劑，可連服數月。

氣血兩虛

|配方| 棗子15顆、黑木耳4錢、冰糖3錢。

|做法| 先將黑木耳用溫開水洗淨泡發，和棗子、水、冰糖，一起置於鍋中蒸1小時即可。

Cherry

補鐵的首選水果

櫻桃

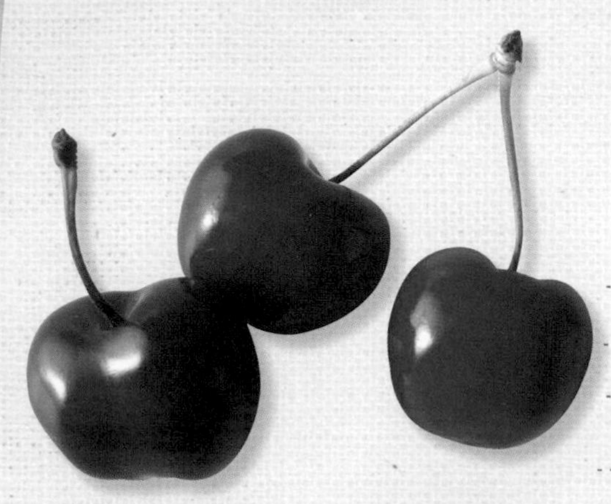

|性味|

味甘、酸，性溫。

入脾、肝經。

|主要營養成分|

鐵、鉀、醣類、維生素A、維生素C、類黃酮素、鞣花酸。

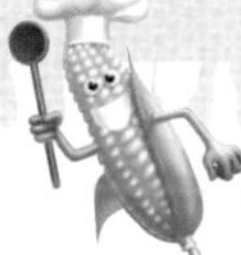

分解根莖葉

♣ 食用部分→**果實**。

補脾益腎，調中益氣，澀精止瀉，養心，補肝，強筋骨，促進消化，滋潤皮膚。

♣ 藥用部分→**核仁、葉**。

核仁：發表透疹，行氣止痛。
葉：溫中健脾，止咳止血，解毒殺蟲。

Food value

營養保健室

1 **櫻桃能防治貧血，還能治療風濕病，痛風等病症**。每天吃20顆櫻桃，可以適當**抑制痛風引起的疼痛及關節炎**，並使炎症消退。

2 **每100公克的櫻桃，其含鐵量高達6毫克**，比蘋果、梨子、橘子高出20倍，是**補鐵的首選水果**。而它還有促進血紅蛋白再生的功效。

3 值得注意的是，吃太多櫻桃易引起**火旺及流鼻血**等症狀。

am 早晨可食

pm 午間適宜

pm 忌食櫻桃

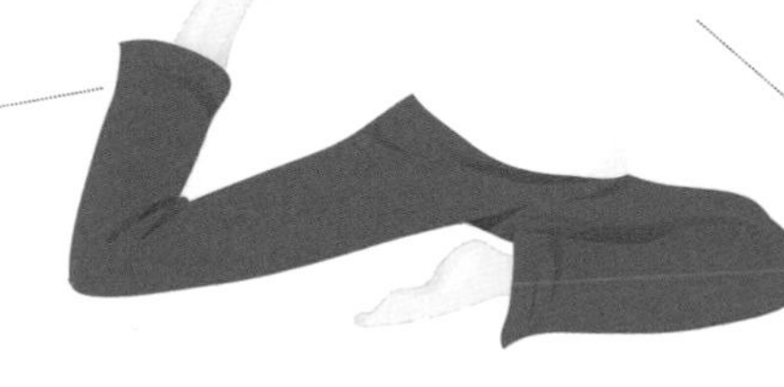

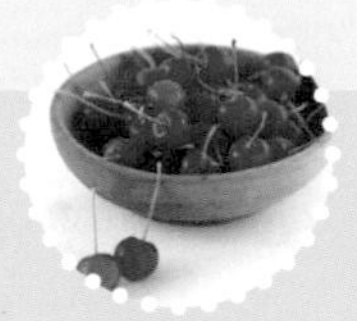

對症食療處方

Food therapy

單位換算

1兩＝10錢　1錢＝10分＝3.75公克　1分＝0.375公克

便祕、小便不暢

|配方|櫻桃核仁1～2錢。

|做法|在裝有櫻桃核仁的鍋中倒入300毫升的水，將水煎成100毫升，空腹時飲用。

體弱無力

|配方|櫻桃2斤、白糖1斤。

|做法|先將櫻桃洗淨，加水煮爛，再撈出櫻桃核仁，加入白糖攪拌均勻即完成櫻桃膏。每次服用1湯匙，早午各1次。

血虛頭暈、心悸

|配方|櫻桃8錢、枸杞3錢、桂圓3錢。

|做法|先在裝有枸杞和桂圓的鍋中倒入適量的水，煮至膨脹後，再放入櫻桃滾煮，加白糖調味後食用。

健脾暖胃

|配方|櫻桃6兩、薏仁2兩半。

|做法|將櫻桃去除核仁，再把櫻桃、薏仁一起放入鍋中，加水煮粥食用，連吃3天。

Longan

健腦益智補心脾

龍眼

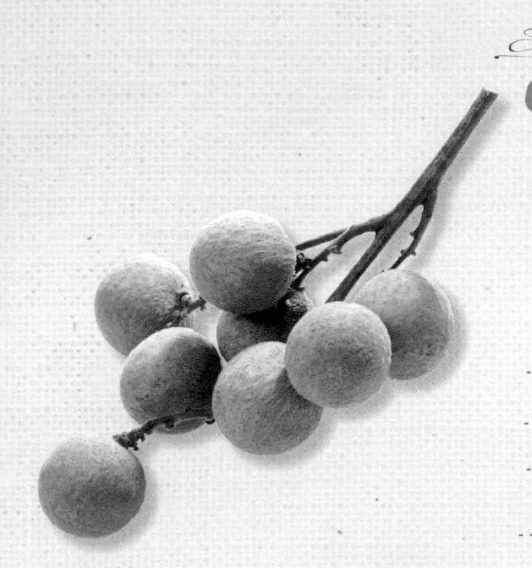

| 性味 |

味甘，性溫。

入心、脾經。

| 主要營養成分 |

維生素A、維生素C、葉酸、生物素、鉀、鈣、鈉、磷、鎂。

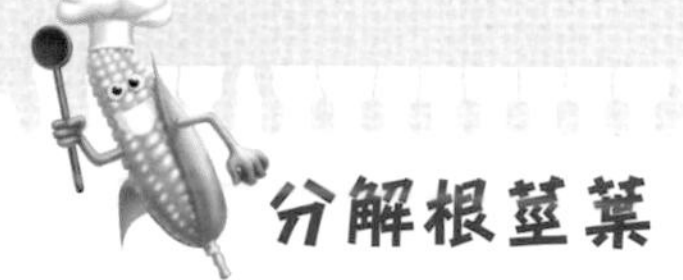

分解根莖葉

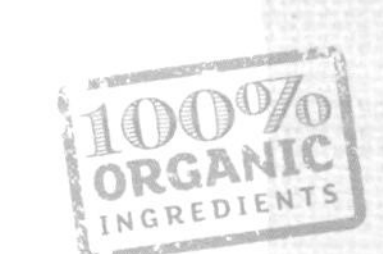

♣ 食用部分→**果實**。

果實：補脾益胃，養血安神，益氣血，健腦益智。

♣ 藥用部分→**果殼，根**。

果殼：收斂。

根：驅風利濕，通絡理帶，澀精。

Food value

營養保健室

1 龍眼有**補血，鎮靜**作用，對於**神經性心悸**有一定的療效。

2 龍眼肉有抗衰老作用，不但有益於**腦細胞發展**，還能**增強記憶力，消除疲勞**。

3 食用龍眼後少喝開水，以免脹氣，而常流鼻水者應該少吃。

4 痰濕陰滯者須慎用，陰虛引起的大便乾燥者不宜食用，而孕婦、虛火旺盛、風寒感冒及消化不良者不宜食用。

am 早晨可食

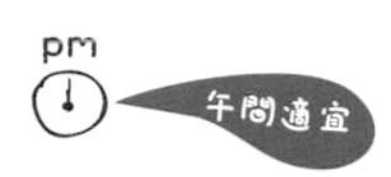

pm 忌食龍眼

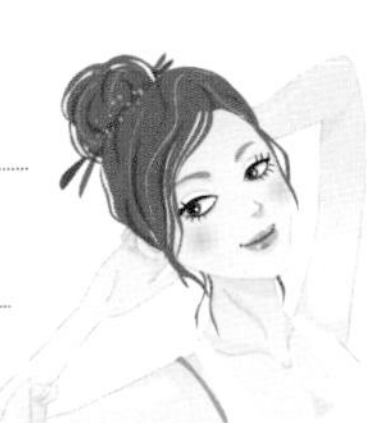

✦改善健忘症狀
✦健腦益智
✦養血安神
✦補脾益胃
✦改善心悸症狀
✦預防氣血不足
✦消除疲勞

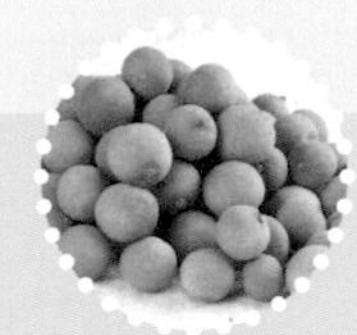

對症食療處方

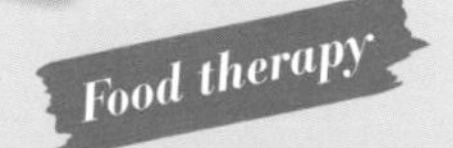

單位換算
1兩＝10錢　1錢＝10分＝3.75公克 1分＝0.375公克

禦寒、增強體力

|配方| 龍眼肉3錢、人參2錢。

|做法| 在裝有龍眼肉及人參的碗中加入一碗半的水燉煮，分早午服用。

胃口不佳、脾虛泄瀉

|配方| 龍眼4錢、白術2錢。

|做法| 加水煎，早午各服用1次。

貧血

|配方| 龍眼1兩、棗子10顆。

|做法| 將前述2種食材洗淨去核，放入鍋中，加水120毫升，共煎至沸騰，轉文火再煎15分鐘即可。喝湯吃龍眼及棗子。

多汗症

|配方| 龍眼1兩、豬心1兩。

|做法| 加適量的水將龍眼及豬心煎湯，每日服用1次。

氣血兩虛

|配方| 龍眼4錢、當歸4錢、土雞肉13兩。

|做法| 先將雞肉燉至半熟後，再加入龍眼及當歸，一起燉煮至熟，吃雞肉喝湯，分成早晚2次服用。

Apple
維繫健康的果實

蘋果

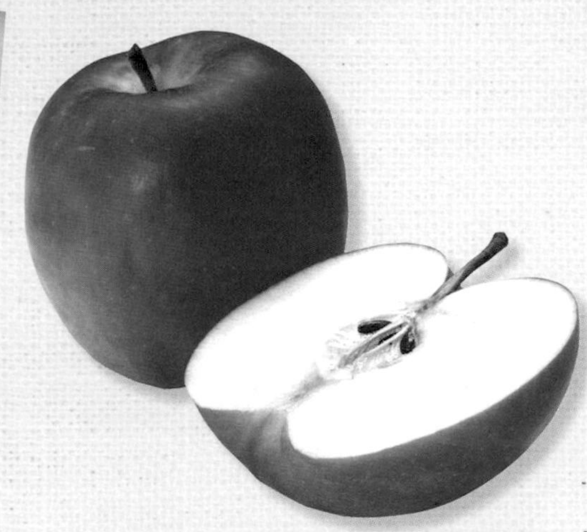

| 性味 |

味甘、微酸，性涼。

入脾、肺經。

| 主要營養成分 |

膳食纖維、果膠、蘋果酸、蘋果多酚、鉻、鐵、鉀、鋅。

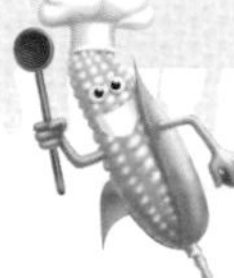

分解根莖葉

100% ORGANIC INGREDIENTS

♣ 食用部分→**果肉**。

生津止渴，清熱解煩，補心益氣，益智安神，健胃和脾，解暑醒酒，通便止痢，潤肺止咳，潤膚美容，收斂止瀉，降血壓。

♣ 藥用部分→**果皮、葉**。

果皮：主治反胃吐酸、痢疾、妊娠嘔吐、肝硬化腹水、咳痰。
葉：涼血解毒。

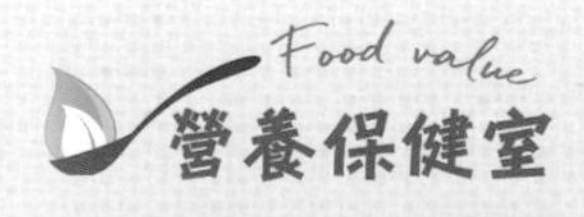

1 蘋果能**止瀉又能通便**，而蘋果中的果酸、纖維素和半纖維素，可以**吸附膽固醇**，並隨著糞便排出體外，從而**降低血液中膽固醇含量**，使得膽固醇不易沉澱在膽汁，以防止膽結石的產生。

2 **蘋果內含鉀元素，能促進鈉鹽的排出，所以有降低血壓功能**。若是食用蘋果過量易損心，故患有心肌梗塞，腎炎，腸胃潰瘍及婦女痛經等症者應少吃或不吃。

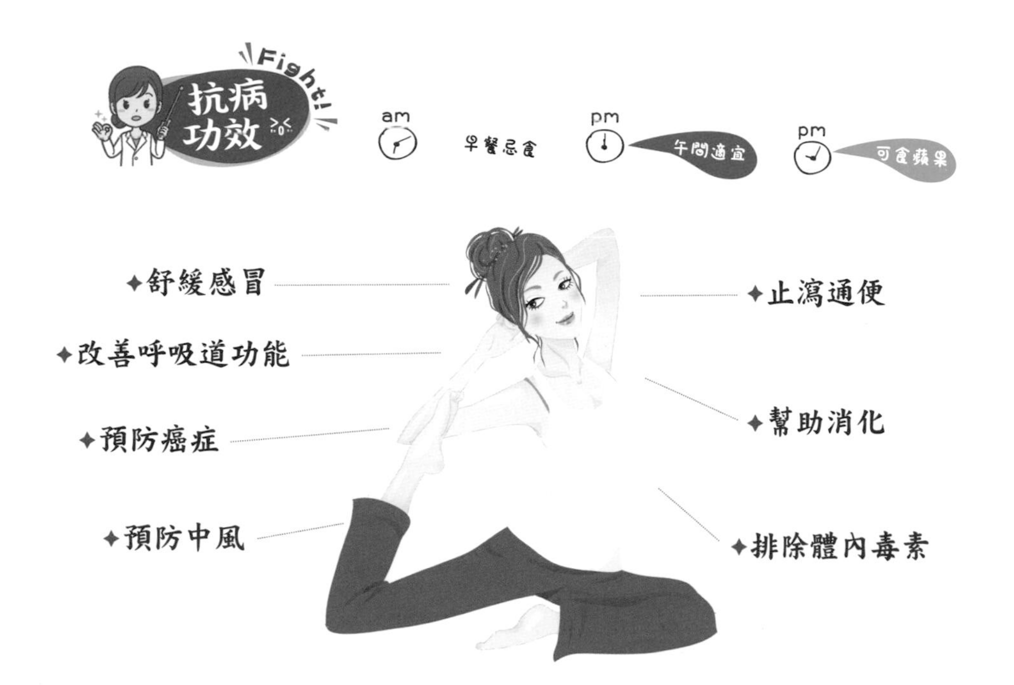

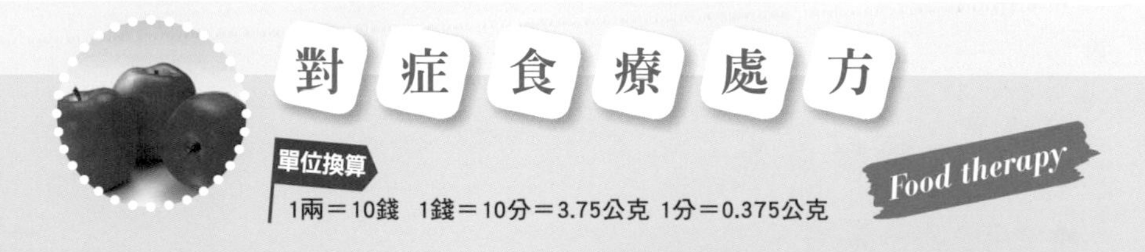

氣管炎、痰多

|配方|蘋果1顆、蘆薈1片。

|做法|蘋果洗淨去外皮，切塊，而蘆薈去皮取汁，將二者榨成1杯汁，每天中午飯後飲用。

口乾舌燥

|配方|蘋果1000公克、蜂蜜500公克。

|做法|將1000公克的蘋果去皮心，切碎，再加500公克的蜂蜜，隔水燉爛就成了蘋果膏，每次服用2湯匙。

促進消化

|配方|紅皮蘋果1顆。

|做法|蘋果洗淨切成數塊，放進果汁機榨汁，中午飯前服用1次，兒童須少量飲用。

反胃

|配方|蘋果5～8兩。

|做法|將蘋果洗淨削皮，去核，再放入鍋中，加適量的水煮湯。

口腔潰瘍

|配方|蘋果2～3顆。

|做法|將蘋果洗淨後不削皮直接放入鍋中，加些水，煮熟，連皮帶水一起吃，即可治癒。

Pear

天然的解渴聖品

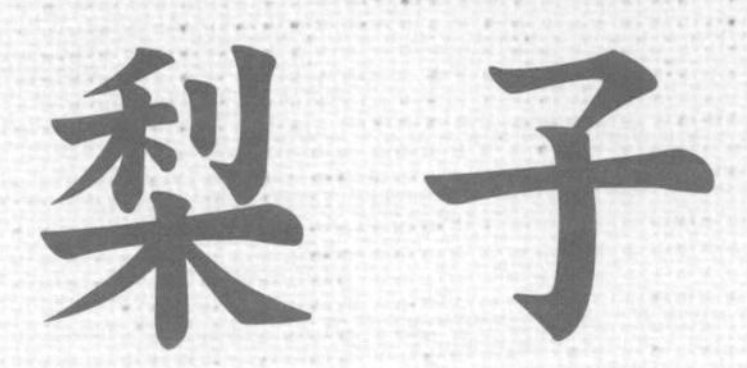

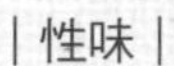

|性味|

味甘，性涼。

入肺、胃經。

|主要營養成分|

維生素B群、維生素C、膳食纖維、果膠、鉀、醣類。

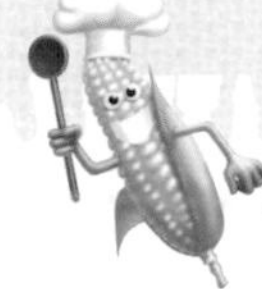

分解根莖葉

♣ 食用部分→**果實**。

潤肺止熱咳，生津止渴，清心降火，消痰散結，促進食慾，助消化，解熱，通便利尿，降血壓，降膽固醇。

♣ 藥用部分→**根**、**葉**。

根：潤肺止咳，理氣止痛。
葉：利水，解毒。

營養保健室

Food value

1 飯後吃梨子可以**促進胃酸分泌，幫助消化，增進食慾**，但是吃進過量的梨子則助濕傷脾，故風寒咳嗽、易腹瀉、胃寒者宜慎食。

2 服用冰糖燉梨可**滋陰潤肺，能夠治咳喘**，但必須經常服用。肺熱久咳者可用梨子加蜂蜜熬製成梨膏糖服用。

3 **食用梨子後，不宜再吃其他生冷食物，以免造成腹瀉**；而糖尿病患者也不宜食用過多梨子，以防止血糖過高。

Fight!
抗病功效
am
禁食梨子
pm

午間適宜
pm
晚間可食

✦保護肝臟

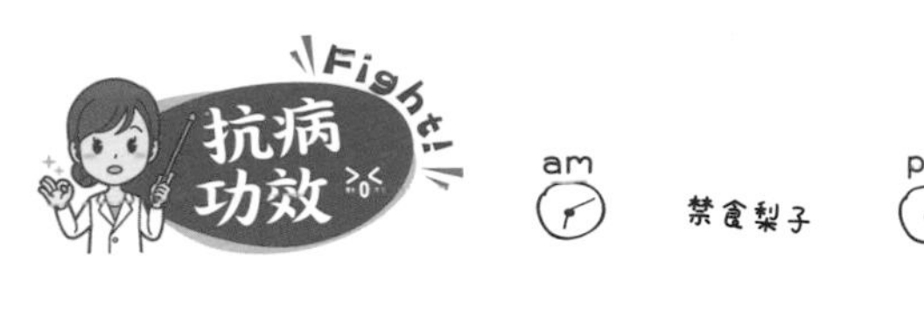

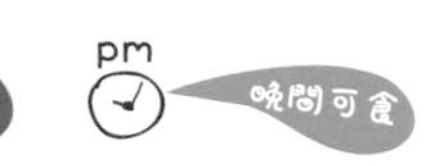

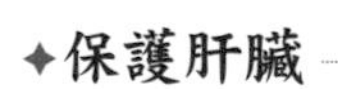

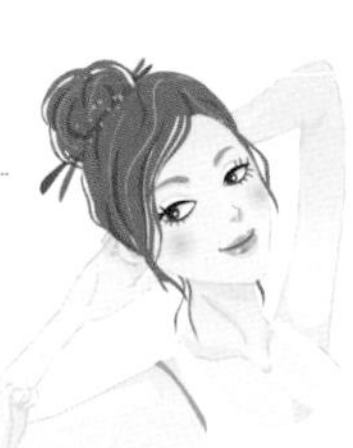

✦促進食慾

✦舒緩咳嗽

✦通腸潤便

✦降低血壓及膽固醇

✦幫助傷口癒合

✦預防痛風

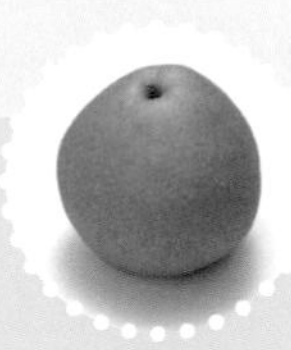

對症食療處方

單位換算

1兩＝10錢　1錢＝10分＝3.75公克　1分＝0.375公克

Food therapy

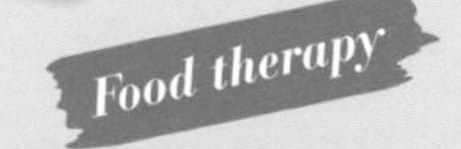

急性支氣管炎

｜配方｜梨子1顆、冰糖適量。

｜做法｜將梨子洗淨後，去皮及核，切片，加適量的水及冰糖，煮湯服用。每日2次。

消除疲勞

｜配方｜梨子1顆、蘋果1顆、檸檬汁1小匙、蜂蜜1小匙。

｜做法｜將梨子、蘋果洗淨，分別去皮及種子，再放入果汁機內榨汁，加入檸檬汁及蜂蜜拌勻飲用。

乾咳無痰

｜配方｜梨子1顆、杏仁3錢、桑葉3錢、川貝3錢、冰糖1錢。

｜做法｜將前述材料水煎去渣，加入冰糖調味，每日服用3次，盡量別在早上服用。

噁心反胃

｜配方｜梨子1顆、丁香15枚。

｜做法｜去除梨子核仁，放入丁香，用4、5層濕紙包裹，煨熟，再把丁香挖出，單食梨子即可。

Loquat

清肺止咳除胃熱

枇杷

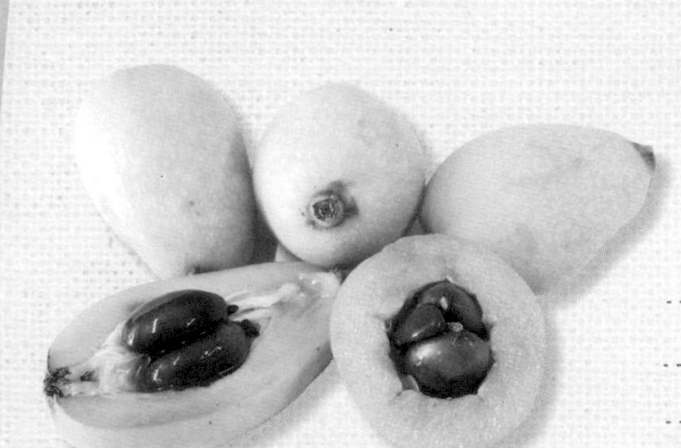

|性味|

味甘、微酸，性涼。

入脾、肺、肝經。

|主要營養成分|

維生素B_1、維生素C、鉀、鈣、鈉、磷、鎂、苦杏仁酶。

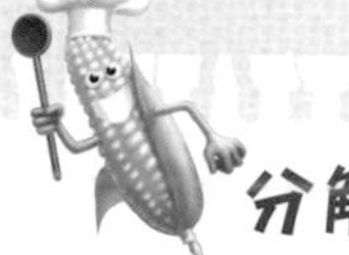

分解根莖葉

100% ORGANIC INGREDIENTS

♣ 食用部分→**果實**。

主治咳嗽吐血，肺熱咳嗽，肺燥咳血，虛熱肺葉枯萎，胃熱口渴，中暑，消除疲勞。主治嘔吐，胃腸病，食慾不振，流鼻血。

♣ 藥用部分→**葉、根、花**。

葉：潤肺止咳，和胃降逆，生津化痰，止鼻血。
根：清肺止咳，鎮痛下乳。
花：主治傷風感冒，咳嗽，寒咳，痰血。

Food value 營養保健室

1 枇杷中含有**苦杏仁酶**，是**抗癌物質**，因其含有適量的有機酸，能刺激消化腺的分泌，增進食慾，幫助消化。

2 枇杷內含的維生素B_1很豐富，具有**保護視力及滋潤皮膚**的作用。

3 常吃枇杷將會**助濕生痰**，若**兒童為脾虛弱者須忌食**。

Fight!
抗病功效
am
禁食枇杷
pm
午間適宜
pm
可食枇杷
潤肺止渴
舒緩感冒
止鼻血
生津止咳
和胃降逆
促進食慾
消除疲勞

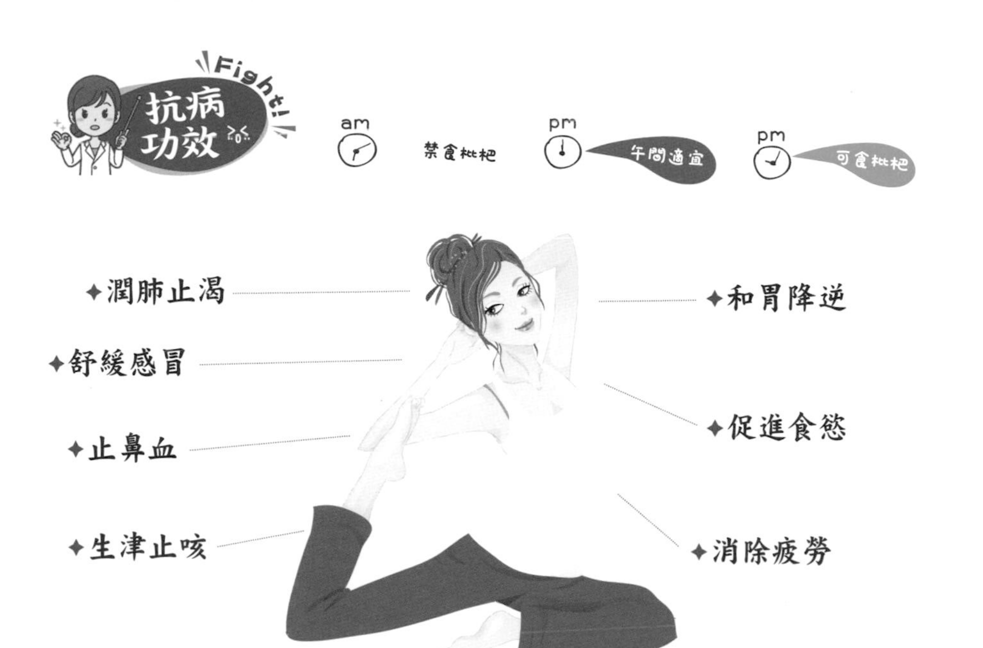

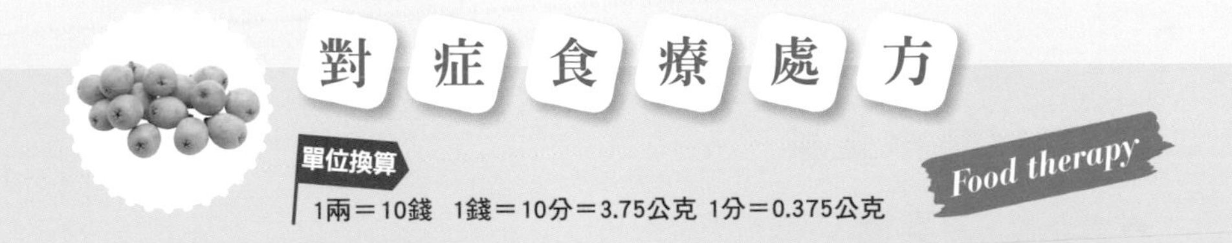

單位換算

1兩＝10錢　1錢＝10分＝3.75公克　1分＝0.375公克

急、慢性咽喉炎

|配方|枇杷2兩半、冰糖5錢。

|做法|將枇杷去皮、去核，再加水適量，燉30分鐘後，吃枇杷及飲湯，午晚各1次。

便祕

|配方|枇杷葉5錢、天門冬3錢、麥門冬3錢。

|做法|將上述材料加水煎服即可。

聲音嘶啞

|配方|枇杷葉8錢、淡竹葉4錢（或加崗梅葉5錢）。

|做法|將枇杷葉去毛，與淡竹葉一起用水煎，午晚各服1次。

傷風感冒

|配方|枇杷葉2錢、燈心草4錢、山薄荷4錢、紫蘇葉2錢。

|做法|將前述材料用水煎，分3次服用，每次喝1碗。

胃熱嘔吐

|配方|枇杷葉4錢、竹茹5錢、麥門冬3錢、制半夏2錢。

|做法|將上述的藥材用水煎服即可。

Tangerine

調 整 體 質 抗 氧 化

橘子

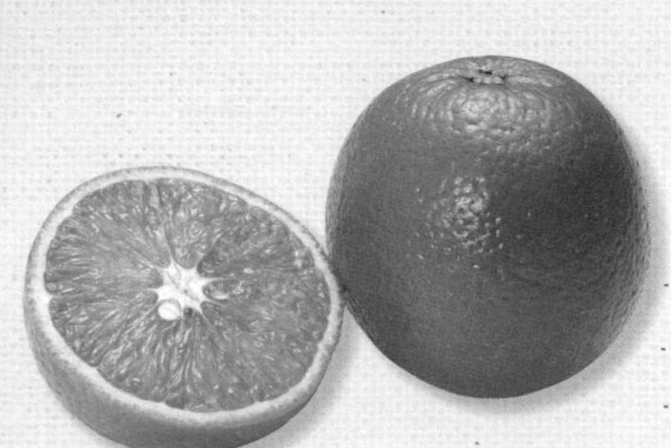

| 性味 |

味甘、酸，性涼。

入肺、胃、大腸經。

| 主要營養成分 |

維生素C、類胡蘿蔔素、揮發油、檸檬烯、葉酸、果膠、類黃酮素。

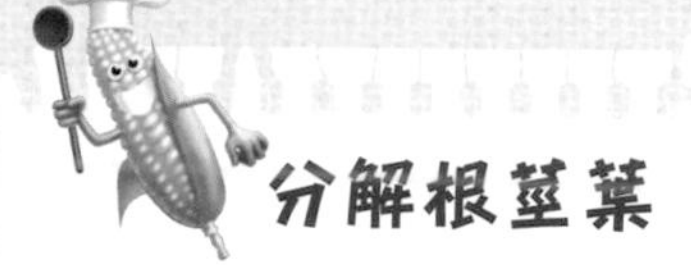

分解根莖葉

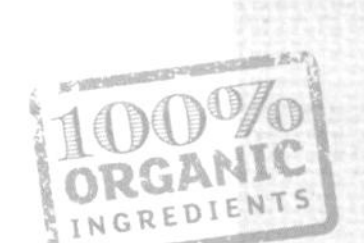

♣ 食用部分→**果實**。

潤肺生津，理氣和胃，解酒，通便。

♣ 藥用部分→**果皮、葉**。

果皮：和胃化濕，舒肝止痛，消積。

葉：治胸脅脹痛，疝氣，乳癰，乳房結塊。

Food value

營養保健室

1 橘子可以**防治心臟病**，並有**強化肝臟**的解毒能力，故經常食用橘子，對於心、肝有保健功效。

2 **橘子皮的中藥名稱為陳皮，其含有檸檬烯、揮發油**等，是芳香健胃藥。能祛痰，行氣，消積，止嘔，利尿。橘子皮可抑制葡萄球菌，具有興奮心臟，通腸胃，止咳等作用。

3 **女性生理期及產婦不可食用橘子**，而風寒感冒咳嗽者亦不宜食用。

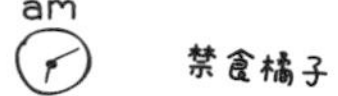

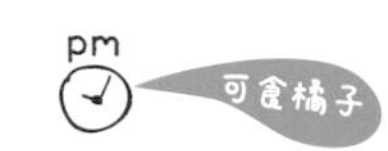

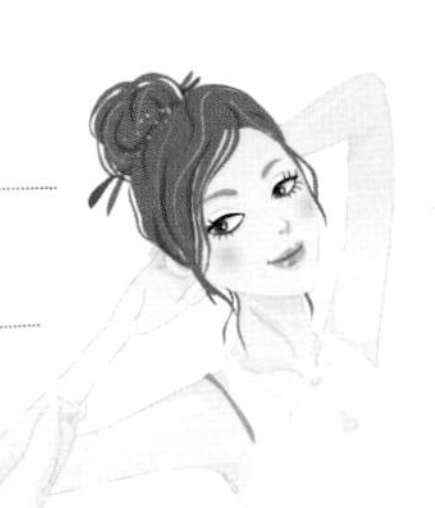

✦調整體質

✦增強免疫力

✦預防血管破裂或硬化

✦促進新陳代謝

✦有助於傷口癒合

✦降低膽固醇

✦幫助消化

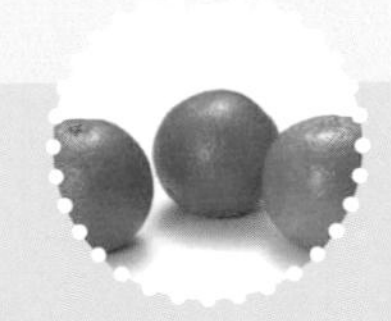

對症食療處方

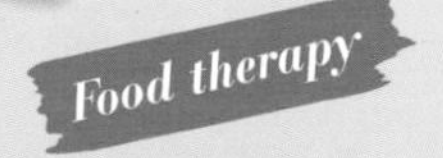

單位換算

1兩＝10錢　1錢＝10分＝3.75公克　1分＝0.375公克

解酒

|配方|橘子2顆。

|做法|橘子去皮，放入果汁機內，加1杯開水，榨汁服。

促進血液循環

|配方|橘子皮20粒一份（裝入過濾袋中）。

|做法|浸泡於溫水裡，泡橘子浴。

補養氣血

|配方|陳皮1錢、桂圓5錢、芡實3錢、炒酸棗仁2錢半。

|做法|將上述材料用水煎，午晚各服1次。

慢性胃炎

|配方|橘子皮5錢、薑3錢。

|做法|將橘子皮、薑一起水煎，分2次服用。

小兒咳嗽痰多

|配方|陳皮2錢半、紫蘇2錢半、白蘿蔔片4錢、紅糖適量。

|做法|將上述材料用水煎，加紅糖，趁熱溫服。

4-4 柑橘類

Round Kumquat

美 容 養 顏 增 免 疫

金桔

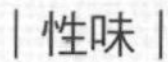

|性味|

味辛、甘、微酸，性溫。

入肺、脾、胃經。

|主要營養成分|

維生素A、維生素C、維生素P、醣類、膳食纖維、鈣、磷、鐵。

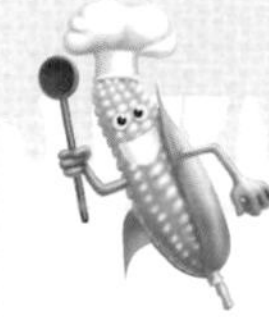

分解根莖葉

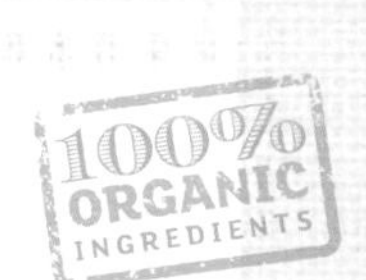

♣ 食用部分→**果實**。

防治血管硬化，冠心病，痰喘，百日咳，消化不良，食慾不振，腹部脹滿，胸悶鬱結，風寒感冒咳嗽。

♣ 藥用部分→**果皮、葉**。

果皮：主治下氣，止渴醒酒。
葉：舒肝理氣，開胃氣，散肺氣。

Food value
營養保健室

1 金桔適合**胸悶鬱結，食慾不振，或傷食過飽，酒醉口渴之人**食用。

2 **金桔富含維生素C，可以強化微血管，防止血管脆性和破裂**，增強人體抗寒等作用，還有助於排除肝臟毒素，進而提升免疫系統功能。

3 金桔含豐富的**維生素A和維生素C**，可阻止色素沉澱，增加皮膚光澤與彈性，進而減緩衰老，防止皮膚鬆弛、產生皺紋。

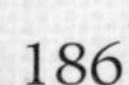

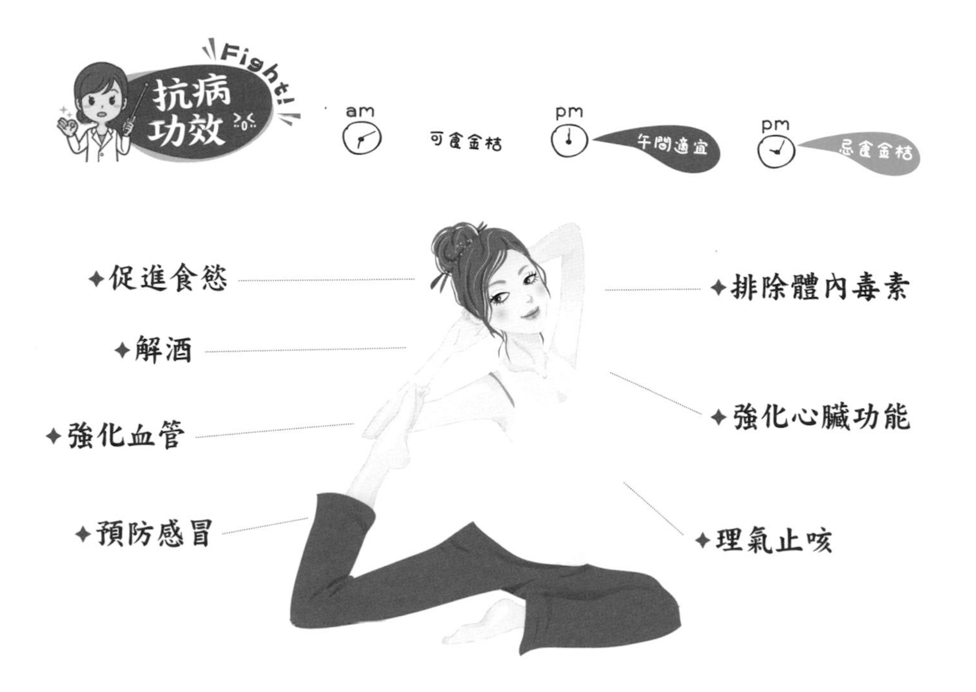

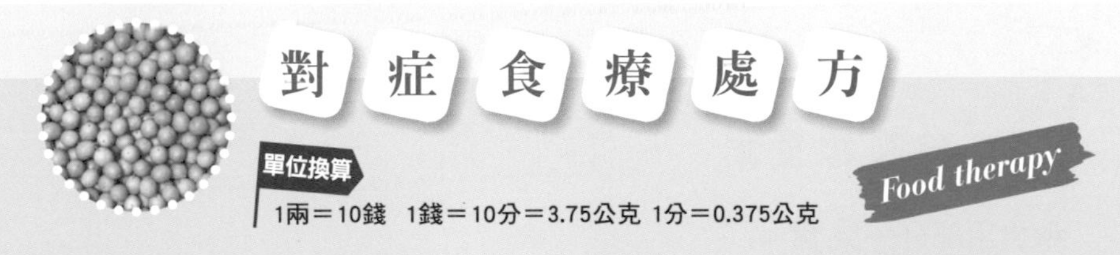

胃腹脹痛、消化不良

|配方|金桔3粒。

|做法|洗淨後生食即可。

風寒感冒咳嗽

|配方|金桔10粒、冰糖1兩。

|做法|隔水燉30分鐘後吃，每日分成早午2次服用。

胃、十二指腸潰瘍

|配方|金桔根1兩、豬肚4兩、食鹽少許。

|做法|將兩者用清水洗淨，切塊，放水4碗煲成1碗半，再加少許食鹽調味，喝湯。

小兒遺尿

|配方|金桔49枚。

|做法|將金桔洗淨晾曬，49天後焙乾研磨成粉狀，以開水送服，每次服用6公克，連續服完。

胸脘痞悶或疼痛

|配方|金桔4～8錢（乾品者可用2～3錢）。

|做法|加水煎湯服用即可。

感冒咳嗽

|配方|金桔餅2個、生薑3片。

|做法|加水煎服，分成早午2次服用。

Pummelo

慢性疾病者救星

柚子

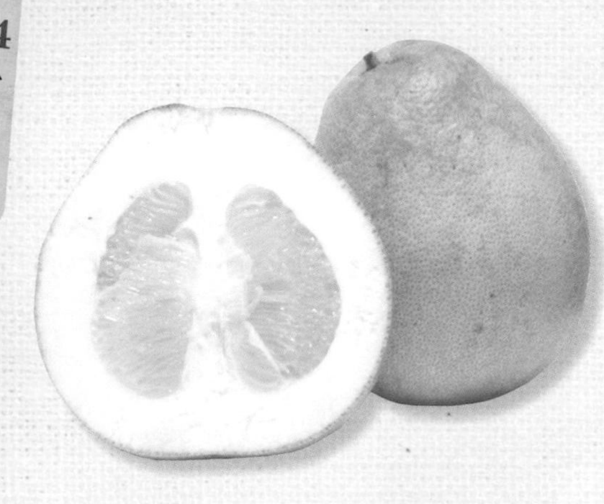

| 性味 |

味甘、酸，性寒。

入脾、肺經。

| 主要營養成分 |

維生素C、維生素P、類黃酮素、膳食纖維、檸檬酸、柚皮苷。

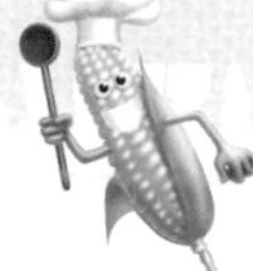

分解根莖葉

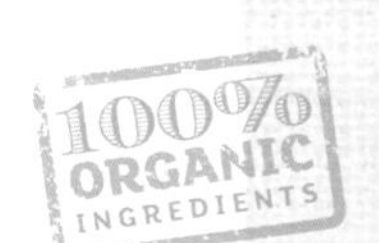

♣ 食用部分→**果實**。

消食，化痰，醒酒。生津止渴，和胃降逆，解酒。

♣ 藥用部分→**皮、根、花**。

皮：治氣鬱胸悶，脘腹冷痛，瀉痢，喘咳，美容，殺蟲，驅蚊蟲。
根：理氣止痛，散風寒，消積，解毒。
花：行氣，化痰，止痛。

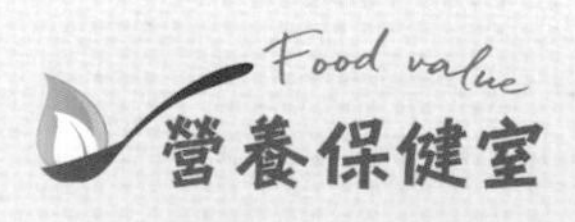

營養保健室

1 柚子煎水洗浴可以**促進血液循環**，且對於神經痛及風濕均有幫助。此外，將柚皮曬乾點燃還可驅蚊蟲。

2 柚子含的**維生素P**很豐富，有益於心血管病患食用。

3 **柚皮苷與其他類黃酮素相似，可抗炎，並與改變微血管通透性**有關，其作用可降低血小板的凝聚，增進血液懸浮粒子的穩定性及加速血流等，所以**吃柚子對心血管病者有很大的幫助**。

am 禁食柚子 pm 午間適宜 pm 可食柚子

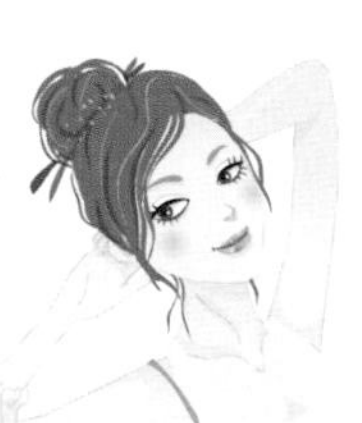

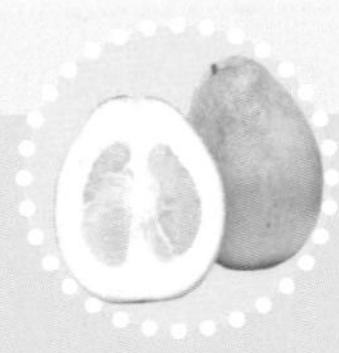

對症食療處方

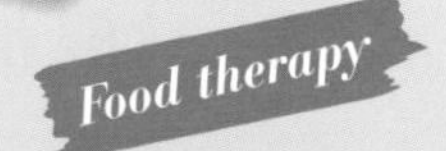

單位換算
1兩＝10錢 1錢＝10分＝3.75公克 1分＝0.375公克

小腸疝氣

|配方|柚子果核4錢。

|做法|將果核搗爛，加水煎服，午晚各1次。

咳嗽痰多

|配方|柚子果肉2兩半、蜂蜜30毫升、米酒15毫升。

|做法|將以上材料隔水燉爛服用。

酒後口臭

|配方|柚子果肉2兩。

|做法|直接食用即可。

急性腸胃炎

|配方|老柚皮2錢、細茶葉1錢、薑兩片。

|做法|將上述三種食材用水煎服。

糖尿病、肥胖症

|配方|柚子1顆。

|做法|將柚子絞汁服飲，每日1次。

宿食停滯、不消化

|配方|柚子皮3錢、山楂2錢半、雞內金2錢半、砂仁1錢半。

|做法|將前述材料加水煎服即可。

小兒喘咳

|配方|柚子皮1錢半、艾葉1錢半、生薑3片。

|做法|將上述材料加水煎服。

Grapefruit

有效降三高良藥

葡萄柚

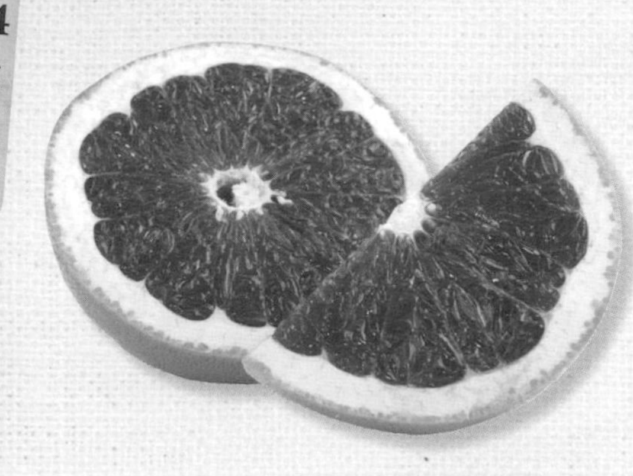

| 性味 |

味酸，性寒。

入胃、肺經。

| 主要營養成分 |

維生素C、膳食纖維、葉酸、果膠、鉀、檸檬酸、類黃酮素、鈣。

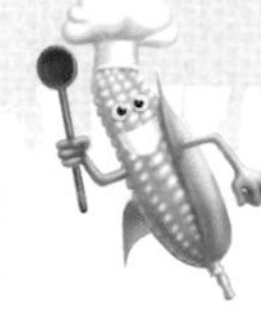

分解根莖葉

100% ORGANIC INGREDIENTS

♣ 食用部分→**果實**。

可以減肥潤膚，預防疲倦，淡化黑色素，消除皺紋，防黑斑，雀斑，也有美白的作用。

♣ 藥用部分→**果實**。

主要功效為傷口癒合，美白，除皺紋，並能預防胃癌和胰臟癌。

Food value

營養保健室

1 **葡萄柚不能與心絞痛用藥、高血壓藥、降血脂、鎮靜劑同時服用**，因葡萄柚含有**類黃酮素**，會造成體內血液中的藥量上升，嚴重時將有生命危險，建議兩者**需相隔2小時以上，再行食用**。

2 葡萄柚的**抗氧化物質**及**生物活性**成分豐富，其能降低血液中三酸甘油脂，又以「**紅色葡萄柚**」的效果最明顯。

3 葡萄柚應盡量和其他酸味水果同食，人體才能吸收葡萄柚的營養。

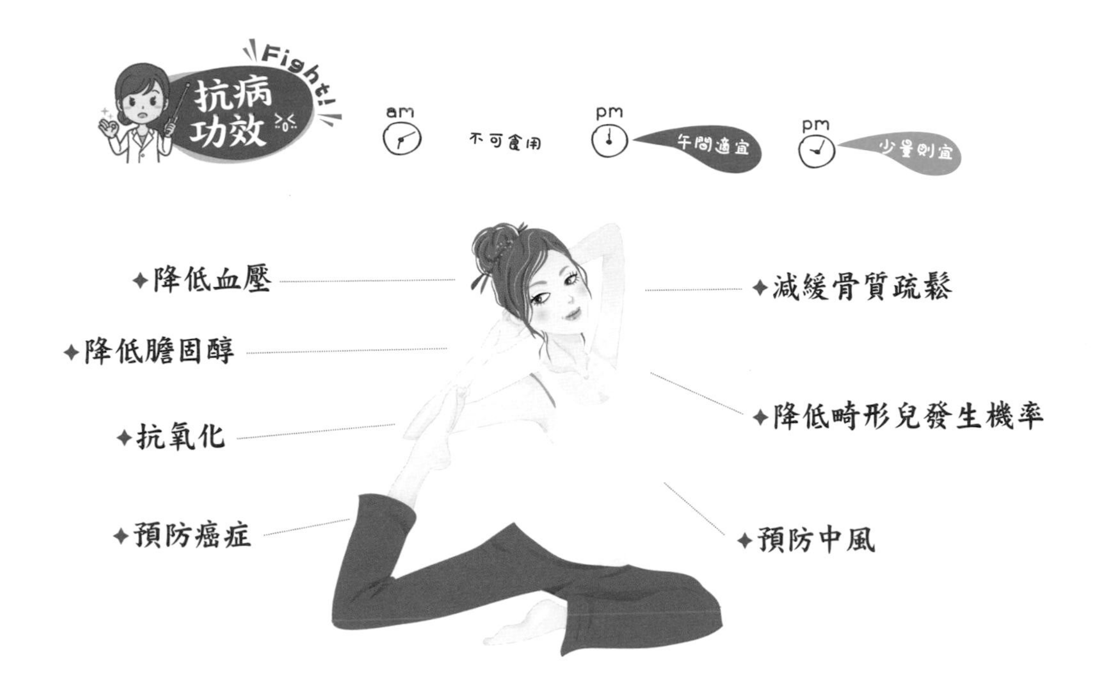

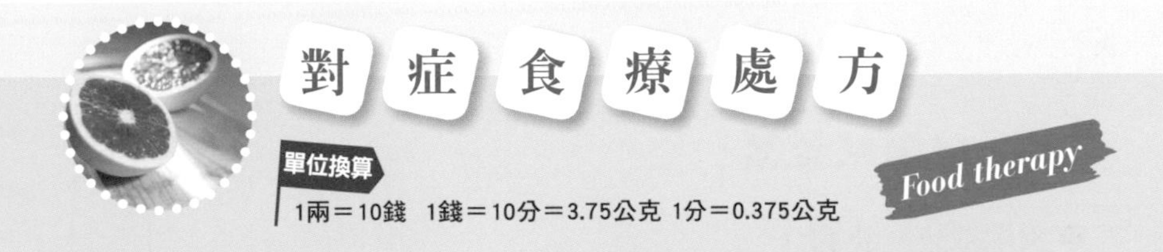

預防中風

|配方|葡萄柚1顆。

|做法|洗淨去皮，1天吃1顆葡萄柚。或每天飲用200毫升純葡萄柚汁。

增加食慾、消除疲勞

|配方|葡萄柚半顆、番茄1顆、檸檬汁1湯匙、蜂蜜適量、冷開水適量。

|做法|先將番茄用熱水煮過後，去蒂、皮及種子，再用果汁機絞碎；將葡萄柚切半，榨汁，然後將蜂蜜與所有果汁混合拌勻即可。

減肥去油膩

|配方|葡萄柚1顆、番茄1顆、蜂蜜適量、冷開水適量。

|做法|將葡萄柚去皮切塊，番茄去蒂及種子，切塊。再把全部材料放入果汁機榨汁，過濾飲用。

外感風熱、喉痛

|配方|葡萄柚1顆、哈密瓜6兩。

|做法|將葡萄柚洗淨，剝成兩半，再把哈密瓜切塊，一起放進果汁機榨出果汁即可。

Lemon

促進代謝零負擔

檸檬

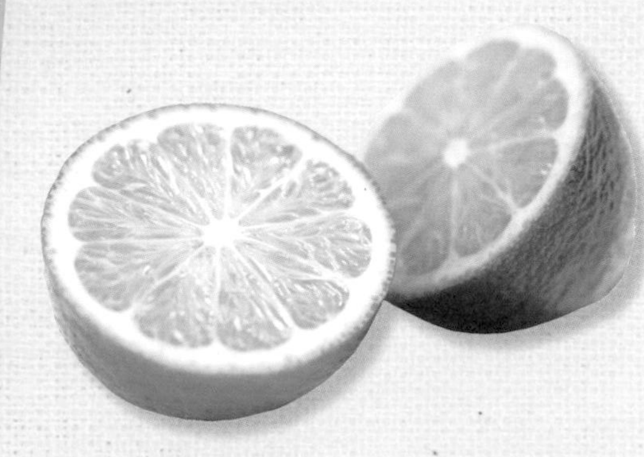

| 性味 |

味酸，性平。

入肺、胃經。

| 主要營養成分 |

維生素C、檸檬酸、橘酸、鈣、膳食纖維、類黃酮素、鉀。

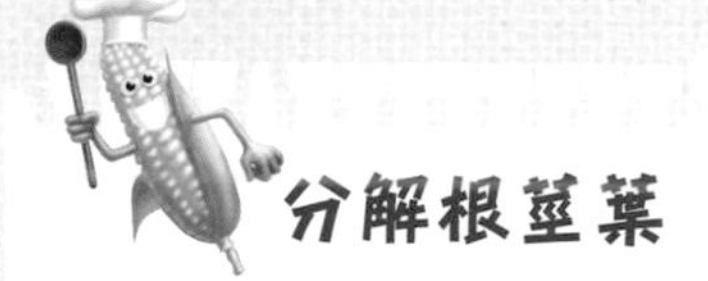

分解根莖葉

100% ORGANIC INGREDIENTS

♣ 食用部分→**果實**。

生津止渴，利肺潤喉，開胃健脾，消暑，去痰，降脂，消炎。

♣ 藥用部分→**果皮、葉**。

果皮：可以行氣，和胃，止痛。

葉：可以化痰止咳，理氣和胃，止瀉，解表溫裡，宣肺化痰。

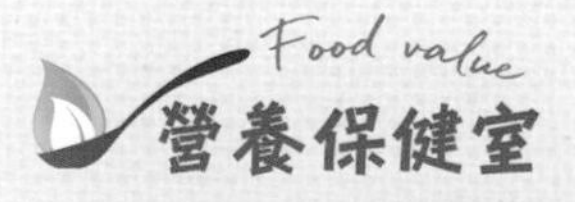

營養保健室

Food value

1 檸檬對於**食慾不振、中暑煩渴、暑熱嘔吐**等症狀有明顯療效。

2 檸檬可以生津止渴，只要加冷開水和白糖，即可做爲夏天清涼飲料。

3 將檸檬帶皮切片，用白糖醃後，泡開水服，對於高血壓、心血管疾病具有輔助治療作用，因此**高血壓患者可常食檸檬**。

4 值得注意的是，**感冒發燒、咳嗽者盡量少吃檸檬**，而胃寒氣滯、腹脹、痰多、胃、十二指腸潰瘍及胃酸過多者忌食檸檬。

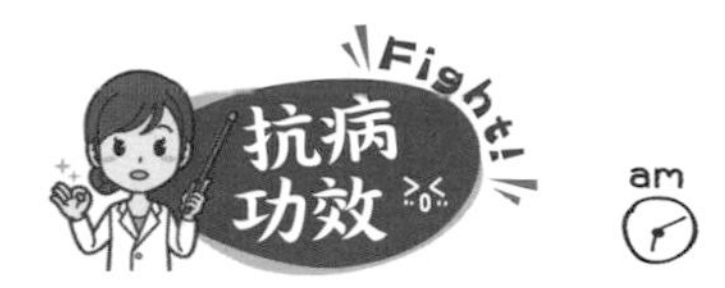

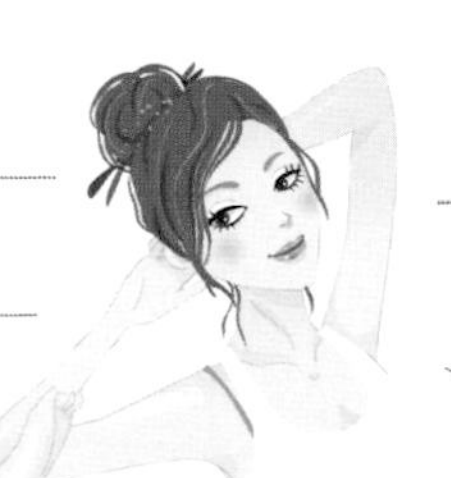

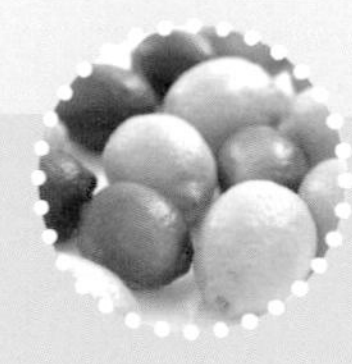

Fight!
抗病
功效

am
可食檸檬
pm
午間適宜
pm
晚間可食

✦抗壓、抗老化
✦提升免疫力
✦促進新陳代謝
✦改善骨質疏鬆
✦預防腎結石
✦殺菌
✦預防癌症

對症食療處方

Food therapy

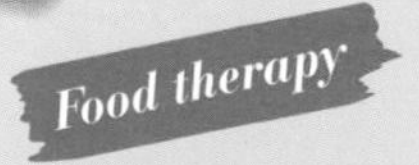

單位換算

1兩＝10錢　1錢＝10分＝3.75公克　1分＝0.375公克

高血壓

|配方|檸檬1顆、白糖適量。

|做法|將檸檬去皮，加適量開水和白糖一起榨汁服用。

咳嗽痰多

|配方|檸檬1顆、冰糖適量。

|做法|將二者隔水燉爛服用，早晚各服用1次。

過度勞累乏力

|配方|檸檬果核30克（乾品）、米酒30毫升。

|做法|將檸檬果核研成細末，睡前用米酒送服，每次服用3公克。

飲酒過量

|配方|檸檬1兩半、甘蔗6兩。

|做法|將甘蔗去皮切碎，檸檬搗爛絞汁，兩者混合後慢慢飲用。

舒筋活血

|配方|檸檬4顆、蘋果1顆、米酒1瓶。

|做法|將檸檬削皮切片，蘋果去芯切片，把前兩項食材共同放入酒瓶，加米酒1瓶，浸泡90天以上，每次飲用30～60毫升即可。

4-5 漿果類

Grape

清除老化自由基

葡萄

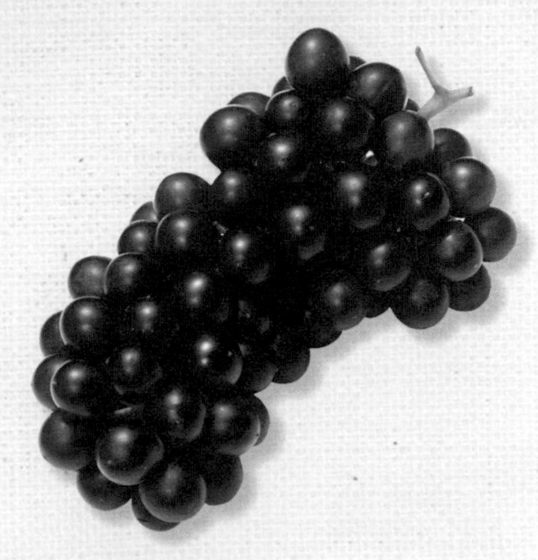

| 性味 |

味甘、微酸，性平。

入肝、脾、腎經。

| 主要營養成分 |

白藜蘆醇、前花青素、花青素、膳食纖維、鉀、維生素A、維生素C。

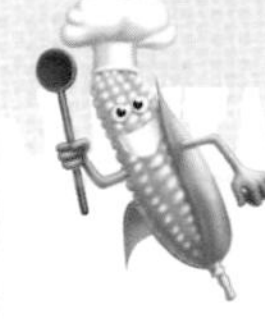

分解根莖葉

100% ORGANIC INGREDIENTS

♣ 食用部分→**果實**。

補肝益腎，補氣養血，強筋骨，利尿消腫，開胃生津，透發痘疹。

♣ 藥用部分→**根**、**藤葉**。

根：驅風濕，利尿。

藤葉：解毒利尿，止嘔，安胎。

Food value 營養保健室

1 葡萄中的含糖量高，因此建議**肥胖者**、**糖尿病患者**不宜多吃。

2 葡萄中含有的**白藜蘆醇**可以阻止健康的細胞癌變，並能**抑制癌細胞擴散**，同時具有**降低體內總膽固醇**、**預防動脈硬化**的作用。

3 **葡萄不宜和含鈣量高的食物同時食用**，因爲葡萄中的酸性物質會與鈣質產生沉澱物，易防礙鈣質的吸收。

✦預防貧血
✦舒筋活血
✦預防心血管疾病
✦改善便祕
✦幫助消化
✦抗老化
✦防止癌細胞成長
✦降低心臟病的發生機率

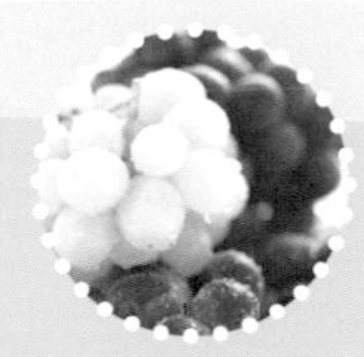

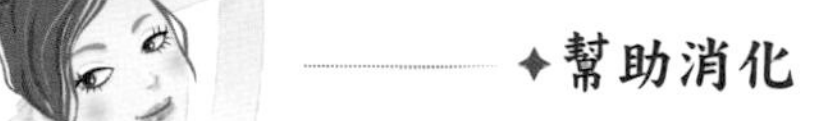

單位換算

1兩＝10錢　1錢＝10分＝3.75公克　1分＝0.375公克

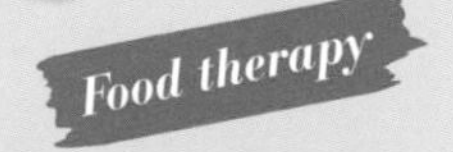

補血

|配方|葡萄1兩、枸杞5錢。

|做法|將前述兩種食材洗淨，一起絞汁飲用。

血尿

|配方|葡萄3兩、藕節6兩。

|做法|將前述兩種食材洗淨，一起搗爛，榨汁服用，早晚各1次。

健胃整腸

|配方|葡萄16粒、鳳梨4兩、牛奶100毫升、蜂蜜1小匙。

|做法|將葡萄和鳳梨洗淨，去皮及種子，鳳梨去皮心，加入牛奶、蜂蜜放入果汁機中打匀飲用。

小便短少及澀痛

|配方|葡萄汁3兩、蓮藕汁2兩、蜂蜜1～2匙。

|做法|在葡萄汁和蓮藕汁中加入蜂蜜調勻，再用溫開水沖服即可。

高血壓

|配方|葡萄3兩、荸薺15～20個。

|做法|將上述食材洗淨後搗爛取汁，用開水沖服。

Mulberry

延年益壽長生果

桑椹

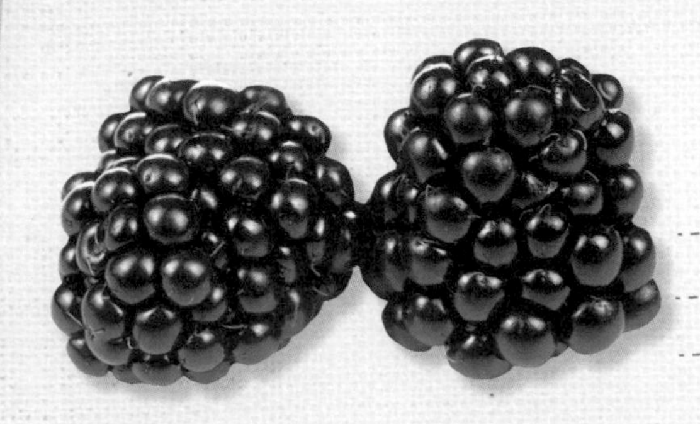

|性味|

味甘、酸，性寒。

入心、肝、腎經。

|主要營養成分|

維生素A、維生素B_1、維生素C、鐵、鈣、鉀、蘋果酸、類胡蘿蔔素。

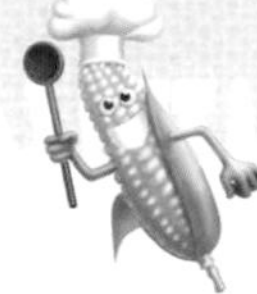

分解根莖葉

100% ORGANIC INGREDIENTS

♣ 食用部分→**果實**。

治頭目眩暈，虛煩失眠，發白，暖腰膝，便祕，腹痛，口乾舌燥，神經衰弱，貧血，血虛腸燥便祕，消渴，慢性肝炎。

♣ 藥用部分→**葉、根皮**。

葉：散風熱而瀉肺熱，清肝火，散風熱，但作用較弱。

根皮：瀉肺平喘，利水消腫。

Food value 營養保健室

1 桑椹能**提升人體免疫力，調節免疫平衡，並能生津補液**，**潤燥滑腸，刺激腸液分泌，促進腸胃蠕動**。

2 桑椹可以提升白血球的調節免疫作用，所以常吃可**延年益壽**。

3 桑椹能夠**利水消腫**，經常用於治療肢體水腫，風濕性關節炎。而桑椹還有滋陰補血，滋潤腸燥，益肝腎，養陰血的功效。

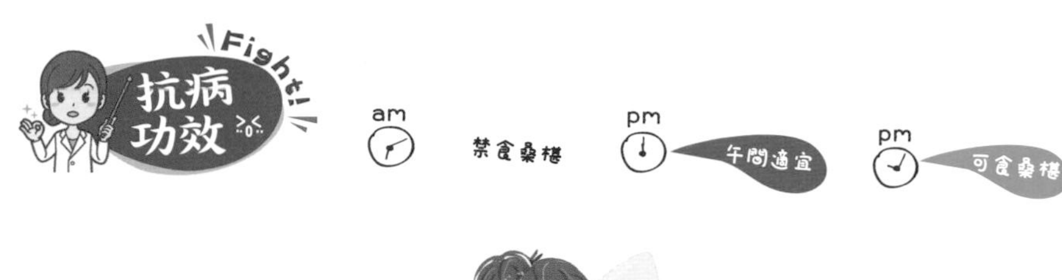

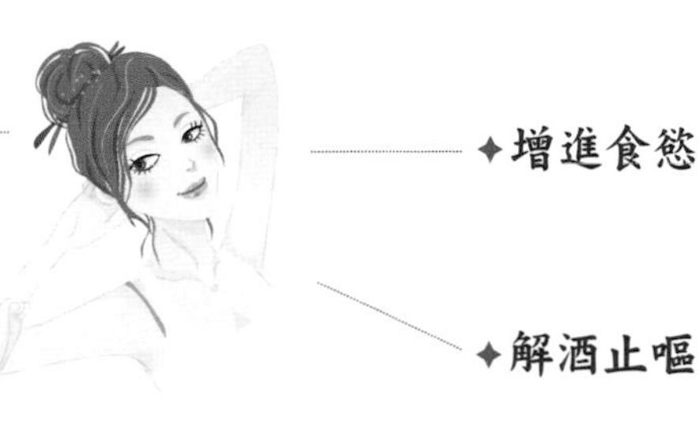

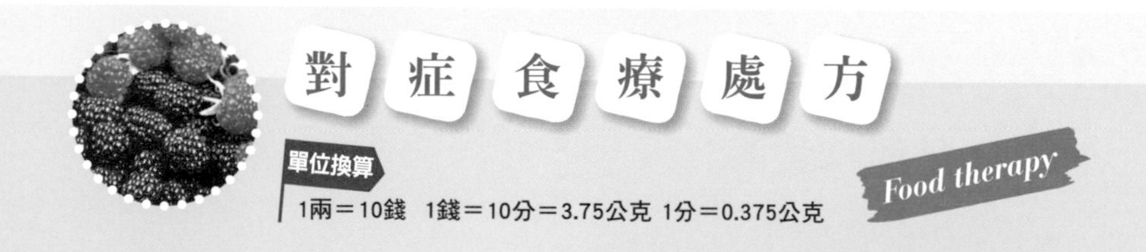

風濕性關節痛

|配方|黑桑椹70公克。

|做法|黑桑椹加適量水煎服。

自汗、盜汗

|配方|桑椹5錢、五味子4錢。

|做法|將兩種食材加水煎，分午晚2次服用。

習慣性便祕

|配方|桑椹1兩。

|做法|將桑椹加水煎，分2次服用。

慢性腎炎

|配方|桑椹1兩半、葡萄8錢、薏仁1兩。

|做法|將前述三種食材加水煎煮。

咳嗽、久咳

|配方|桑樹根皮5錢、枸杞根皮5錢、甘草1錢。

|做法|將上述材料加水煎煮，分午晚2次服用。

慢性氣管炎

|配方|桑樹根皮3錢、款冬花8錢、百合4錢、杏仁3錢、生薑汁少許、蜂蜜適量。

|做法|在前四種材料中加水1大碗煎成半碗即可，待煎液冷卻後加入生薑汁及蜂蜜服用。

Strawberry

高 C 美白養顏品

草莓

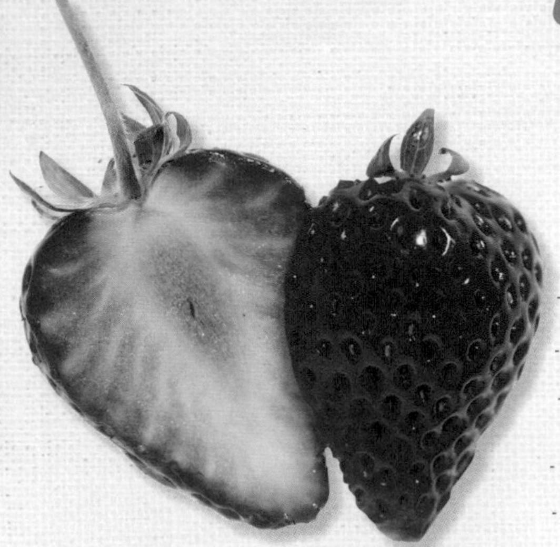

| 性味 |

味甘、微酸，性涼。

入肺、脾經。

| 主要營養成分 |

維生素C、鞣花酸、水楊酸、鉀、果膠、天門冬胺酸。

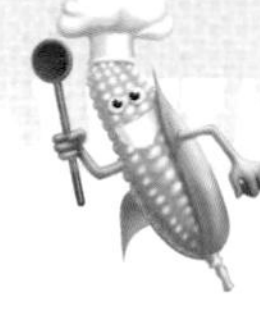

分解根莖葉

100% ORGANIC INGREDIENTS

♣ 食用部分→**果實**。

清涼止咳，健胃消食，潤膚美顏，利尿止瀉，清熱解暑，潤肺生津，健脾，降血壓，明目養肝。

♣ 藥用部分→**果實**。

主治乾咳無痰，小便不利，便祕，痔瘡，牙齦出血，再生障礙性貧血，抗衰老，抗癌，食慾不振，肺熱咳嗽，咽喉腫痛，腹瀉，糖尿病。

Food value 營養保健室

1 草莓的**維生素C**含量相當高，同時含有**抗壞血酸**，它是活性很強的還原性物質，參與重要的**生理氧化還原**過程，也是新陳代謝不可缺少的物質，有助於**維護骨骼肌肉、血管、牙齒**。

2 草莓對**胃腸疾病、貧血症**有良好的療效，也能夠防治動脈硬化、冠心病、腦溢血、抗癌。此外，它還能輔助治療白血病，再生障礙性貧血等病症。

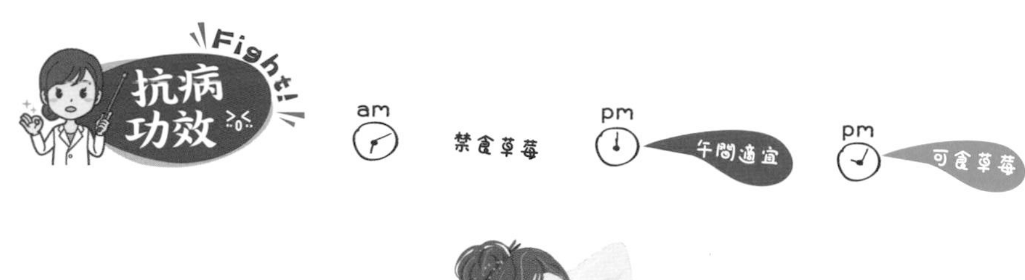

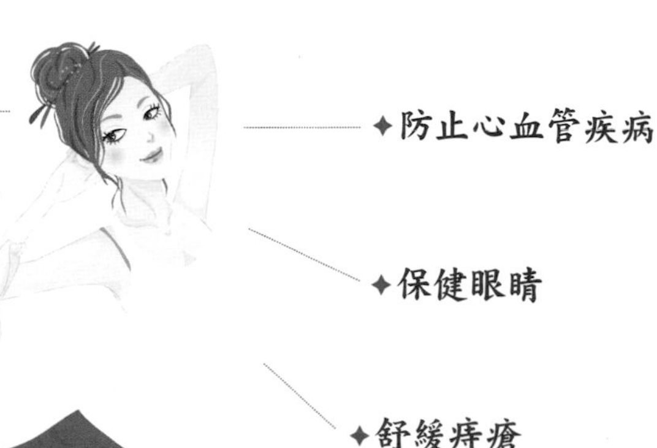

- 增強抵抗力
- 改善牙齦出血
- 維持腸道健康
- 預防致癌物破壞健康
- 防止心血管疾病
- 保健眼睛
- 舒緩痔瘡

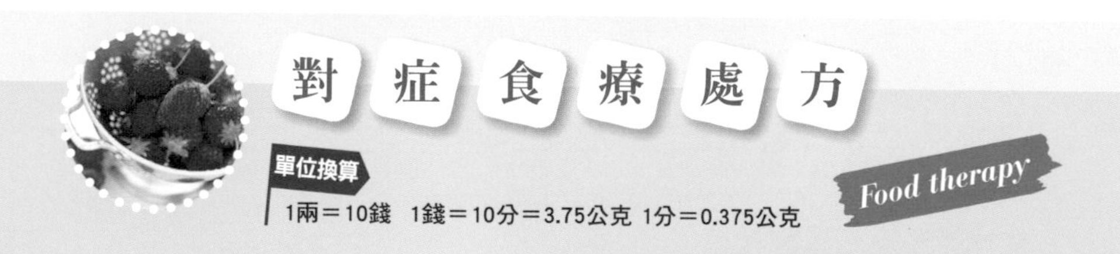

減肥

|配方|草莓1兩、山楂5錢。

|做法|將兩種食材一起打汁飲用。

消暑生津、滋陰潤肺

|配方|草莓2兩半、檸檬汁90毫升、蜂蜜60毫升、冷開水100毫升。

|做法|先將草莓去蒂洗淨，放入果汁機內，加入冷開水，再榨汁，過濾雜質後，取汁加檸檬汁、蜂蜜混合攪勻飲用。

腎臟病、小便不利

|配方|草莓1兩6錢、香瓜1兩4錢、冬瓜1兩8錢。

|做法|將草莓去蒂，香瓜削皮去種子，冬瓜削皮去種子，放入果汁機內榨汁，再加冰塊及少許檸檬汁，拌勻飲用。

養顏美容

|配方|草莓5兩、綠豆粉2兩半、白砂糖1兩半。

|做法|將草莓洗淨去蒂，切碎，和綠豆粉一起放入鍋中，加適量的水，用中火煮滾後，改用文火熬煮30分鐘，最後加白糖攪勻食用。

Kiwifruit

美容養顏兼助眠

奇異果

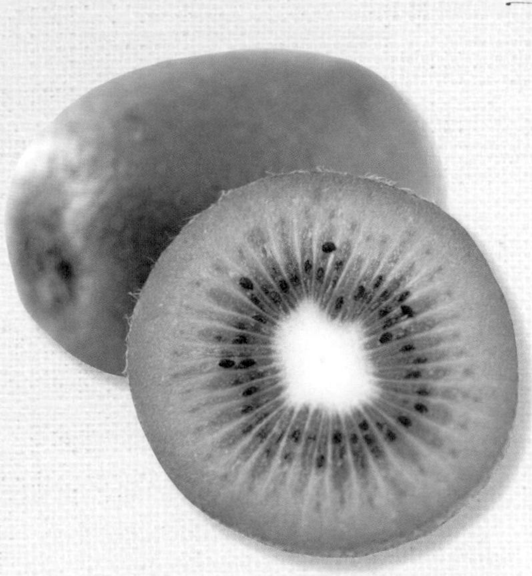

|性味|

味甘、酸，性寒。

入胃、腎經。

|主要營養成分|

維生素C、類胡蘿蔔素、膳食纖維、果膠、單寧酸、鉀、鈣。

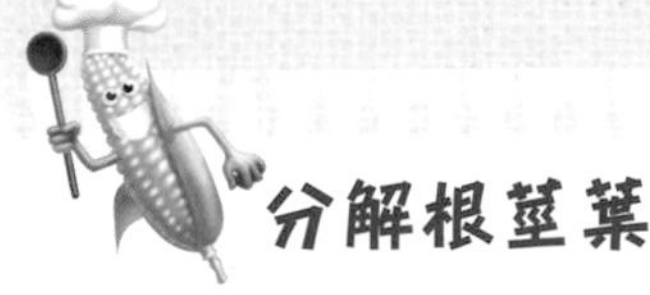

分解根莖葉

100% ORGANIC INGREDIENTS

♣ 食用部分→**果實**。

生津潤燥，解熱止渴，利尿，通乳，降血脂，美容養顏，抗老化，助消化，強化免疫力，防癌。

♣ 藥用部分→**藤、根、葉**。

藤：主治黃疸，消化不良，嘔吐。**葉：**主治風濕關節痛，乳痛，燙傷。
根：清熱解毒，驅風利濕，活血消腫，催乳，防癌。

營養保健室

Food value

1 奇異果富含**維生素C，其含量為蘋果的20倍**，而在**人體的吸收利用率高達94%**，不僅是養顏美容的聖品，也可提升免疫力。

2 奇異果有**降血脂、防老化、助消化、防癌**等多重作用。

3 由於奇異果性寒涼，因此胃病及脾胃虛寒者，不宜多吃。

4 每天**睡前一小時吃兩顆奇異果，可以較快進入睡眠狀態**。

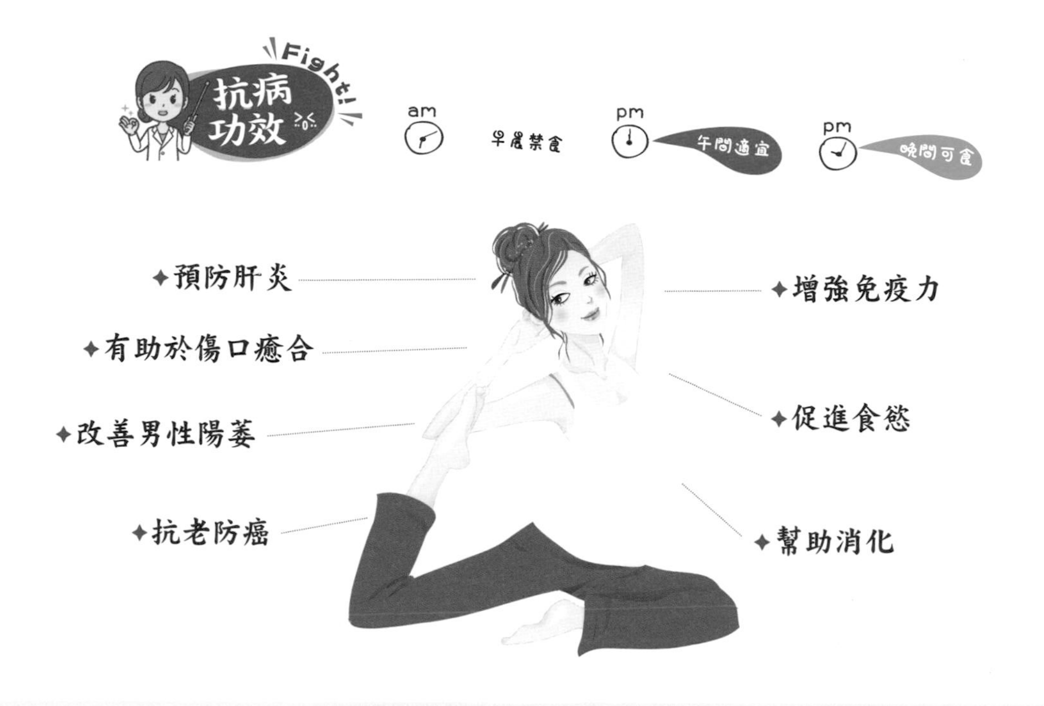

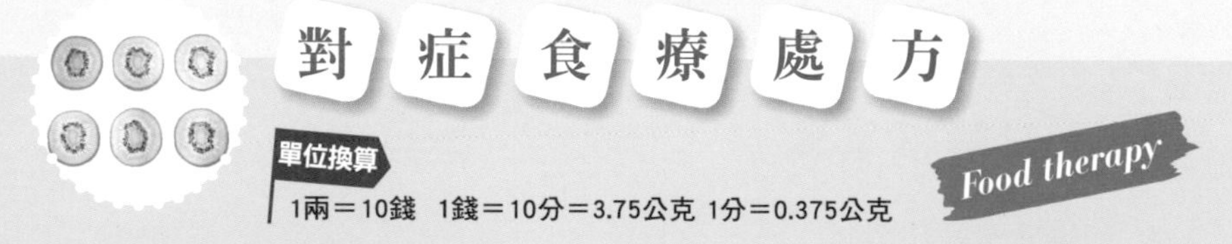

兒童發育緩慢

|配方|奇異果1顆、酪梨1顆、蜂蜜1匙、白開水150毫升。

|做法|將酪梨及奇異果洗淨，剝皮去果仁，切成塊狀後，放入果汁機榨成果汁，加蜂蜜調勻飲用。

便祕、消除疲勞

|配方|奇異果2顆、梨子1顆、冰塊適量。

|做法|將奇異果剝皮，梨子削皮去心，將奇異果切片及梨子切塊，放入果汁機中，加適量的白開水，打成果汁，放入冰塊即可飲用。

食慾不振、美容

|配方|奇異果2顆、芒果3顆，豆奶、蜂蜜、冰塊適量。

|做法|將奇異果去皮切碎，芒果去皮及核，放入果汁機中，加適量豆奶及蜂蜜、冰塊，打成果汁飲用。

防止皮膚老化

|配方|奇異果2顆、鳳梨半顆、蜂蜜1匙、養樂多1瓶。

|做法|將奇異果去皮，鳳梨削皮去心，與養樂多一起放入果汁機榨勻即可。

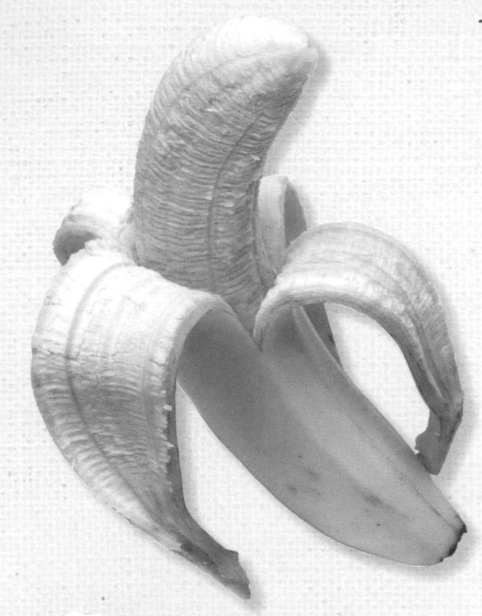

Banana

顧腸胃快樂水果

香蕉

|性味|

味甘，性寒。

入脾、胃經。

|主要營養成分|

生物素、色胺酸、醣類、維生素B_6、維生素C、果膠、鉀。

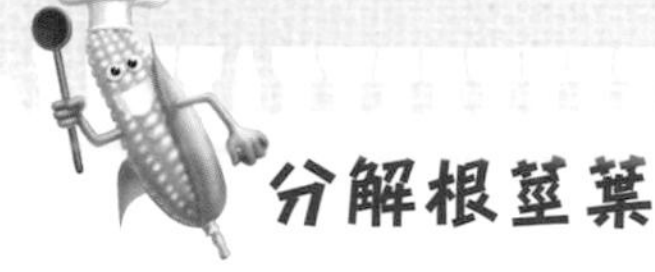

分解根莖葉

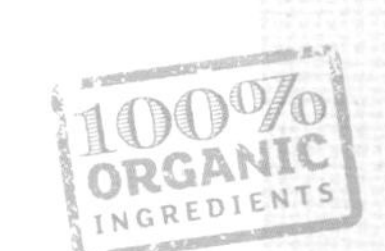

♣ 食用部分→**果實**。

養陰潤燥，生津止渴，清熱益陰，潤肺，滑腸。

♣ 藥用部分→**根**。

根：清熱涼血，解毒。主治熱病煩渴，血淋，癰腫，麻疹、肺熱痰喘。

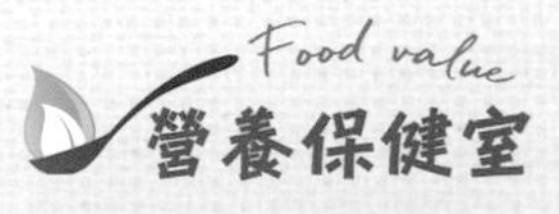

營養保健室

1 香蕉的含鈉量低，由於它不含膽固醇，常食不會令人發胖。**香蕉越成熟，外皮上黑斑越多，它的免疫活性就越強**。

2 香蕉有降壓作用，因此適合高血壓患者食用，而且也很適合大便乾結、痔瘡出血者食用。不過，**腎功能減退及怠慢性腎炎者不宜多吃**，而胃酸過多者也不宜食用。

3 香蕉含有天然安眠藥之稱的**色胺酸**，與醣類、維生素B_6皆能**增加腦內血清素含量，以減緩神經活動放鬆心情，進而引發睡意**。

Fight!
抗病
功效
am
禁食香蕉
pm
午間適宜
pm
晚間可食
✦改善失眠
✦舒緩壓力
✦改善經前症候群
✦刺激腸胃蠕動
✦降低血壓
✦促進熱量代謝
✦預防胃潰瘍

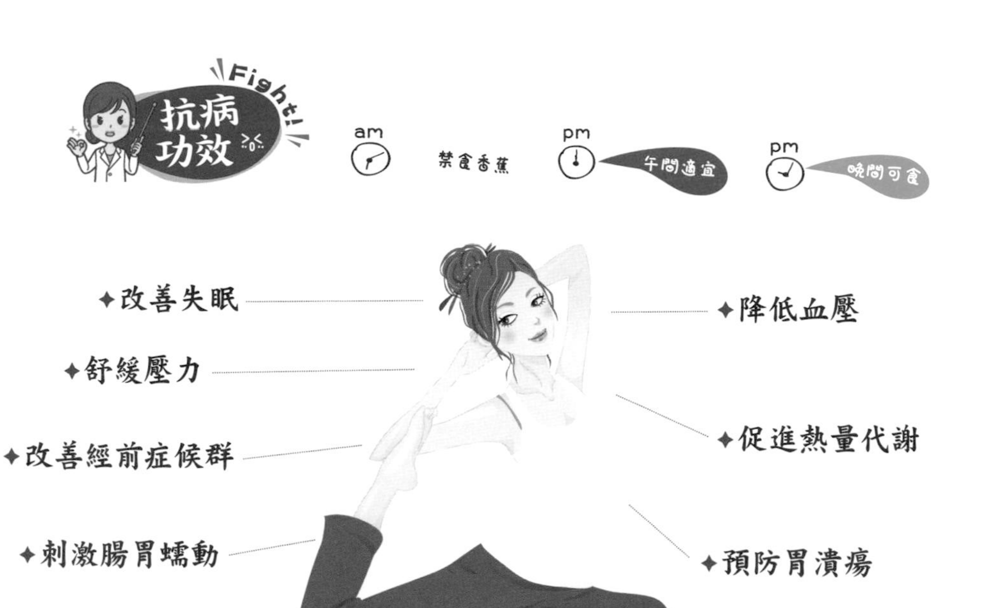

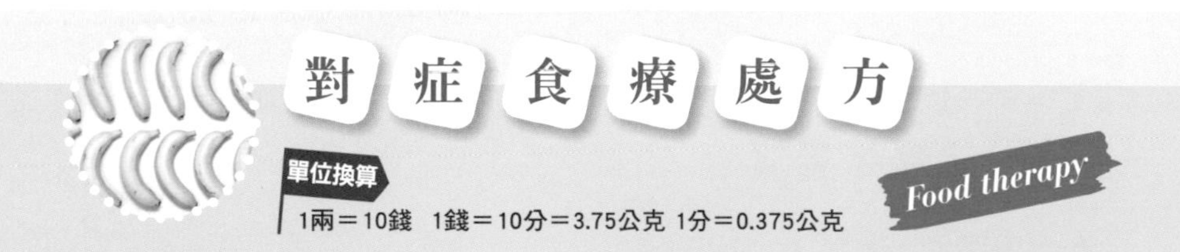

痔瘡便血疼痛

|配方|半熟香蕉2根。

|做法|將香蕉連皮加水燉爛吃，午晚各服用1次。

大便燥結

|配方|香蕉2根。

|做法|香蕉連皮放入500毫升水中，用小火煮20分鐘後，喝湯並將香蕉連皮吃，或在午晚空腹時分別食用2根香蕉。

肝陽上亢、高血壓

|配方|香蕉皮1兩、鐵色草8錢、菠菜1兩半。

|做法|將前述材料加適量的水煎服即可。

膽固醇過高

|配方|香蕉柄1兩。

|做法|將香蕉柄用清水洗淨後切片，放入杯內，用沸水沖泡當茶服用，每日1次，連服20天即可。

咳嗽日久

|配方|香蕉2根、冰糖適量。

|做法|將香蕉去皮後切碎，與冰糖一起燉服，每日服用1次，連服7天即可。

Dragon Fruit

清 肺 降 火 助 消 化

火龍果

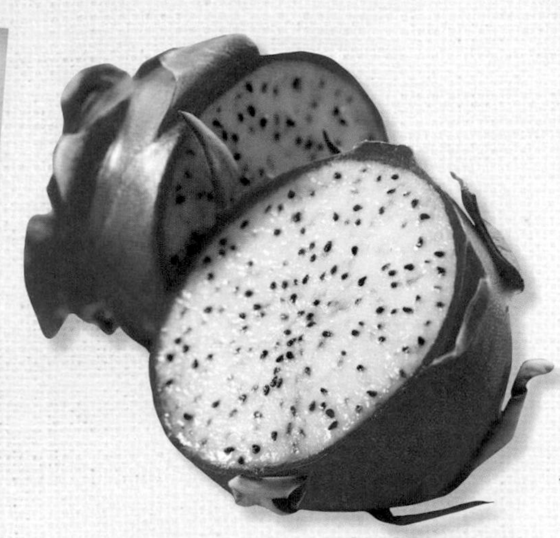

|性味|

味甘、微酸，性涼。

入胃、大腸經。

|主要營養成分|

維生素C、葉酸、醣類、鈣、鉀、鈉、鎂、磷、鐵。

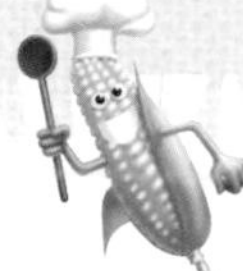

分解根莖葉

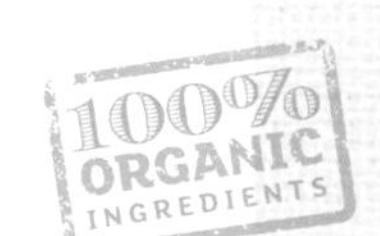

♣ 食用部分→**果實**。

消暑止渴，減肥美膚，清肺退火，促進大腸及胃的消化，利尿。

♣ 藥用部分→**花、莖**。

花：清血，潤肺，止咳。
莖：退火，降壓，解毒，舒筋活絡。

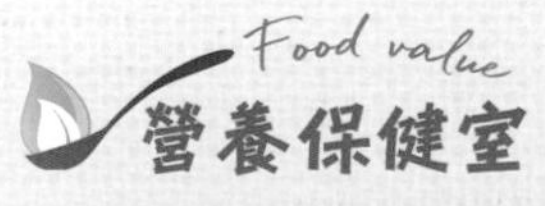

營養保健室

1 火龍果的果皮含有**維生素E和花青素**，其實在**葡萄皮**、**紅甜菜**等減肥果蔬中都含有花青素，但以火龍果中的花青素含量最高，它具有**抗氧化**、**抗自由基**、**抗衰老**的作用，還能抑制痴呆症。

2 火龍果的花能夠清血、潤肺止咳，若是經常食用可以強身健體。

3 火龍果可**清肺降火**，**降血壓**，促進大腸及胃的消化。

4 火龍果不但具有**降低血糖**、**潤腸**的作用，甚至還能**預防大腸癌**。

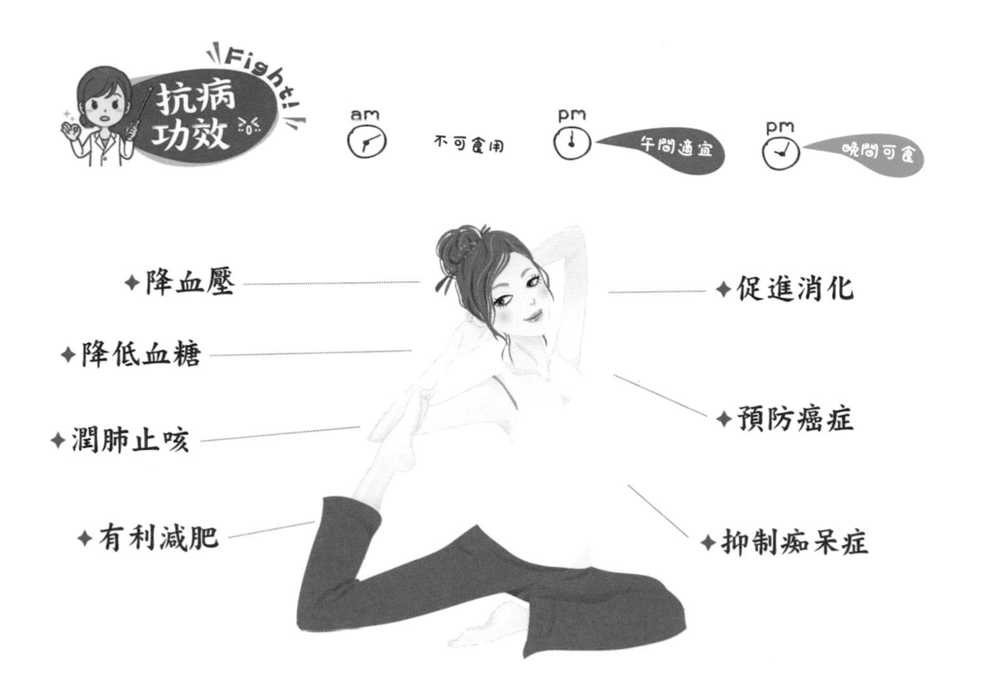

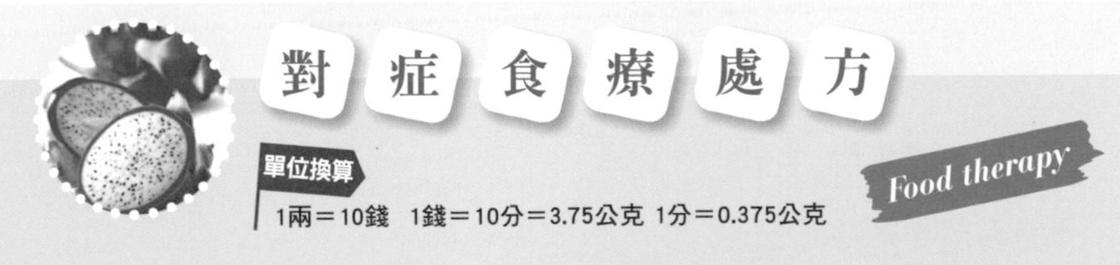

高血糖症

|配方|火龍果花適量。

|做法|將火龍果花洗淨，曬乾備用，每次使用3～5公克，以開水沖泡飲用。

膽固醇高

|配方|乾燥火龍果花5錢、山楂5錢、麥芽4錢。

|做法|水煎2次，午晚各1次，連續服用半個月。

預防便祕、腸癌

|配方|火龍果2斤、地瓜1斤、牛奶250毫升。

|做法|將地瓜切成小塊，隔水蒸熟；火龍果切成同樣的小塊，和蒸熟的地瓜一起裝入碗中，最後淋上牛奶即可。

排毒、減肥

|配方|火龍果1顆、雪梨1顆、銀耳3朵、黑木耳3朵、冰糖適量。

|做法|將銀耳、黑木耳洗淨，火龍果取果肉切粒，果皮備用，雪梨去皮及核後切成塊狀。將上述食材及冰糖放入鍋中，以文火燉1小時，然後將食材放入火龍果皮中即可。

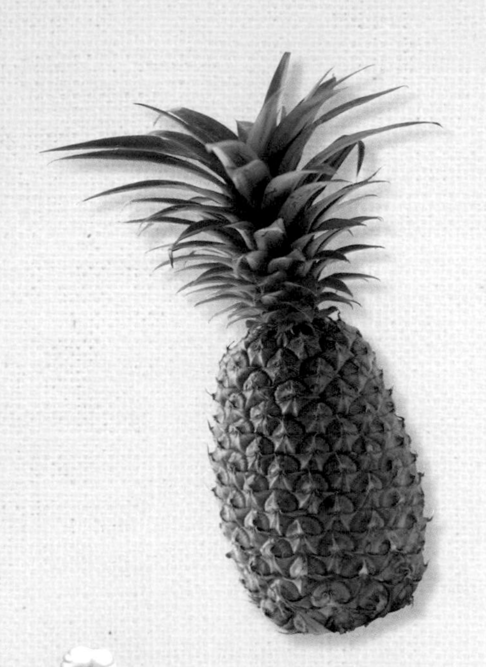

Pineapple

抗炎排毒酵素多

鳳梨

|性味|

味甘、微酸，性平。

入脾、胃經。

|主要營養成分|

鳳梨酵素、維生素B_1、維生素C、錳、鉀、果膠、膳食纖維、檸檬酸。

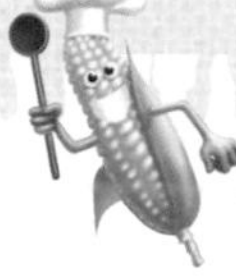

分解根莖葉

♣食用部分→果實。

生津止渴，清熱除煩，消腫利尿，健胃消食，防胃腸癌，解暑，解酒，助消化，降血壓。

♣藥用部分→皮、莖。

皮：利尿，止瀉，治痢疾。
莖：利濕，助消化，食積，腹瀉。

Food value
營養保健室

1 飯後吃鳳梨能**開胃順氣，去油膩，助消化**。它所含的**鳳梨酵素**，具有抗發炎及分解食物中所含蛋白質的特性，利於被人體吸收。

2 鳳梨的**鉀含量高，適合高血壓患者食用**，但不適合腎臟病、腎功能不全的患者經常食用。

3 **過敏體質者吃鳳梨後可能會有腹痛或發癢的症狀**，所以不宜食用。

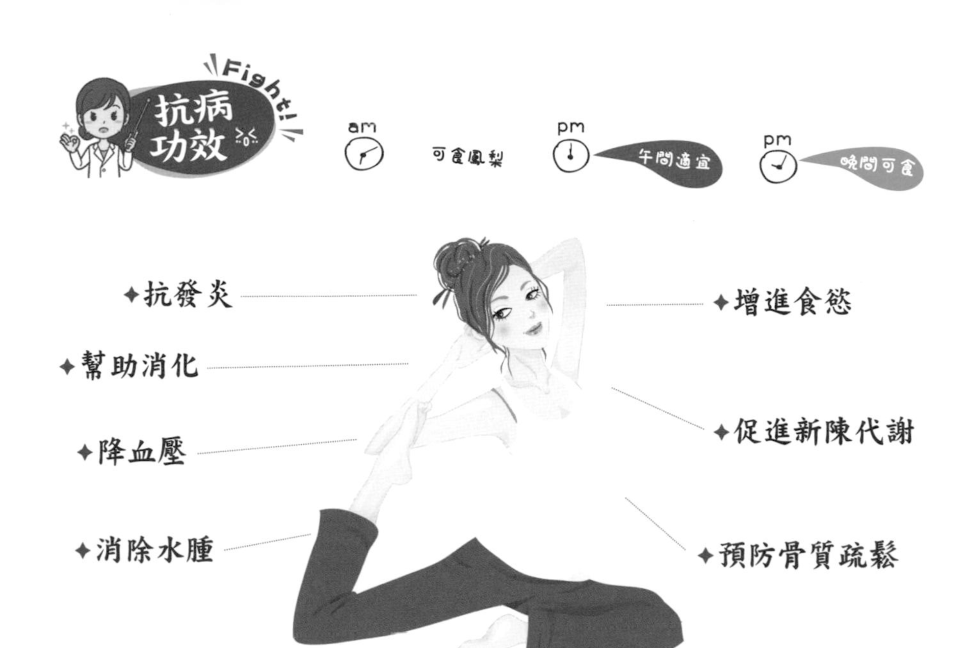

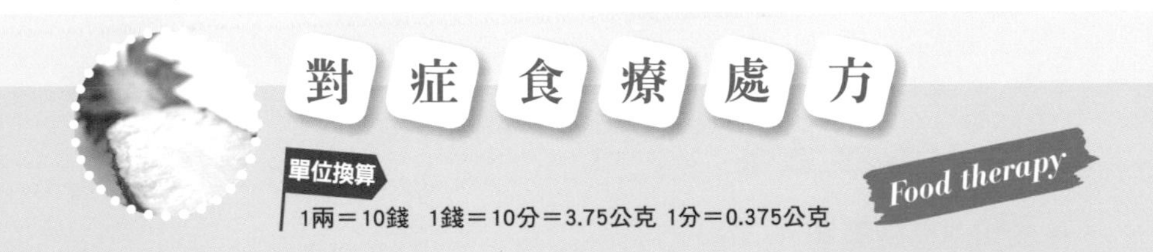

對症食療處方

單位換算

1兩＝10錢　1錢＝10分＝3.75公克　1分＝0.375公克

低血壓眩暈

|配方|鳳梨果肉6兩、雞肉2兩。

|做法|將鳳梨切片，加入雞肉（以油、食鹽、胡椒粉各少許醃製），炒熟即可，2天吃1次。

虛熱煩渴

|配方|鳳梨果肉6兩。

|做法|將鳳梨果肉切塊放入果汁機，倒入冷開水1杯，食鹽少許，榨汁飲服。

腸胃不適、保護腸壁

|配方|鳳梨4兩、胡蘿蔔2兩半、豆漿100毫升、蜂蜜1湯匙。

|做法|將前三種材料一起放入果汁機內，再加蜂蜜1湯匙打勻飲用。

腎炎水腫、小便不利

|配方|鳳梨果皮2兩、冬瓜皮8錢、西瓜翠衣5錢、白茅根8錢、玉米鬚5錢。

|做法|將前述材料用水煎，一天分成2～3次服用。

預防肝炎、肝硬化

|配方|鳳梨8錢、香瓜8錢、石蓮花8錢、蜂蜜適量。

|做法|鳳梨須去皮，香瓜去皮及種子，加入石蓮花共同打汁調蜜服。

Fig

抗 炎 降 壓 助 消 化

無花果

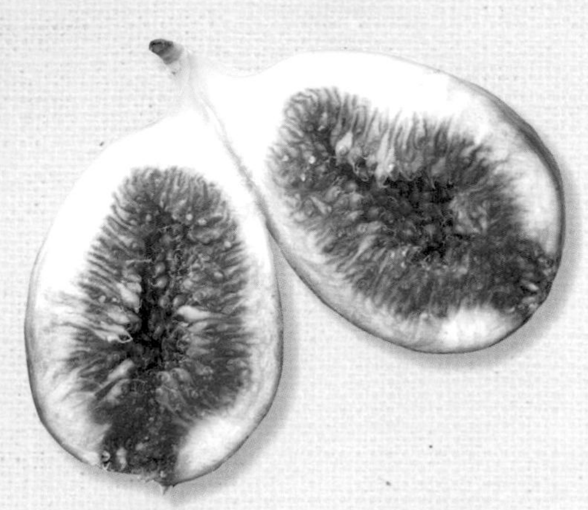

| 性味 |

味甘，性平。

入肺、脾、大腸經。

| 主要營養成分 |

生物素、維生素A、維生素B_6、維生素E、葉酸、鈣、鉀、鈉、磷、鎂。

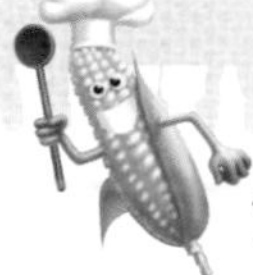

分解根莖葉

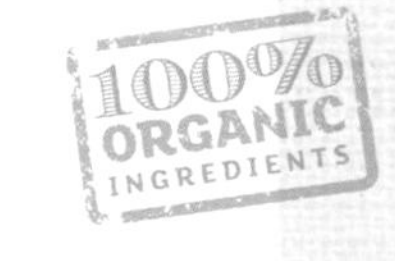

♣ 食用部分→**果實**。

補脾益胃，潤腸通便，清熱生津，消腫解毒。

♣ 藥用部分→**根莖、葉**。

根莖：散瘀消腫，解熱，止瀉。

葉：降血壓，搗爛敷瘡。

Food value

營養保健室

1 **未成熟果實中所得的乳汁有抗癌成分**，能抑制自發性乳癌，**致使腫瘤壞死**，又能延緩骨髓性白血病與淋巴肉瘤發展，並使其退化。

2 無花果含有**降壓、緩瀉、助消化**等功效。

3 無花果能促進食慾，同時還具有潤腸通便的效果。

4 無花果具備**降低血脂和分解血脂**等功能，不僅可減少脂肪沉積在血管內，還可達到降血壓、預防冠心病的作用。

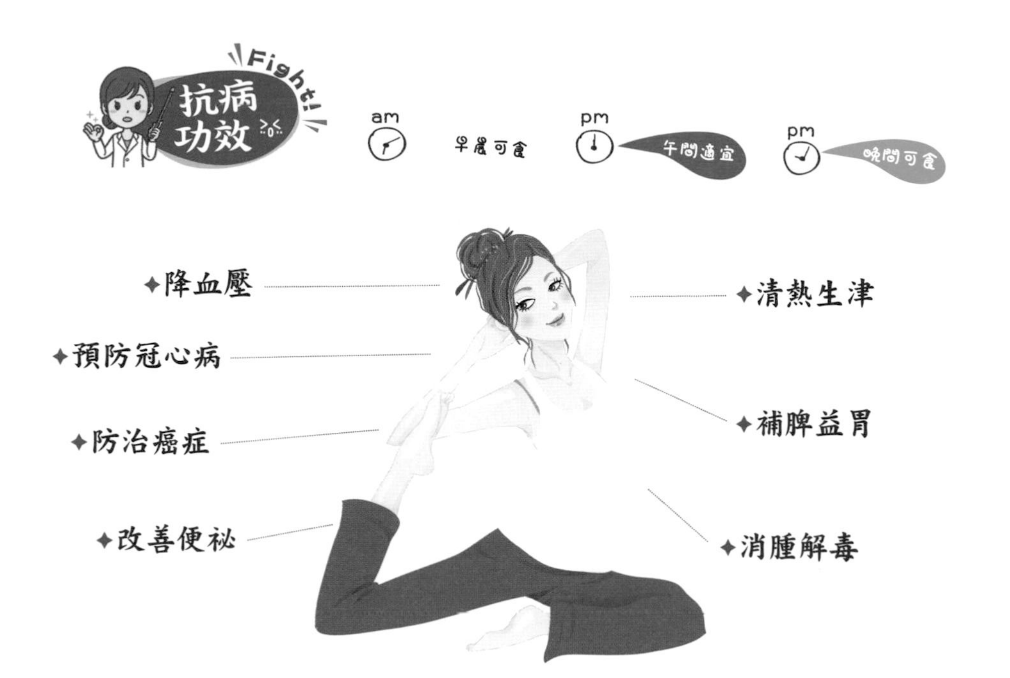

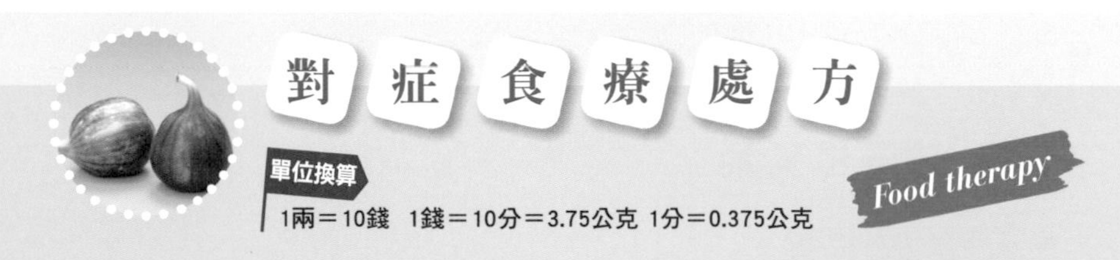

老年人便祕

|配方|無花果2顆。

|做法|在睡前食用。或利用乾無花果搗碎煎湯，再加蜂蜜適量，空腹時溫服，可治療大便祕結。

乾咳無痰、咽喉痛

|配方|無花果2顆、蜜棗2顆。

|做法|隔水燉爛即完成，每日服用2次。

高血壓

|配方|乾無花果葉5錢。

|做法|將乾無花果葉加水400毫升煎成200毫升，分成3次服用。

食慾不振

|配方|無花果1兩、白糖適量。

|做法|無花果切片，炒至半焦，每次使用3錢，加白糖，開水沖泡代茶服。

目赤腫痛

|配方|無花果2顆、瘦豬肉2兩、蜜棗1顆。

|做法|將瘦豬肉洗淨切塊，再與洗淨的無花果、蜜棗一起放入鍋內，加入清水300毫升，隔水燉2小時即可。

Star Fruit

天然的感冒救星

楊桃

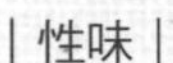

|性味|

味酸、甘，性涼。

入脾、胃經。

|主要營養成分|

維生素C、醣類、鉀、檸檬酸、蘋果酸、膳食纖維。

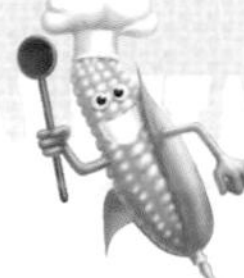

分解根莖葉

100% ORGANIC INGREDIENTS

♣ 食用部分→**果實**。

清熱生津，潤肺化痰，驅風熱，降血壓，利尿，解毒。生吃生津止渴，下氣和中，消食積，解肉食毒。

♣ 藥用部分→**花、根、葉**。

花：清熱，截瘧，緩解寒熱交替發作。**葉：**散熱止痛，止血，利小便。
根：澀精，止血，止痛。

Food value
營養保健室

1 楊桃有甜、酸兩種。**甜楊桃，味酸、甜，性寒，最適合食用**，且有**清熱生津，利尿解毒**作用。像是熱毒偏盛，津傷口渴，風熱咳嗽，咽喉腫痛，風火牙痛，口舌生瘡，飲酒過度，瘧疾引起肝脾腫等症均可調治。

2 楊桃屬於涼性水果，故**腸胃虛寒者、腸胃功能不佳者，不宜多吃。**

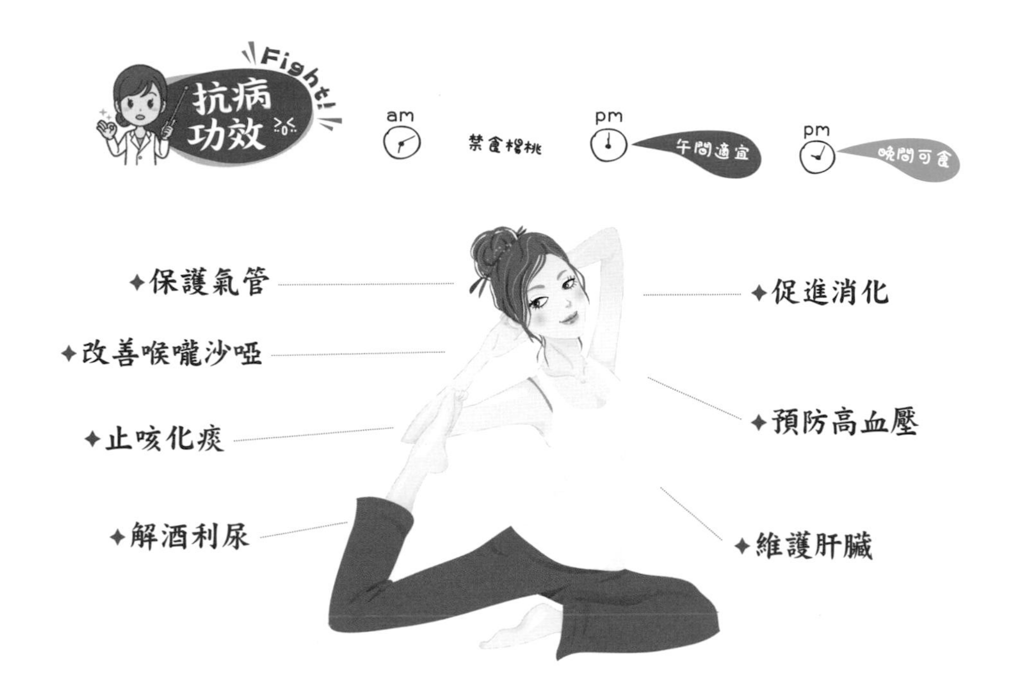

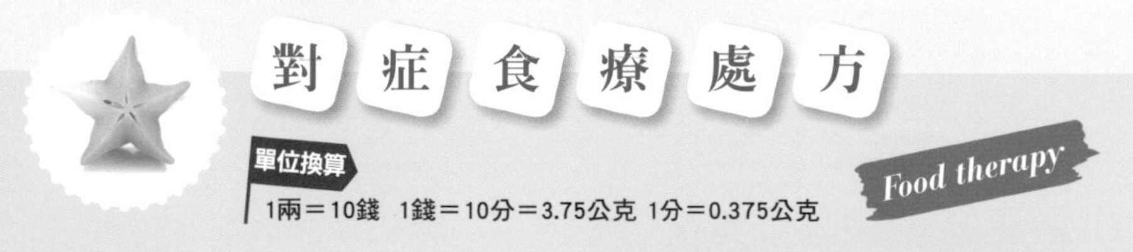

單位換算

1兩＝10錢　1錢＝10分＝3.75公克　1分＝0.375公克

解酒

|配方|楊桃1顆。

|做法|將楊桃切片，曬成半乾，用食鹽或米醋糖漬後加水煎服。

小便赤澀痛

|配方|楊桃3顆、冷開水1杯。

|做法|將楊桃洗淨，搗爛，加冷開水調服，每日分成午晚2次服用。胃腸不好的患者，飯後服；患有尿酸，痛風等症，不宜服用。

咽喉痛

|配方|楊桃1～2顆。

|做法|每日分午晚吃2次即可。

痔瘡出血

|配方|楊桃3顆。

|做法|將楊桃切碎搗爛，用涼開水沖服，每日分成午晚2次服用。

風熱咳嗽

|配方|楊桃3兩、冰糖適量。

|做法|將楊桃洗淨切片，絞汁加冰糖燉服。或每日吃楊桃1～2個也可。

Coconut

解熱消渴透心涼

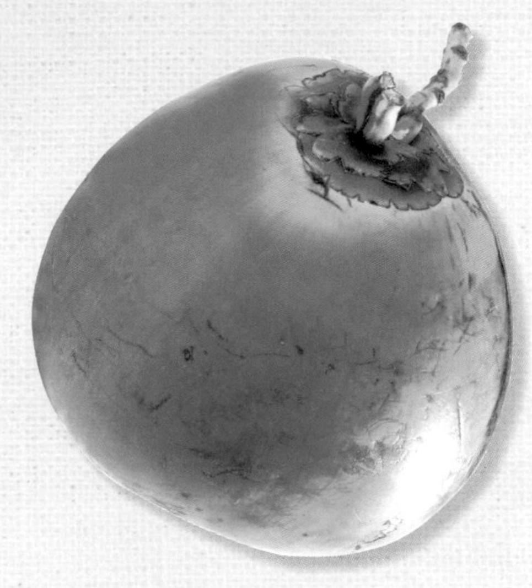

椰子

| 性味 |

味甘，性平。

入肺經。

| 主要營養成分 |

維生素A、維生素C、生物素、蛋白質、鉀、鈣、磷、鎂、鈉。

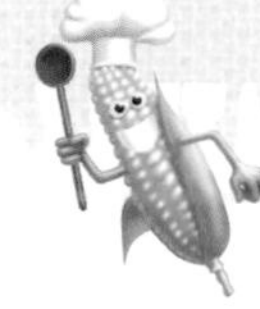

分解根莖葉

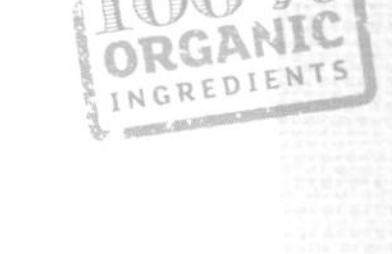

♣ 食用部分→果汁、果肉。

果汁：生津止渴，利尿消腫，降壓，驅蟲，止血。
果肉：益氣健脾胃，殺蟲。

♣ 藥用部分→果汁、果肉。

果汁：主治腸胃炎，霍亂，熱病，中暑，嘔吐，便血。
果肉：治心臟性水腫，口乾煩渴，便祕，神經性皮炎。

Food value

營養保健室

1 椰子汁可以**清熱生津**。若爲津傷口渴，內熱心煩者，服用後能清涼透心，除煩渴；若水腫者服用，有**利尿消腫**作用，吐血者服用可**涼血止血**。

2 椰子果肉可以健脾益氣，且對於脾虛乏力，食慾不振者有調治作用。

3 **食用過量的椰子肉會引起腹悶**。此外，心臟病、血管硬化、胃腸不佳者不宜飲用過多的椰子汁，而瘡疥、喘咳者應忌食果肉。

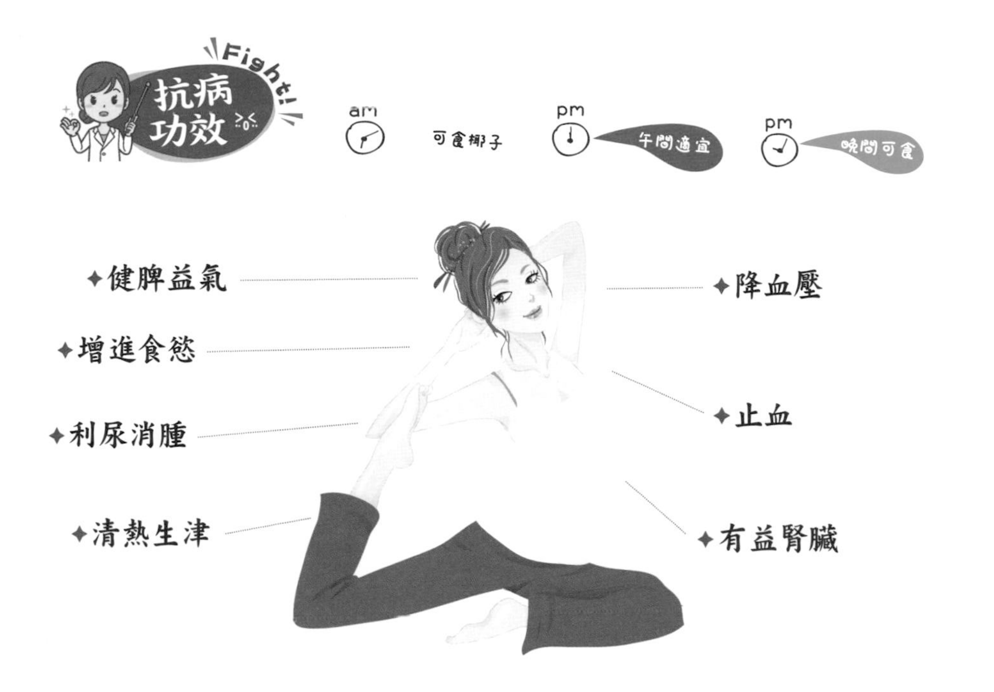

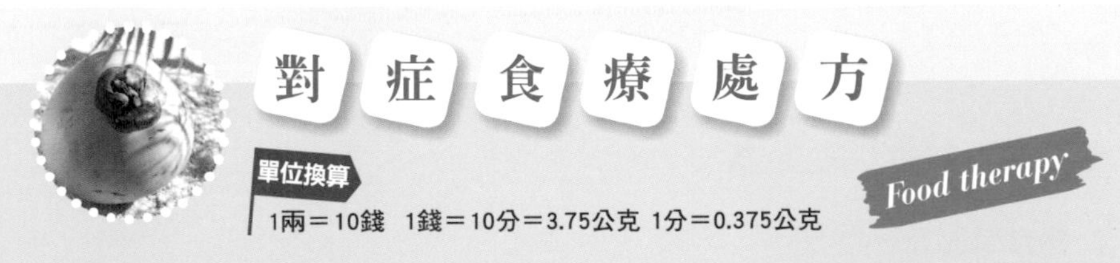

單位換算

1兩＝10錢　1錢＝10分＝3.75公克　1分＝0.375公克

便祕

|配方|椰子1顆。

|做法|早晚吃椰肉半顆或1顆。

清熱解渴、風熱症

|配方|椰子1顆、白糖1兩。

|做法|將椰子切開，取出椰子汁，放入碗中，將白糖加入椰子汁中，拌勻食用。

更年期綜合症

|配方|椰肉30公克、椰子汁100毫升、葡萄柚1個、蜂蜜20毫升、百合10公克、酸棗仁10公克、遠志5公克。

|做法|將中藥材洗淨陰乾以濾紙包好，放入冷水250毫升，用文火煎煮25分鐘，去藥渣取藥汁待冷備用。將椰子汁100毫升、椰肉放入果汁機，再將葡萄柚榨汁放入果汁機。加入中藥汁及蜂蜜，絞打20秒後，即可飲用。

病後體虛，脾虛食慾不振

|配方|椰肉6兩、土雞肉1兩半、糯米5錢。

|做法|將椰子肉切成小塊，再放入糯米、雞肉，隔水加熱至全熟，每日吃1次。

Mangosteen

收斂止瀉降燥火

山竹

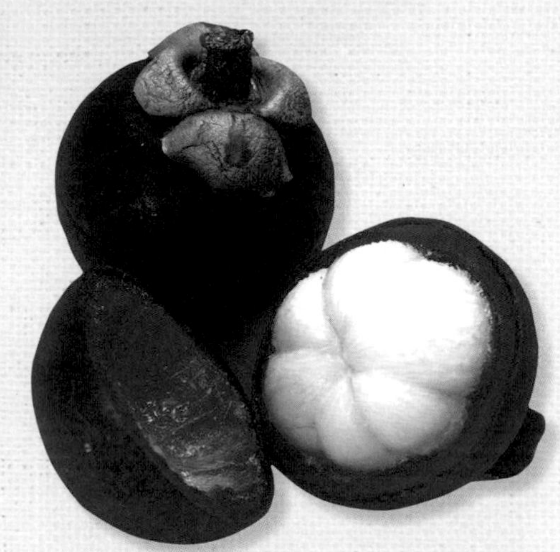

|性味|

味甘，性寒。

入脾、大腸、肺經。

|主要營養成分|

維生素C、維生素E、銅、鈉、鈣、磷、鉀、鎂。

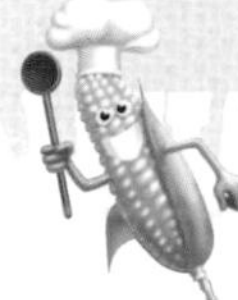

分解根莖葉

100% ORGANIC INGREDIENTS

♣ 食用部分→**果肉**。

清涼解熱，健運脾氣，減肥潤膚，美白，收斂止瀉，活血補血。

♣ 藥用部分→**樹皮、根**。

樹皮：收斂，解熱。

根：調經理帶。

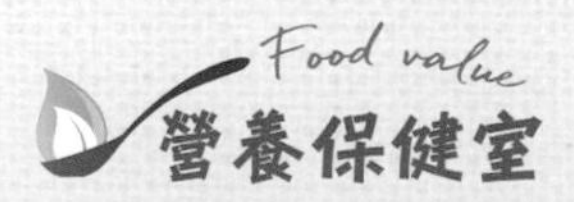

1 山竹性寒，故**不宜與西瓜、苦瓜、芥菜、白菜、豆漿、啤酒等同食**。

2 一般人**食用榴槤時常伴些山竹**，兩者有互補作用，與榴槤合稱夫妻果。但體虛者不宜多吃。

3 山竹具有**抗氧化**的作用，能夠防止細胞遭受自由基的破壞，讓細胞維持最佳狀態，並能增強免疫力。

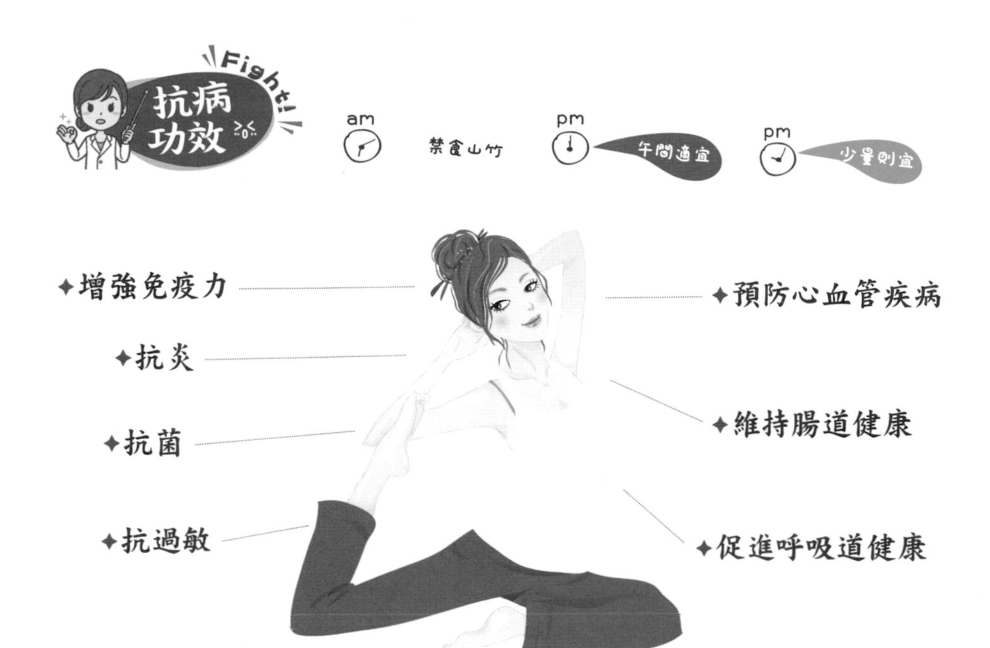

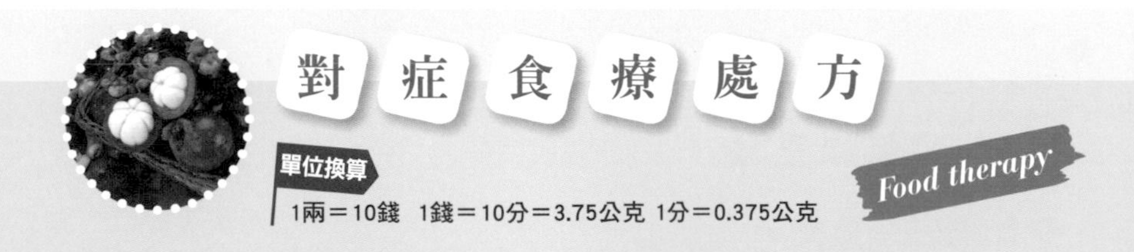

月經不調

|配方|山竹根5錢、益母草4錢、香附3錢、普刺特草5錢。

|做法|將前述藥材一起用清水煎，午晚各服1次。

細菌性痢疾

|配方|山竹樹皮5錢、鮮鳳尾草2兩半、五根草1兩。

|做法|將上述藥材用水煎，分成幾次服用。

皮膚生瘡、長青春痘

|配方|山竹兩顆。

|做法|生食果肉即可，也可用山竹煲湯服用。

消除胃火

|配方|山竹果皮一個。

|做法|取出果肉，只留果皮，晚上貼在頭頂的百會穴上即可。

益智醒腦

|配方|山竹2顆、哈密瓜6兩。

|做法|將山竹去皮去子、哈密瓜去皮去子切小塊，將兩種材料放入果汁機中，加冷開水200毫升，拌勻即可。

Tomato

瘦身減肥又抗老

番茄

|性味|

味甘、酸，性微寒。

入胃、肝、肺經。

|主要營養成分|

維生素A、維生素B_1、維生素B_2、維生素C、維生素P、鉀、鎂、茄紅素、檸檬酸、蘋果酸。

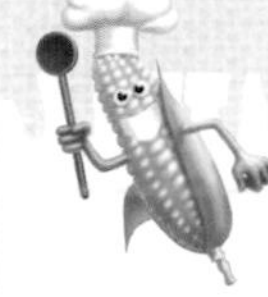

分解根莖葉

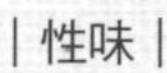

♣ 食用部分→**果肉**

生津止渴，健胃消食，清熱解毒，平肝涼血，防癌抗癌，降血壓。

♣ 藥用部分→**藤、葉**。

藤：消腫，可防治壞血病，白喉，肺結核，消腫，牙齦皮下出血等病症。

葉：主治頭痛，下痢，腫毒。

Food value 營養保健室

1 番茄所含的**檸檬酸及蘋果酸，能促進唾液和胃液分泌**，並能增強胃內酵素作用，甚至還具有**降血壓及消炎**效果。

2 常食番茄**有利於兒童大腦發育**，並能增強智力。**老人則能延遲細胞衰老，防癌**，而對於動脈硬化性高血壓、高血脂及冠心病等病症均有奇效。此外，番茄還有美容作用。

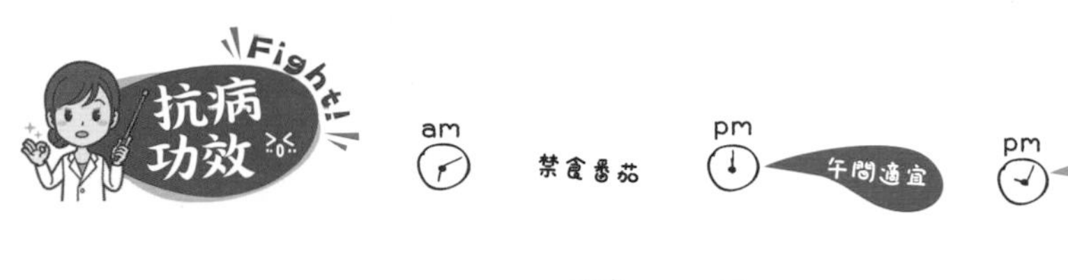

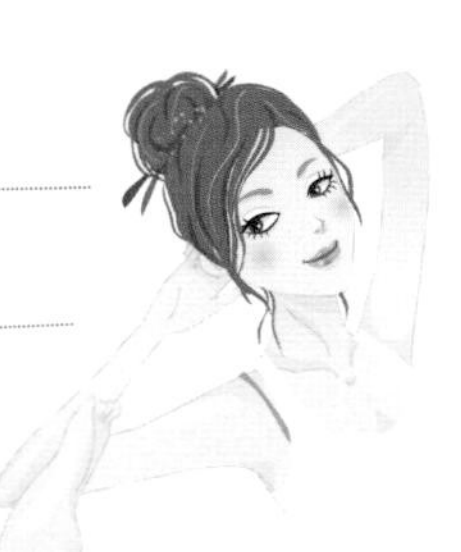

- ✦維持肌肉、神經正常運作
- ✦強化肝臟功能
- ✦改善失眠症狀
- ✦維持腸道酸鹼平衡
- ✦預防動脈硬化
- ✦健胃整腸
- ✦利尿排毒

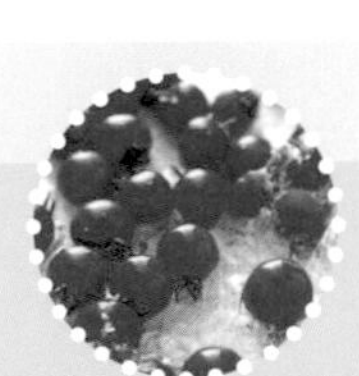

對症食療處方

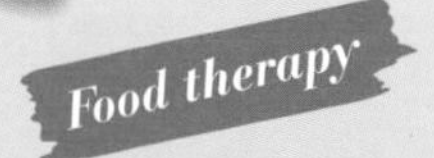

單位換算

1兩＝10錢　1錢＝10分＝3.75公克　1分＝0.375公克

夜盲症

|配方|番茄6兩、豬肝1兩半。

|做法|將番茄洗淨切片，豬肝切片，煮熟當菜吃，每天食用1次。

預防動脈硬化

|配方|番茄2顆、蘋果半顆，蜂蜜適量，冷開水適量。

|做法|先將番茄洗淨切塊，蘋果去皮切塊，再將番茄與蘋果放入果汁機內，倒冷開水一起榨汁，加蜂蜜拌勻，1次飲完。

強化肝臟

|配方|番茄1顆、甘蔗榨汁100毫升、冷開水適量。

|做法|將番茄洗淨，去皮及種子，切塊，與甘蔗汁一起放入果汁機內榨勻飲用。

潤肺、益氣管

|配方|番茄1顆、梨子1顆、蜂蜜適量、冷開水適量。

|做法|將番茄去皮、種子及蒂，切塊，梨子去皮切塊，一起放入果汁機內榨汁飲用。

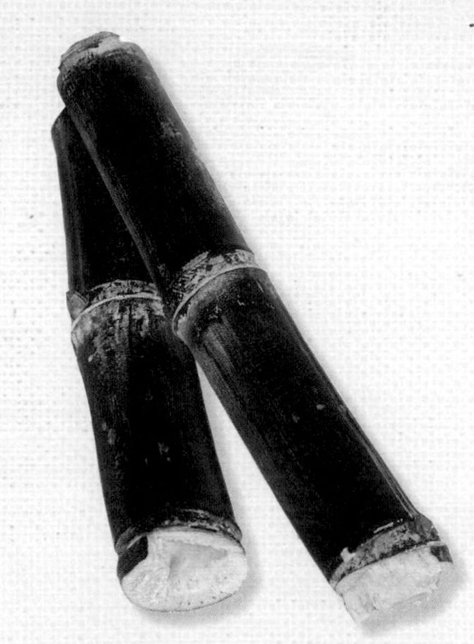

Sugar Cane

消渴和中除胃熱

甘蔗

|性味|

味甘，性寒。

入肺、胃經。

|主要營養成分|

維生素A、類胡蘿蔔素、鈣、鈉、鉀、鎂、磷、鋅。

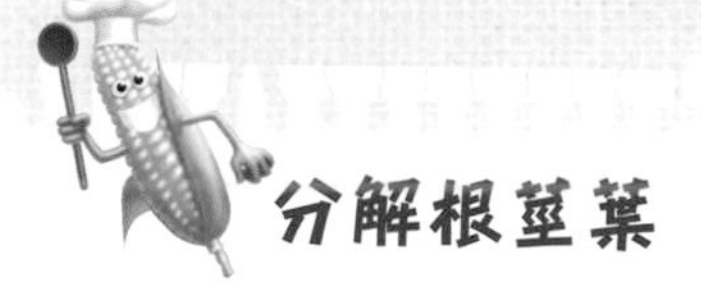

分解根莖葉

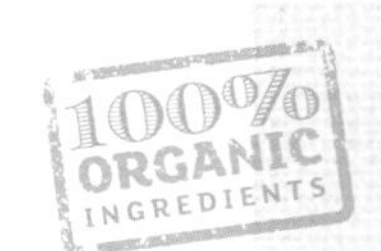

♣ 食用部分→**莖桿**。

消渴和中，寬胸行水，清熱生津，去胃熱，除心煩。

♣ 藥用部分→**莖稈、皮**。

莖稈：主治熱病津傷，肺燥咳嗽，心煩口渴，嘔吐，便祕，解酒。

皮：主治皮膚搔癢濕爛，小兒口疳，坐板瘡。

Food value 營養保健室

1 **甘蔗鮮食為甘寒之品，取漿汁飲用效果較好**，能消渴除煩，瀉火熱。

2 甘蔗富含糖分，食後容易被人體吸收，是清補而不寒涼的食品。

3 甘蔗莖中的汁液可**減輕氣喘症狀，並有袪痰功效**。不過，食用過多蔗糖，可能會引起蛀牙與營養問題

4 **脾胃虛寒**、**胃腸虛**而引起寒痛者，盡量少食用甘蔗，而**糖尿病患者**，勿食甘蔗汁。

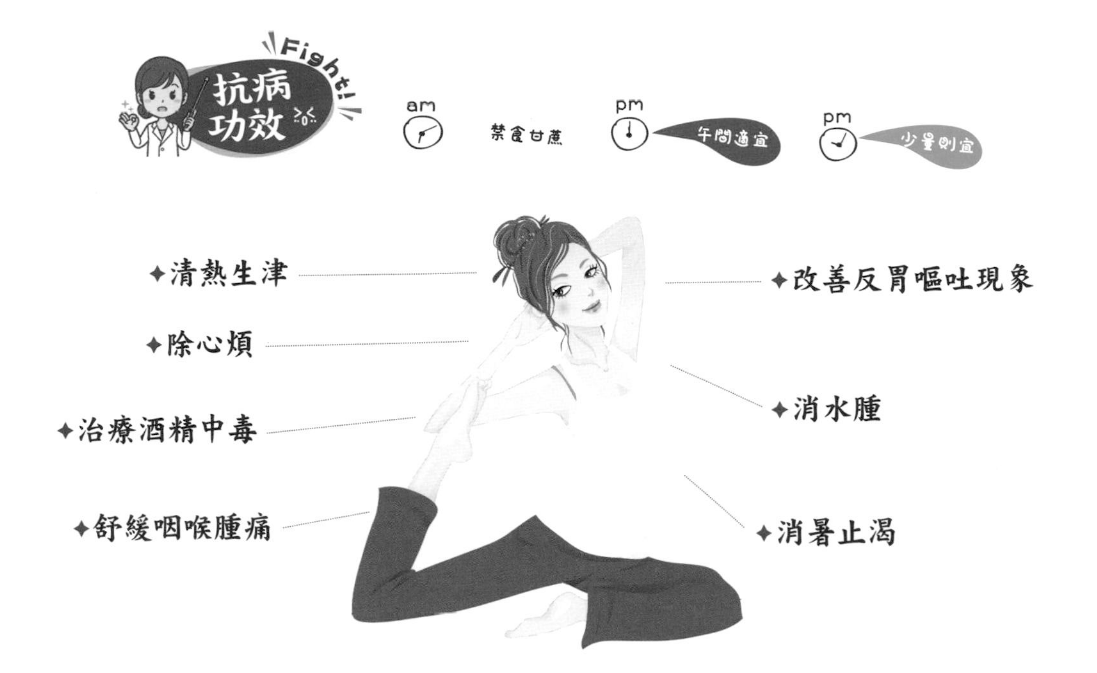

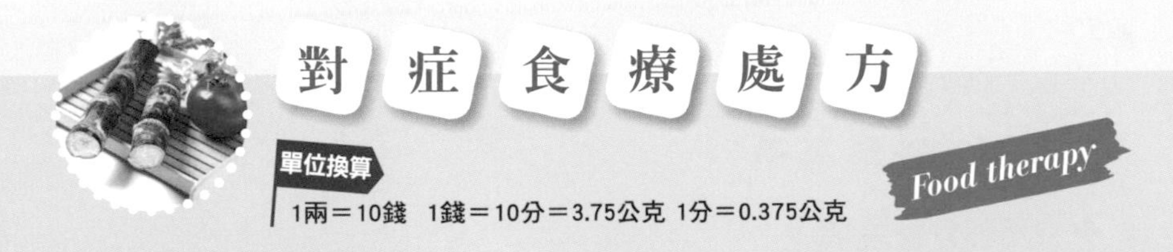

膀胱濕熱、小便赤痛

|配方|甘蔗500公克、白茅根30公克、車前草30公克。

|做法|在前述材料中加入10碗水，將水煎至3碗即可，直接當茶喝。

孕婦輕度水腫

|配方|甘蔗400公克。

|做法|將其洗淨，加入8碗水煮至3碗即可，分成3次飲用。

肺燥咳嗽

|配方|甘蔗汁50毫升、梨子汁50毫升。

|做法|將兩種果汁混合均勻服用，每日分成午晚2次服用。

懷孕嘔吐

|配方|甘蔗汁1杯、薑汁20毫升。

|做法|將兩種原汁混合調勻，1次飲完，每次1杯。連服5～7天，注意要燉熱溫服。

皮膚搔癢濕爛

|配方|紫甘蔗皮適量、香油適量。

|做法|紫甘蔗皮燒乾研成細末，用細末調香油塗在患處。

Passion Fruit

消炎止痛兼養顏

百香果

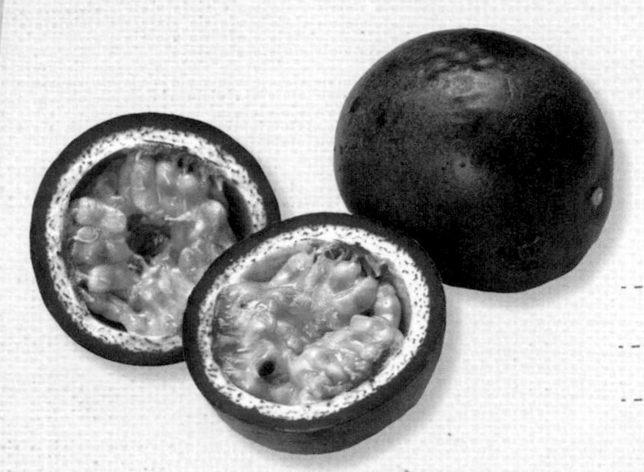

|性味|

味甘、微酸，性平。

入心、大腸經。

|主要營養成分|

維生素A、維生素C、鉀、膳食纖維、類黃酮素、類胡蘿蔔素。

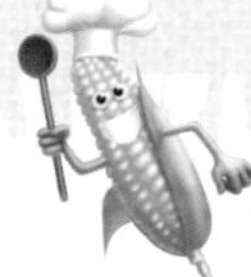

分解根莖葉

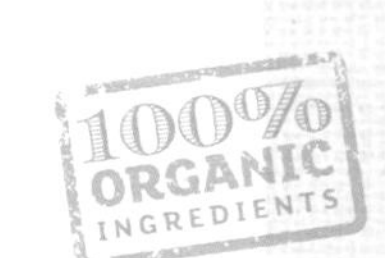

♣ 食用部分→**果實**。

開胃整腸，止痛，安神，清熱潤燥，生津解渴。

♣ 藥用部分→**根、葉**。

根：治骨膜炎，關節炎。
葉：風熱頭痛。

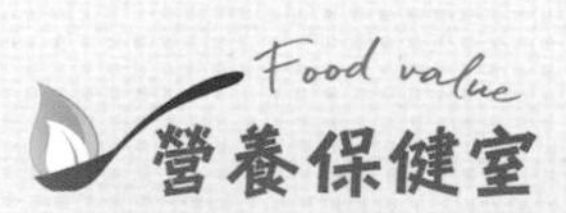

營養保健室

1 百香果所榨出的果汁有消暑清涼作用，還能潤燥安神，生津止渴。

2 適當地食用百香果，**對於咽喉聲啞，燥咳，便祕，失眠等症均有療效**。

3 百香果**具有通便效果**，因此腹瀉及腹痛者不宜多吃，以免症狀加重，此外，百香果的味道較酸，所以**胃酸過多或胃發炎者也不宜食用**。

4 **未成熟的百香果，可能含有過量的氰化物，不可食用**，但其含量會隨果實的成熟度而消失，即可安心食用。

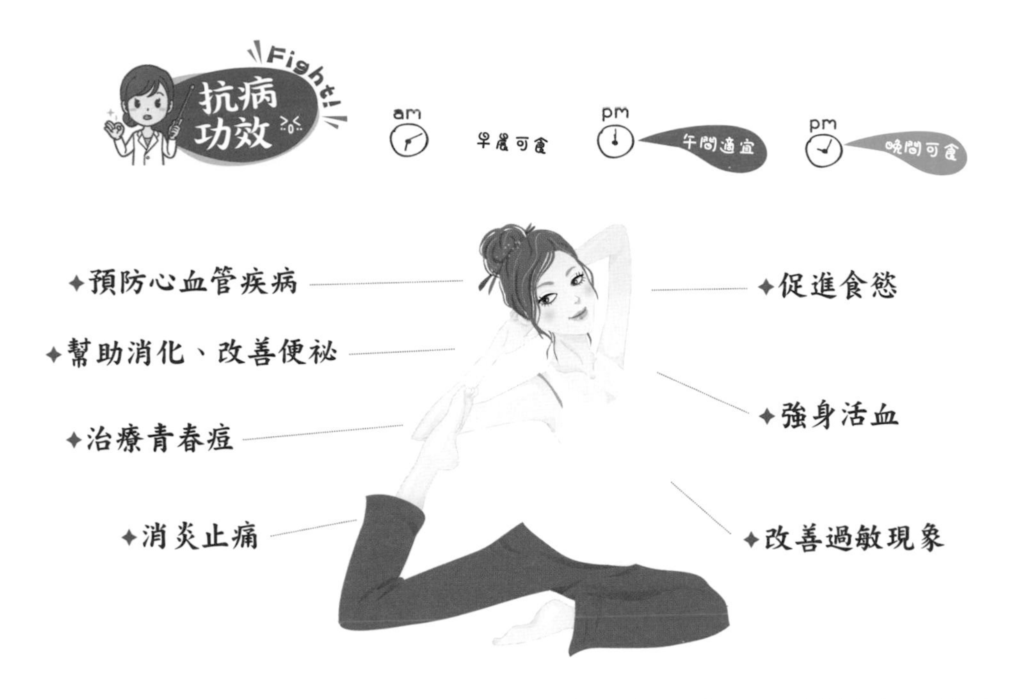

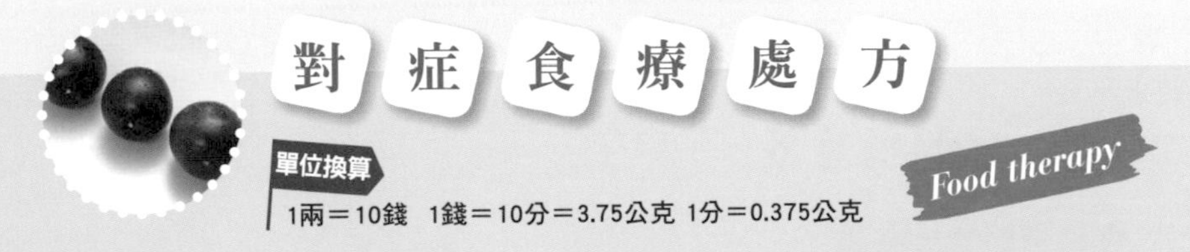

肺燥咳嗽

|配方|百香果5錢、百合8錢、枇杷葉4錢、飴糖適量。

|做法|先將百香果、百合、枇杷葉（去毛）加水煎2次，然後去渣，再加入飴糖待其溶化，分成早晚2次服用。

喉嚨有痰

|配方|百香果5錢、枇杷葉3錢、桑葉5錢、冰糖適量。

|做法|將枇杷葉去毛，與其他材料加水煎2次，再加入冰糖調勻，分成早晚2次服用。

水腫

|配方|百香果根2兩、山藥3兩、白茅根8錢、番麥鬚5錢、地骨皮5錢。

|做法|在前述材料內加入8碗水，待水煎至3碗即可，分3次溫服。

降血壓

|配方|百香果3顆、冷開水約200毫升、蜂蜜、檸檬汁、碎冰少許。

|做法|將百香果洗淨切開，用湯匙將果肉挖出，放進果汁機，倒入蜂蜜、冷開水、檸檬汁榨勻過濾後倒入杯中，加入碎冰即可飲用。

Guava

低 卡 高 纖 助 消 化

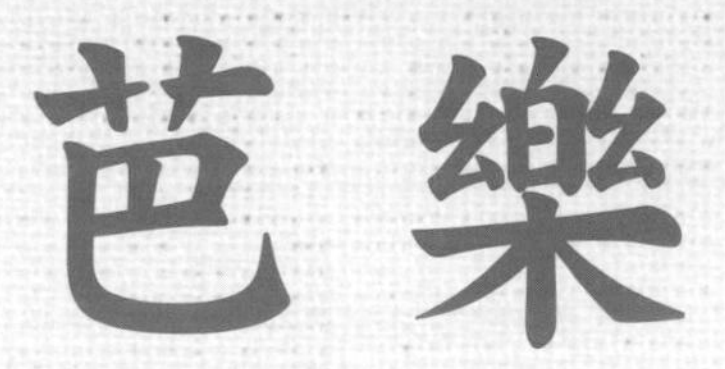

| 性味 |

味甘澀，性平。

入胃、大腸經。

| 主要營養成分 |

維生素C、鉀、鐵、檸檬酸、類胡蘿蔔素、膳食纖維、醣類。

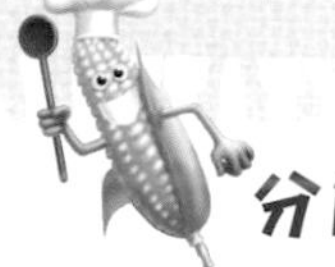

分解根莖葉

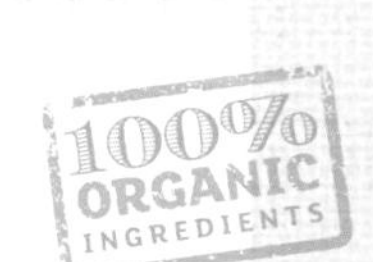

♣ 食用部分→**果實**

收斂止瀉，止血，驅蟲。治痢疾，泄瀉，小兒消化不良。

♣ 藥用部分→**葉、根**。

葉：外用治跌打損傷，外傷出血，瘡久不收口。

根：倒陽，為制慾劑。

Food value

營養保健室

1 芭樂不僅可增進食慾，還可促進兒童生長和發育。

2 芭樂的營養價值高，以維生素C爲例，它比橘子、香蕉、木瓜、番茄、西瓜、鳳梨都來得高，而鐵、鈣、磷含量也豐富，其種子所含的鐵含量更勝於其他水果，故最好能一起吃下去。不過，芭樂種子不易消化，容易導致便祕，因此消化不良者須注意。

3 芭樂對於高血壓、糖尿病、肥胖者而言，是理想的食用水果。

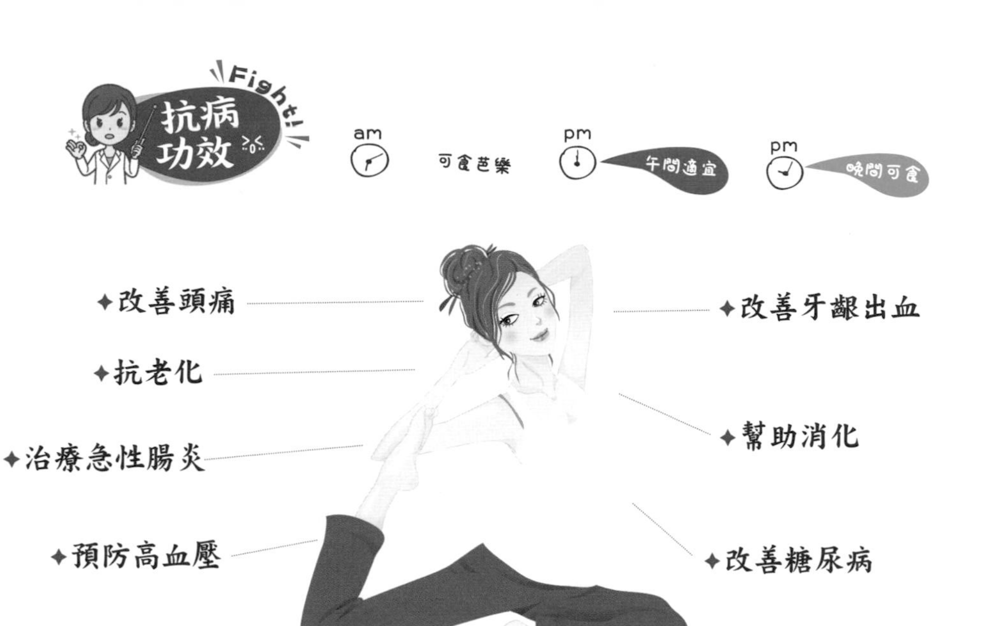

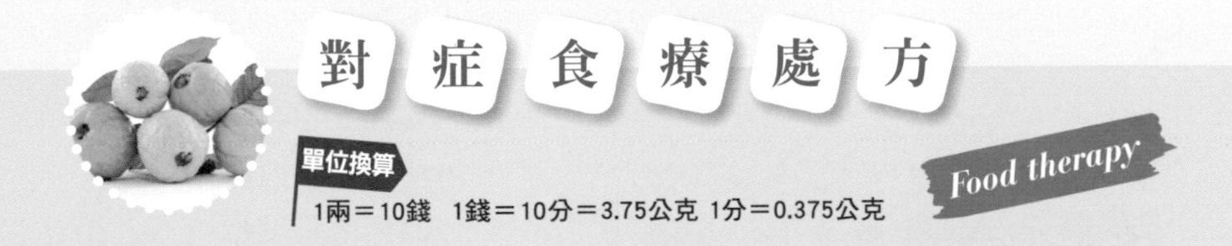

單位換算

1兩＝10錢　1錢＝10分＝3.75公克　1分＝0.375公克

感冒

|配方|芭樂2顆、7碗水。

|做法|將每顆芭樂切成4片，加入7碗水，煮開後再以小火燉5分鐘，去渣當茶喝。

聲音嘶啞

|配方|芭樂2顆。

|做法|用水將芭樂洗淨，生吃或絞汁飲用。

腹瀉

|配方|芭樂乾5兩。

|做法|將芭樂乾剁成細末，再熬成米湯狀服用即可。

肺結核咳嗽

|配方|未熟芭樂1顆。

|做法|在臨睡前取未熟的芭樂種子嚼服。

急性腸胃炎、痢疾腹瀉

|配方|芭樂2顆。

|做法|每日吃2顆芭樂，即可防止腹瀉、急性腸胃炎。

國家圖書館出版品預行編目資料

超食用！抗病免疫力救命帖 / 賴鎮源 著 . -- 初版 --
新北市中和區：活泉書坊，2020.04　　面；公分 .
--（健康新亮點 36）
ISBN 978-986-271-879-7（平裝）

1. 食療　2. 蔬菜　3. 水果　4. 健康飲食

418.914　　109002002

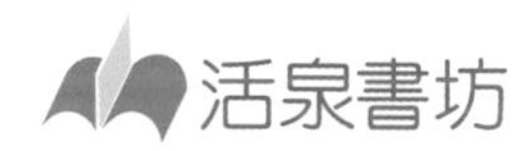

超食用！抗病免疫力救命帖

出版者 ■ 活泉書坊
作　者 ■ 賴鎮源
總編輯 ■ 歐綾纖
品質總監 ■ 王擎天
文字編輯 ■ 范心瑜
美術設計 ■ 蔡瑪麗

台灣出版中心 ■ 新北市中和區中山路 2 段 366 巷 10 號 10 樓
電話 ■（02）2248-7896　　傳真 ■（02）2248-7758
物流中心 ■ 新北市中和區中山路 2 段 366 巷 10 號 3 樓
電話 ■（02）8245-8786　　傳真 ■（02）8245-8718
ISBN ■ 978-986-271-879-7
出版日期 ■ 2020 年 4 月

全球華文市場總代理／采舍國際
地址 ■ 新北市中和區中山路 2 段 366 巷 10 號 3 樓
電話 ■（02）8245-8786　　傳真 ■（02）8245-8718

新絲路網路書店
地址 ■ 新北市中和區中山路 2 段 366 巷 10 號 10 樓
網址 ■ www.silkbook.com
電話 ■（02）8245-9896　　傳真 ■（02）8245-8819